全国高等医学院校配套教材

基础医学复习纲要与强化训练

供临床、预防、基础、口腔、麻醉、影像、药学、检验、护理、中西医结合等专业用

病 理 学

主　编　陈　晓　马金龙

主　审　拉莱·苏祖克　刘　存

副主编　卢晓梅　王文娜
　　　　蒲红伟　热沙来提·艾米多

编　委　(按姓氏笔画排序)
　　　　马金龙　王文娜　卢晓梅　买买提艾力
　　　　张　巍　陈　晓　顾　霞　热沙来提·艾米多
　　　　蒲红伟

科学出版社

北 京

内 容 简 介

本书内容包括绪论、细胞组织的适应与损伤、损伤的修复、局部血液循环障碍、炎症、肿瘤、心血管系统疾病、呼吸系统疾病、消化系统疾病、淋巴造血系统疾病、泌尿系统疾病、生殖系统和乳腺疾病、内分泌系统疾病、传染病共 14 章。1~6 章为病理学总论部分。7~14 章为病理学各论部分。每一章都有学习要求(大纲要求)、重点知识和强化训练，并附参考答案。学生可以通过本书掌握每一章学习的目标及重点知识，并通过强化训练来检验自己的学习情况。本书内容全面，重点突出。

本书适合医学院校本专科学生学习病理学课程及复习训练病理学知识时使用，也适用于病理学各类应试辅导及执业医师考试。

图书在版编目(CIP)数据

病理学/陈晓，马金龙主编.—北京:科学出版社,2006.8
(全国高等医学院校配套教材,基础医学复习纲要与强化训练)
ISBN 978-7-03-017916-6

Ⅰ.病…　Ⅱ.①陈…②马…　Ⅲ.病理学-医学院校-教学参考资料
Ⅳ.R36

中国版本图书馆 CIP 数据核字(2006)第 100879 号

责任编辑:李国红 / 责任校对:包志虹
责任印制:张　伟 / 封面设计:黄　超

科学出版社 出版
北京东黄城根北街 16 号
邮政编码:100717
http://www.sciencep.com

北京京华虎彩印刷有限公司 印刷
科学出版社发行　各地新华书店经销

*

2006 年 8 月第 一 版　开本:787×1092　1/16
2017 年 5 月第二次印刷　印张:15 1/4
字数:362 000

定价:59.80 元
(如有印装质量问题,我社负责调换)

前　言

随着高等医学教育迅速发展,医学知识不断更新,医学本科生教材也时时翻新,为了帮助本科生、专科升本科的医学生以及其他医学专业人士系统地学习和掌握《病理学》的内容,把握其中的重点、难点,达到应试的目的,我们编写了这本基础医学复习纲要与强化训练——《病理学》。

本书每章主要包括三大部分内容:学习要求、重点知识、强化训练与参考答案;其中,强化训练包含了目前考试常用的汉英名词对照、问答题、名词解释、填空题、判断题、选择题(含 A 型题、B 型题)和病理学模拟测试题。

题型说明:A 型题,在每一个考试题下列出 A、B、C、D、E 五个备选答案,答题时考生要从五项中选择一项最佳答案,选择两项以上者视为无效。B 型题,答案在前,考题在后,即首先列出备选答案 A、B、C、D、E 等,下面列出若干考题并以序列数字符号表示,答题时根据每项题目的要求,从上面的备选答案中选择一项最佳答案,每项备选答案可以选择一次或一次以上,也可以不被选中。填空题,在每项考题中用"＿"表示考题所问的内容,要求答题时把正确答案填入空格中。判断题,即判断正误题,正确的画"T",错误的画"F"。

本书具有实用性强、知识面广、题型丰富等特点,尤其通过重点知识的讲解,能使读者掌握重点和难点,不断提高病理学学习水平。

本书在编写过程中难免有欠缺和不足之处,敬请病理学界同仁和读者批评指正,以便在修订时加以更正和补充。

陈　晓

2006 年 5 月

目 录

第一章　绪论 ……………………………………………………………………（1）
第二章　细胞、组织的适应和损伤 ……………………………………………（7）
第三章　损伤的修复 ……………………………………………………………（24）
第四章　局部血液循环障碍 ……………………………………………………（33）
第五章　炎症 ……………………………………………………………………（51）
第六章　肿瘤 ……………………………………………………………………（71）
第七章　心血管系统疾病 ………………………………………………………（90）
第八章　呼吸系统疾病 …………………………………………………………（109）
第九章　消化系统疾病 …………………………………………………………（132）
第十章　淋巴造血系统疾病 ……………………………………………………（159）
第十一章　泌尿系统疾病 ………………………………………………………（167）
第十二章　生殖系统和乳腺疾病 ………………………………………………（189）
第十三章　内分泌系统疾病 ……………………………………………………（206）
第十四章　传染病 ………………………………………………………………（212）

★ 第一章 绪 论

一、学习要求

1. 掌握病理学的概念、内容和任务。
2. 熟悉病理学研究方法。
3. 了解病理学在医学中的地位和发展史。

二、重点知识

(一) 病理学的概念

病理学是研究疾病发生、发展规律的一门科学,即研究疾病的病因学、发病机制、病理变化(包括形态结构和功能代谢的变化)、临床表现和转归的医学基础学科,为认识和掌握疾病本质及发生、发展规律,为防治疾病提供科学理论依据。

(二) 病理学的内容和任务

病理学侧重疾病形态结构的病理变化,分为总论和各论。总论是研究和阐述疾病发生、发展的共同规律,属普通病理学。各论是研究和阐述各器官系统疾病的特殊规律,属系统病理学,如肝炎、肺炎、肾炎、脑炎等疾病所具有的特殊规律。

(三) 病理学在医学中的地位

学习病理学必须以医学基础学科的知识作为基础(例如解剖学、组织学与胚胎学、生理学、生物化学、微生物学等)。通过学习病理学为临床医学打下牢固的理论基础。因此病理学在医学中是基础医学与临床医学之间的桥梁。

(四) 病理学的研究方法

1. 人体病理学的研究方法
(1) 尸体剖检:简称"尸检",是对死者的遗体进行病理解剖,可直接观察疾病的病理改变,从而明确对疾病的诊断,查明死亡原因,可帮助临床验证诊断和治疗的准确性,总结经验,提高医疗质量,而且通过尸检累积病理资料,对深入认识疾病和发现疾病起着重要作用。
(2) 活体组织检查:简称"活检",用局部切除、钳取、穿刺针吸以及搔刮、摘除等手术方法,采取患者活体病变组织进行病理检查,以确定诊断,活检对临床治疗和预后的判断起着重要作用。

(3)细胞学检查:通过采集病变处脱落细胞,涂片染色后进行观察,常用于肿瘤的诊断。

2. 实验病理学的研究方法

(1)动物实验:是研究疾病的一种重要方法,即在各种实验动物身上复制某些人类疾病的模型,针对性地研究某种疾病的发生、发展过程。

(2)组织与细胞培养:将某种组织或单细胞用适宜的培养基在体外加以培养,以观察细胞、组织病变的发生、发展,如肿瘤的生长、细胞的癌变、病毒的复制、染色体的变异等。

(五) 病理学观察方法和新技术的应用

1. 大体观察(肉眼观察) 主要应用肉眼或辅以放大镜、量尺、称等工具,对大体标本及其他病变进行细致观察和检测:①大小;②形态;③颜色;④数目;⑤质地;⑥重量;⑦表面及切面改变等。

2. 组织和细胞学观察(光学显微镜观察) 将病变的组织和脱落细胞制成切片或涂片,利用显微镜对病变组织、细胞的病理变化进行观察,诊断疾病。

3. 组织化学和细胞化学观察 通过运用具有某种特异性的,能反映组织和细胞成分化学特性的组织化学和细胞化学方法,可以了解组织细胞内各种蛋白质、酶类、核酸、糖原等改变,从而加深对形态学改变的认识。

4. 免疫组织化学观察 利用抗原与抗体的特异性结合反应来检测组织中未知抗原或抗体,常用来判断肿瘤的组织来源或分化方向。

5. 超微结构观察 从亚细胞或大分子水平了解细胞的病变,是最细致的形态学观察方法,常用电子显微镜观察。

6. 流式细胞术 快速定量细胞内 DNA,测定肿瘤细胞 DNA 倍体类型和肿瘤组织中 $S+G_2/M$ 期的细胞占所有细胞的比例(生长分数),反映肿瘤的恶性程度和生物学特性。

7. 图像分析技术 弥补了病理形态学所缺乏的客观定量标准和方法。常用于肿瘤细胞核直径、周长、面积、形态因子等的检测。

8. 分子生物学技术 随着重组 DNA、核酸分子杂交、原位杂交、聚合酶链反应、DNA 测序等新的分子生物学技术的发展,使病理学的研究提升到了基因水平。

(六) 病理学的发展简史

1771 年,意大利著名临床医学家 Morgagni 通过尸体解剖,创立了器官病理学。19 世纪中叶,德国病理学家魏尔啸(1821—1902)首创了细胞病理学。近代随着科学发展、电镜问世、免疫学、遗传学、细胞和分子生物学的进展,通过对亚细胞、分子水平的研究,建立起超微病理学、分子病理学、免疫病理学、遗传病理学等,促使病理学不仅从细胞和亚细胞水平研究疾病,而且深入到分子水平、遗传基因水平来研究疾病。

三、强化训练与参考答案

（一）汉英名词对照

病理学　　　pathology
尸体剖检　　autopsy
活体组织检查　　biopsy
细胞学检查　　cytology

（二）名词解释

1. 病理学（pathology）　是研究疾病发生、发展规律的一门学科，即研究疾病的病因、发病机制、病理变化、临床表现和转归的基础学科，为认识和掌握疾病的本质及发生、发展规律，为防治疾病提供科学的理论依据。
2. 病因学（etiology）　是研究疾病的病因、发生条件的一门学科。
3. 发病学（pathogenesis）　是指在病因和发生条件的作用下，疾病发生、发展的具体环节、机制过程。
4. 病理变化（pathological change）　指疾病过程中机体的脏器和组织发生功能、代谢和形态结构的变化。
5. 尸体剖检（autopsy）　是对死者遗体进行病理剖检，以确定诊断、查明死亡原因，提高临床医疗水平，及时发现传染病和新的疾病，为科研和教学积累资料和标本。
6. 活体组织检查（biopsy）　即用局部切取、钳取、细针吸取、搔刮和摘除等手术方法，从患者活体获取病变组织进行病理检查，确立诊断。
7. 细胞学检查（cytology）　是通过采集病变处脱落的细胞或刮取的细胞或深部穿刺所得的细胞，涂片染色后进行病理检查。

（三）问答题

1. 叙述病理学在医学中的地位。
答：学习病理学必须以其他医学基础学科的知识作为基础（例如解剖学、组织学与胚胎学、生物学、生理学、生物化学、微生物学、免疫学等）。通过学习病理学为临床医学的学习打下坚实的重要的理论基础。因此病理学在医学中起着基础医学与临床医学之间的桥梁作用。
2. 常用病理学的研究方法有哪些？各有何特点？
答：（1）尸体剖检：能查明死因，明确诊断，提高临床诊疗水平，减少疾病的漏诊与误诊率；累积教学与科研素材；帮助解决医疗、法律纠纷等。
　　（2）活检：能及时正确诊断疾病，指导治疗，估计预后，利用活检新鲜组织进行特染、超微结构观察、免疫组化、组织细胞培养等对疾病进行深入研究。
　　（3）动物实验：复制疾病的模型，了解疾病的病因、发病机制、病理变化过程的动态改变、发病经过、转归及各种因素（如药物）对疾病的影响等。

（4）组织培养和细胞培养:通过对病变组织、细胞的培养,可以观察组织和细胞病变的发生、发展过程,了解各种因子对病变组织和细胞的影响等。

（四）填空题

1. 病理学是研究疾病的_____、_____、_____、_____和_____的一门医学基础课。
2. 病理学在_____和_____之间起着十分重要的桥梁作用。
3. 人体病理学的研究方法有_____、_____和_____。
4. 活体组织检查是用_____、_____、_____和_____等方法从患者活体获取_____进行病理检查。
5. 细胞学检查是采集病变处_____的细胞进行病理检查。

（五）判断题

1. 病理解剖学是从功能和代谢角度研究疾病发生、发展规律的。（　　）
2. 疾病过程中机体发生各种病理变化,主要是指形态结构和功能代谢的变化。（　　）
3. 病理解剖学和病理生理学相辅相成,从不同角度阐明疾病发生、发展规律。（　　）
4. 动物实验的结果可以不加任何分析地应用人类。（　　）

（六）选择题

【A型题】

1. 下列哪种不是病理学研究范畴（　　）
   A. 病因学　　　　　　B. 发病学　　　　　　C. 病理变化
   D. 患病机体的功能代谢变化　　E. 疾病的治疗
2. 关于动物实验,下列描述中哪项是错误的（　　）
   A. 在适应的动物身上可以复制某种疾病的动物模型
   B. 可以了解疾病的病理发展过程
   C. 动物实验的结果可以直接应用与人体
   D. 可利用动物研究疾病的病因、发病机制
   E. 可以在一定程度上了解药物或其他因素对某种疾病的疗效和影响
3. 在临床上应用最广泛的病理学研究方法是（　　）
   A. 尸体解剖　　　　　B. 活体组织检查　　　C. 动物实验
   D. 电镜　　　　　　　E. 组织和细胞培养
4. 脱落细胞学可用来检查（　　）
   A. 痰液　　　　　　　B. 尿液　　　　　　　C. 宫颈涂片
   D. 穿刺病变处针吸细胞　E. 以上均可
5. 病理形态学的创始人是哪个国家的人（　　）
   A. 美国　　　　　　　B. 意大利　　　　　　C. 法国
   D. 德国　　　　　　　E. 中国

6. 细胞病理学创立于( )
    A. 17 世纪   B. 古希腊   C. 18 世纪
    D. 19 世纪中叶   E. 20 世纪中叶

7. 学习病理学的主要任务是( )
    A. 研究疾病的发生、发展规律   B. 研究疾病防治理论   C. 研究疾病的代谢变化
    D. 研究疾病的功能变化   E. 以上都不对

8. 下列哪种不是活检获取病变组织的方法( )
    A. 局部切除   B. 胃镜钳取   C. 穿刺
    D. 搔刮   E. 纤维支气管镜刷片

9. 病理学的主要范围有( )
    A. 病理解剖学   B. 病理生理学   C. 免疫生理学
    D. A+C   E. A+B

【B 型题】

    A. 病理解剖学   B. 病理生理学   C. 病因学
    D. 发病学   E. 分子生物学

10. 侧重研究疾病的形态学改变( )

11. 侧重研究疾病的功能和代谢改变( )

12. 侧重研究疾病的发生、发展的具体环节、机制过程( )

    A. 尸体解剖   B. 活体组织检查   C. 细胞学检查
    D. 组织培养   E. 细胞培养

13. 可在手术中做冷冻切片快速诊断( )

14. 对病变处脱落的细胞,涂片染色后进行检查( )

15. 能及时、准确地对患者的疾病做出病理诊断( )

16. 外科病理学是在上述哪项的基础上发展起来的( )

17. 迄今仍是研究疾病和诊断疾病最常用的基本方法( )

18. 能够对细胞内的 DNA 做出快速定量分析( )

19. 上述哪项被称为特殊染色 ( )

(七) 参考答案

填空题

1. 病因 发病机制 病理变化 临床表现 转归
2. 基础医学 临床医学
3. 尸体解剖 活体组织检查 细胞学检查
4. 局部切除 钳取 细针吸取 搔刮 摘除 病变组织
5. 脱落

判断题

1. F   2. T   3. T   4. F

选择题

1. E   2. C   3. B   4. E   5. B   6. D   7. A   8. E   9. E   10. A
11. B   12. C   13. B   14. C   15. B   16. B   17. B   18. E   19. C

（王文娜）

第二章 细胞、组织的适应和损伤

一、学习要求

1. 掌握萎缩、肥大、增生和化生的概念、类型、病理变化。
2. 掌握变性和坏死的概念、类型、发生机制、病理变化及坏死的结局。
3. 熟悉凋亡的概念及病理特点。
4. 了解损伤的原因和发生机制。

二、重点知识

(一) 萎缩

1. 概念 指发育正常的组织或器官体积缩小,常表现为实质细胞体积变小或数目减少,而间质增生。

2. 原因 常是由细胞功能活动降低、血液及营养物质不足以及神经、内分泌等因素引起。

3. 病理变化

(1) 肉眼:一般而言器官体积变小、质地坚韧、边缘变锐、色泽加深。

(2) 镜下:①细胞体积变小,细胞器减少;②细胞内溶酶体性的残留体增多,如心肌萎缩时,细胞内脂褐素增多;③萎缩器官的代谢、功能降低。

4. 类型 根据发生原因可分为两大类。

(1) 生理性萎缩:是指许多结构、组织和器官随机体发育生长而逐渐萎缩,又称为退化。

(2) 病理性萎缩:是指病理状态下的萎缩,按其发生原因可分为:①营养不良性萎缩;②压迫性萎缩;③废用性萎缩;④神经性萎缩;⑤内分泌性萎缩。

5. 结局 萎缩在某种程度上是可复性的,即当病因去除可复原。若病变持续发展萎缩的细胞可坏死消失。

(二) 肥大

1. 概念 细胞、组织和器官的体积增大称为肥大。
2. 病理变化

（1）肉眼：组织和器官体积增大、重量增加、功能增强。

（2）光镜：细胞及细胞核体积增大、染色加深，核 DNA 含量增多，核形不规则。

（3）类型：可分为生理性肥大和病理性肥大。按其发生原因有：①代偿性肥大；②内分泌性肥大。

（三）增生

1. 概念　由于实质细胞数量增多而造成的组织、器官的体积增大。其发生是由于细胞受各种原因刺激引起有丝分裂活动增强的结果，当原因消除是可复性的。

2. 类型　可分为生理性再生和病理性再生。后者可有：①再生性增生；②过再生性增生：是指组织或器官受慢性反复性损伤，而出现反复再生修复逐渐出现过度的增生；③内分泌性增生；④代偿性增生等。

（四）化生

1. 概念　一种分化成熟组织受刺激因素作用转化为另一种分化成熟组织的过程称为分化。

2. 类型　①鳞状上皮化生；②肠上皮化生；③结缔组织和支持组织化生。

（五）细胞、组织的损伤

1. 原因　引起细胞损伤的原因很多，可归纳为以下种类：缺氧、化学物质和药物、物理因素、生物因素、营养失衡、内分泌因素、免疫反应、遗传变异、衰老、社会-心理-精神因素和医源性因素等。

2. 发生机制　常有以下几种机制：①细胞膜的破坏；②活性氧类物质的损伤作用；③细胞质内高游离钙的损伤作用；④缺氧的损伤作用；⑤化学性损伤；⑥遗传变异。

3. 形态变化

（1）变性：是指细胞或细胞间质内出现异常物质或正常物质数量明显增多称为变性，是细胞或间质受损后因代谢发生障碍所致、引起形态的改变和功能的降低。

1）细胞水肿

A. 概念：是指致病因素使细胞内水分异常增多，形成细胞水肿。严重时，称为细胞的水样变性。

B. 病理变化

光镜：细胞体积增大，胞质基质内水分含量增多，胞质透明、淡染；核增大，染色变淡（称胞质疏松化）。严重时，细胞膨大如气球状（称为气球样变性）。

肉眼：好发于肝、肾等器官。病变器官体积增大，颜色变淡。

C. 结局：细胞水肿轻度或中度当病因去除可恢复。但严重时，进一步发展为溶解坏死。

2）脂肪变性

A. 概念：是指正常情况下，除脂肪细胞外，其他细胞一般不见或仅见少量脂滴，在致病因素作用下细胞内出现脂滴或脂滴增多称为脂肪变性。

B. 病理变化

光镜:细胞内脂肪滴呈空泡状(石蜡切片 HE 染色时被脂溶剂溶解),有时不易与水样变性时的空泡区别,可用特殊染色来区别,冷冻切片,脂滴经苏丹Ⅲ染色呈橘红色;锇酸染色呈黑色。

肉眼:好发于肝、心、肾等器官。肝脂肪变性时,体积增大,色淡黄,切面油腻感。心肌脂肪变性时可形成"虎斑心"。

C. 结局:是可复性病变,当病因去除后可恢复,若进一步发展可引起细胞死亡,即坏死。

3)玻璃样变性

A. 概念:是指细胞内或组织间出现伊红色均质的半透明蛋白物质,又称为透明变性。

B. 类型:有细胞内玻璃样变性、纤维结缔组织玻璃样变性、细动脉壁玻璃样变性三种类型。

4)病理性色素沉积:有色物质(色素)在细胞内、外的异常蓄积称为病理性色素沉积。主要有:①含铁血黄素;②脂褐素;③黑色素。

(2)细胞死亡

1)坏死:活体的局部组织、细胞死亡后出现的形态学改变(崩解、自溶性改变)称为坏死。

A. 基本病变:①细胞核的改变:呈现核固缩、核碎裂及核溶解;②胞质红染,胞膜破裂,坏死细胞解体、消失;③间质崩解、液化,基质解聚。最后坏死组织成为一片模糊的无结构的颗粒状红染物质。

B. 类型:①凝固性坏死:坏死细胞的蛋白质凝固,常保留组织结构的轮廓残影。干酪样坏死为特殊类型的凝固性坏死。②液化性坏死:组织细胞坏死后,由于中性粒细胞释放大量水解酶,或由于组织水分或磷脂丰富,细胞很快发生溶解液化,称为液化性坏死。如脓肿和脑软化等。③坏疽:较大范围的坏死伴有不同程度的腐败菌感染,使坏死组织呈黑绿色形态学改变,称为坏疽。包括干性坏疽、湿性坏疽、气性坏疽。④纤维素样坏死:是结缔组织及小血管壁常见的一种坏死。正常组织结构逐渐消失,局部形成无定形、嗜酸性染色的物质,状似纤维素。

C. 结局:①引起炎症反应;②溶解、吸收;③分离、排出,形成缺损;④机化;⑤包裹;⑥继发营养不良性钙化。

2)凋亡:也称程序性细胞死亡,是一种在形态和特征上都有别于坏死的细胞主动性死亡方式。表现为活体内单个细胞和小团细胞的死亡,死亡细胞的质膜(细胞膜和细胞器膜)不破裂,不引发死亡细胞的自溶,也不引起炎症反应。

三、强化训练与参考答案

(一) 汉英名词对照

萎缩 atrophy

肥大 hypertrophy

增生 hyperplasia

化生 metaplasia

变性　　degeneration
坏死　　necrosis
凋亡　　apoptosis

(二) 名词解释

1. 萎缩　指发育正常的组织或器官体积缩小,表现为实质细胞体积变小或数目减少,而间质增生。

2. 肥大　细胞、组织和器官的体积增大称为肥大。

3. 增生　由于实质细胞数量增多而造成的组织、器官的体积增大。

4. 化生　一种分化成熟组织受刺激因素作用转化为另一种相似性质的分化成熟组织的过程称为化生。

5. 变性　是指细胞或间质内出现异常物质或正常物质数量显著增多称为变性,是细胞或间质受损伤后因代谢发生障碍所致。

6. 细胞水肿　是指致病因素使细胞内水分异常增多,形成细胞水肿。

7. 脂肪变性　是指正常情况下,除脂肪细胞外,其他细胞一般不见或仅见少量脂滴,在致病因素作用下细胞内出现脂滴或脂滴增多称脂肪变性。

8. 虎斑心　心肌脂肪变性常累及左心室的内膜下和乳头肌,肉眼观脂肪变的黄色条纹与未发生脂肪变的暗红色心肌相间,形似虎皮斑纹,称为虎斑心。

9. 玻璃样变性　是指细胞内或组织间出现伊红色均质的半透明蛋白物质,称为透明变性。

10. 坏死　活体的局部组织、细胞死亡后出现的形态学改变(崩解、自溶性改变)称为坏死。

11. 凝固性坏死　坏死细胞的蛋白质凝固,常保留组织结构的轮廓残影,称为凝固性坏死。

12. 液化性坏死　组织细胞坏死后,由于中性粒细胞释放大量水解酶,或由于组织水分或磷脂丰富,细胞很快发生溶解液化,称为液化性坏死。

13. 干酪样坏死　结核病时形成的彻底的凝固性坏死,肉眼呈白色或微黄,细腻,形似奶酪,称为干酪样坏死。

14. 坏疽　是较大范围的坏死伴腐败菌感染而继发腐败,坏死组织呈黑色或污黑色,称为坏疽。

15. 机化　由新生的肉芽组织吸收、取代坏死物的过程称为机化。

16. 包裹　坏死组织范围较大,或坏死组织难以溶解吸收或不能完全机化,则由周围新生结缔组织加以包围称为包裹。

17. 凋亡　机体细胞在发育过程中或在某些因素作用下,通过细胞内在基因及其产物的调控,而发生的程序性死亡,死亡的细胞质膜不破裂,不引发死亡细胞的自溶,也不引起炎症反应。

(三) 问答题

1. 简述玻璃样变性的病变特点、常见类型及对机体的影响。

答:特点:细胞或细胞间质中出现均质性红染的玻璃样物质。常见类型有:①结缔组织玻璃样变性;②血管壁玻璃样变性;③细胞内玻璃样变性。不同类型的玻璃样变性,对机体的影响不同。结缔组织玻璃样变性,可使纤维组织变硬,失去弹性。血管壁玻璃样变性,可使管壁增厚、变硬,管腔狭窄,甚至闭塞。细胞内玻璃样变性,可影响细胞的功能。

2. 简述病理性钙化的常见类型及特点。

答:①营养不良性钙化。特点:无全身性钙磷代谢障碍,血钙不升高。常见于变性、坏死组织或异物中发生钙盐沉积。②转移性钙化。特点:由于全身性钙磷代谢障碍,使血钙和(或)血磷升高,使钙盐在未受损的组织中沉积。

3. 何谓化生?简述常见化生的病理意义。

答:化生是一种已分化组织转化为另一种性质相似的分化组织的过程。常见的化生如下:长期吸烟者可引起支气管发生鳞状上皮化生;慢性子宫颈炎可引起子宫颈发生鳞状上皮化生;慢性胃炎可引起胃黏膜发生肠上皮化生;膀胱、胆囊黏膜上皮也可发生鳞状上皮化生。化生是一种适应变化,并不能增强上皮的功能,反而为癌的发生提供温床,如支气管鳞状上皮化生与肺癌的发生有关,胃肠上皮化生与胃癌发生有关。

4. 试比较干性坏疽与湿性坏疽的区别。

答:干性坏疽与湿性坏疽的区别见表2-1。

表 2-1 干性坏疽与湿性坏疽的区别表

	干性坏疽	湿性坏疽
好发部位	四肢末端	多发于内脏
发病条件	动脉阻塞,静脉回流畅通	动脉阻塞,静脉回流受阻
病变特点	干燥皱缩。呈黑褐色,边界清楚	明显肿胀,呈污黑色、恶臭,边界不清
对机体影响	病变局限,中毒症状轻	感染重,全身中毒症状重

5. 简述坏死的分类及其特征性病理变化。

答:依据坏死的形态改变将坏死分为液化性坏死和凝固性坏死两种。液化性坏死由于坏死组织溶解为液体而形成软化灶,常见于脑、胰腺和脂肪,脓肿也是液化性坏死;凝固性坏死由于失去水分,蛋白质凝固而呈灰白色的凝固体,如脾、肾和心脏的梗死灶。镜下出现核固缩、核碎裂、核溶解;组织结构轮廓还存在。凝固性坏死包括干酪样坏死、坏疽、纤维素样坏死和梗死。干酪样坏死由结核杆菌引起,肉眼下,呈淡黄色干酪样;镜下,病变表现为红染、无结构、颗粒状。当坏死组织合并腐败菌感染而呈污绿色甚至黑色时称为坏疽。坏疽分为干性坏疽、湿性坏疽和气性坏疽。干性坏疽多见于四肢,坏死组织水分蒸发,局部干燥皱缩,患者中毒症状轻。湿性坏疽,多发生于内脏,组织肿胀,伴有恶臭,患者中毒症状明显。气性坏疽见于合并厌氧菌感染的深部开放性创伤,坏死部位含气而呈蜂窝状,病情进展迅猛,全身中毒症状明显。另外纤维素样坏死见于变态反应疾病的组织间质、胶原纤维和小血管壁,病变部位的正常结构消失,由强嗜酸性、红染、颗粒状或条块状的纤维素样物质所替代,因此得名。

6. 叙述坏死的基本病理变化。

答:坏死早期肉眼不易辨认,光镜下约10小时后才可识别。坏死特征性改变是细胞核的改变,表现为核固缩:细胞核深染;核碎裂:染色质崩解为碎片,分散于细胞质内;核溶解:染色质溶解,只见细胞核轮廓,甚至细胞核消失。细胞器崩解,细胞质红染颗粒状。组织间质在各种溶解酶的作用下,基质溶解,胶原纤维断裂、液化。最后,坏死灶成为一片模糊、颗粒状、无结构的物质,坏死灶周围伴有炎症反应和纤维组织增生。

7. 何谓萎缩? 常见的病理性萎缩有哪些?

答:发育正常的器官、组织和细胞体积变小,称为萎缩。萎缩的器官、组织功能减弱。常见的病理性萎缩有:营养不良性萎缩,如癌症晚期患者出现恶病质时,不但全身脂肪、肌肉发生萎缩,而且心、脑、肝和肾等重要器官也会发生萎缩。废用性萎缩,如骨折固定后,肢体的肌肉萎缩。神经性萎缩,如小儿麻痹的下肢肌肉的萎缩。内分泌性萎缩,如垂体坏死后,甲状腺、肾上腺和性腺均因缺乏激素刺激而发生萎缩。压迫性萎缩,如肾积水导致肾实质变薄。缺血性萎缩,脑动脉粥样硬化导致脑缺血,可引起脑萎缩和智力减退。

8. 比较凋亡和坏死的异同。

答:凋亡和坏死的比较见表 2-2

表 2-2 凋亡与坏死的区别表

	凋亡	坏死
细胞数量	单个细胞死亡	成群细胞死亡
膜的完整性	保持到晚期,不破裂	早期即丧失,常破裂
细胞核	裂解	固缩、碎裂、溶解
细胞质	致密	红染或消散
凋亡小体	有	无
细胞自溶	无	有
间质变化	无明显变化	胶原肿胀、崩解、液化、基质解聚
急性炎症反应	无	有

(四) 填空题

1. 萎缩器官的实质细胞体积_____、数量_____,细胞仍保持_____,但胞质与核染色较正常_____。
2. 细胞、组织或器官因功能负荷加重引起体积增大称为_____。
3. 肝脂肪变性时,其体积常_____、色泽呈_____,镜下肝细胞内可见大量_____。
4. 玻璃样变性又称_____变性,其类型有_____、_____和_____。
5. 病理性钙化分为_____和_____两种类型,_____病理性钙化是在有血磷血钙升高的情况下发生的。
6. 细胞坏死的主要形态学标志是细胞核的_____、_____和_____。
7. 坏疽可分为_____、_____和_____三种类型。
8. 干性坏疽好发部位是_____,湿性坏疽好发部位是_____。
9. 由新生肉芽组织_____、_____坏死物的过程称为机化,最终形成_____组织。
10. 细胞水肿和脂肪变性好发于_____、_____、_____等器官。

(五) 判断题

1. 萎缩和变性都是不可逆的。( )

2. 中毒、缺氧、感染是引起细胞肿胀和脂肪变性的主要原因。(　　)

3. 变性的组织、细胞代谢障碍、功能降低、坏死的组织、细胞代谢停止、功能丧失。(　　)

4. 气性坏疽是深达肌肉的开放性创伤组织合并厌氧菌感染。(　　)

5. 心肌脂肪变性时可出现似虎皮斑纹,故有"虎斑心"之称。(　　)

6. 局部坏死组织仍有痛觉、触觉及运动功能。(　　)

7. 细胞内的玻璃样变性,常见于肾炎时在肾近曲小管上皮细胞出现。(　　)

8. 干酪样坏死主要是由结核杆菌引起。(　　)

9. 化生的组织可能会发生癌变。(　　)

10. 坏死对人体的影响主要取决于坏死发生的部位。(　　)

(六) 选择题

【A 型题】

1. 非被覆鳞状上皮的器官发生鳞癌是因为(　　)

　　A. 化生所致　　　　　　　　B. 与外界相通的特征　　　C. 变性所致

　　D. 上皮缺损,肉芽组织修复所致　E. 与个体体质有关

2. 萎缩器官体积增大、形状发生改变见于(　　)

　　A. 冠状动脉狭窄引起的心脏萎缩

　　B. 脑动脉硬化引起的脑萎缩

　　C. 严重的肾盂积水引起的肾实质萎缩

　　D. 肾结核

　　E. 慢性肾小球肾炎

3. 干酪样坏死灶周边部钙盐沉积称为(　　)

　　A. 水变性　　　　　　　　　B. 脂肪变性　　　　　　　C. 玻璃样变性

　　D. 纤维素样变性　　　　　　E. 钙化

4. 判断离体心脏萎缩的最主要根据是(　　)

　　A. 心脏变形,表面血管弯曲

　　B. 心脏外形不变,表面血管弯曲

　　C. 体积明显缩小

　　D. 颜色呈棕色

　　E. 无法判断是否萎缩

5. 判断离体脑萎缩的最主要根据是(　　)

　　A. 脑沟加深,脑回变窄　　　B. 脑沟变浅,脑回增宽　　C. 脑沟加深,脑回增宽

　　D. 脑沟变浅,脑回变窄　　　E. 无法判断是否萎缩

6. 肝细胞气球样变属于(　　)

　　A. 水变性　　　　　　　　　B. 脂肪变性　　　　　　　C. 玻璃样变性

　　D. 淀粉样变性　　　　　　　E. 纤维素样变性

7. 严重的细胞水变性进一步发展可导致(　　)

　　A. 凝固性坏死　　　　　　　B. 细胞固缩坏死　　　　　C. 细胞局灶性胞质坏死

D. 细胞溶解坏死　　　　　　　E. 液化性坏死

8. 实质器官中最易发生脂肪变性的器官是(　　)
   A. 心脏　　　　　　　　B. 肝脏　　　　　　　C. 脾脏
   D. 肺脏　　　　　　　　E. 肾脏

9. 细胞内线粒体肿大、内质网扩张常见于(　　)
   A. 水变性　　　　　　　B. 脂肪变性　　　　　　C. 玻璃样变性
   D. 纤维素样变性　　　　E. 钙化

10. "虎斑心"是指心肌细胞发生(　　)
    A. 淤血　　　　　　　　B. 脂肪变性　　　　　　C. 黏液变性
    D. 坏死　　　　　　　　E. 淤血及坏死

11. 脂质小体是指(　　)
    A. 脂肪变性时脂滴的电镜下所见
    B. 肾曲管上皮细胞内玻璃样变的电镜所见
    C. 残存小体因含脂质故又称脂质小体
    D. 病毒感染时的核内包含物
    E. 吞噬细胞吞噬结核杆菌后形成的圆形小体

12. 不符合淀粉样物质的描述是(　　)
    A. 可见于骨髓瘤　　　　B. 可见于结核病　　　　C. 可见于慢性化脓性炎
    D. 可见于慢性炎症　　　E. 可见于结节性多动脉炎

13. 脂肪变性时脂滴在光镜 HE 染色时表现为(　　)
    A. 胞质内红染的圆形小滴
    B. 胞质内无数红染的细小颗粒
    C. 胞质内大小不等的圆形空泡
    D. 仅见细胞肿大
    E. 细胞核内小空泡

14. Mallory 小体实质是(　　)
    A. 肝细胞内脂肪变性
    B. 肝细胞内玻璃样变
    C. 肾曲管上皮细胞内脂肪变性
    D. 肾曲管上皮细胞内玻璃样变
    E. 单个肝细胞的固缩坏死

15. 关于血管壁玻璃样变性,错误的描述是(　　)
    A. 常见于高血压病
    B. 常累及肾、脑、脾、视网膜细动脉
    C. 导致血管壁变硬、管腔狭窄
    D. 引起组织缺血
    E. 玻璃样物质由免疫球蛋白和基底膜样物构成

16. 关于肝脂肪变性的叙述,下列哪项是正确的(　　)

A. 肝淤血时肝脂肪变性仅局限在肝小叶中央区

B. 肝淤血时肝脂肪变性主要在肝小叶周边区

C. 磷中毒时肝脂肪变性主要在肝小叶中央区

D. 磷中毒时肝脂肪变性先发生在肝小叶中央区,延伸至肝小叶周边区

E. 肝淤血时肝脂肪变性先发生在肝小叶中央区,延伸至肝小叶周边区

17. 脂肪变性的特殊染色方法是(　　)

A. 过碘酸-Schiff(PAS)染色　　　B. 刚果红染色　　　C. 普鲁士蓝反应

D. 苏丹Ⅲ或锇酸染色　　　E. 阿尔辛蓝(AB)染色

18. 血管壁玻璃样变性多见于(　　)

A. 大动脉　　　B. 中型动脉　　　C. 细动脉

D. 大静脉　　　E. 小静脉

19. 高血压病时动脉壁玻璃样变性常见于(　　)

A. 肾动脉、脑动脉、脾动脉及视网膜动脉

B. 肾动脉、脑动脉、股动脉及冠状动脉

C. 肾动脉、脑动脉、脾动脉及冠状动脉

D. 冠状动脉、肾动脉、脾动脉及肺小动脉

E. 股动脉、肾动脉、主动脉及冠状动脉

20. 细动脉硬化的发病机制可能是(　　)

A. 动脉中膜玻璃样变

B. 动脉内膜增生

C. 动脉平滑肌细胞增生

D. 内皮细胞及平滑肌细胞增生

E. 渗入内皮细胞下的血浆蛋白凝固及内膜下基底膜样物质增多

21. 结节性多动脉炎动脉壁的红染颗粒状物质是(　　)

A. 水变性　　　B. 脂肪变性　　　C. 玻璃样变性

D. 淀粉样变性　　　E. 纤维素样变性

22. 细动脉玻璃样变性后称为(　　)

A. 细动脉瘤　　　B. 细动脉粥样硬化　　　C. 细动脉硬化

D. 心肌梗死　　　E. 下肢坏疽

23. 细胞水肿的机制是细胞损伤后(　　)

A. 细胞外钾、镁离子多

B. 细胞外钠离子多、钾离子少

C. 细胞外钾离子多、钠离子多

D. 细胞内钾离子多、钠离子多

E. 细胞内钠离子多、钾离子少

24. 纤维素样变性不见于(　　)

A. 风湿病　　　B. 恶性高血压　　　C. 动脉粥样硬化

D. 系统性红斑狼疮　　　E. 类风湿关节炎

25. 肾曲管上皮细胞发生细胞内玻璃样变性的机制是(　　)
    A. 细胞骨架中角蛋白成分的改变　B. 上皮细胞吞饮血浆蛋白　C. 上皮细胞胞质浓缩
    D. 上皮细胞局灶性胞质坏死　E. 上皮细胞固缩坏死

26. 纤维素样变性的实质是(　　)
    A. 胶原纤维的轻度变性　　B. 进一步发展为玻璃样变性　C. 肌纤维呈细丝状坏死
    D. 间质胶原纤维及小血管壁坏死　E. 细胞骨架微丝的改变

27. 与肝脂肪变性无关的是(　　)
    A. 酗酒　　　　　　　　B. 四氯化碳中毒　　　　　　C. 摄入过多的脂肪
    D. 糖尿病　　　　　　　E. 白喉杆菌感染

28. 黏液样变性的概念是(　　)
    A. 上皮组织内有黏液集聚　　B. 上皮细胞内有黏液空泡　C. 上皮组织内有类黏液
    D. 上皮内及间质内有类黏液集聚　E. 间质内有黏多糖集聚

29. 黏液样变性常见于(　　)
    A. 子宫平滑肌瘤　　　　B. 动脉瘤　　　　　　　　　C. 大肠癌
    D. 胃癌　　　　　　　　E. 肝癌

30. 符合萎缩的描述是(　　)
    A. 器官体积小于正常即为萎缩　B. 萎缩的器官间质增生　C. 萎缩细胞功能正常
    D. 萎缩器官的细胞数目正常　E. 供血断绝引起萎缩

31. 淀粉样变性物质主要沉积在(　　)
    A. 细胞质内　　　　　　B. 细胞核内　　　　　　　　C. 小血管基底膜下
    D. 细胞内及小血管壁　　E. 小血管中膜与外膜

32. 淀粉样变性物质的特殊染色方法是(　　)
    A. PAS 染色　　　　　　B. 阿尔辛蓝染色　　　　　　C. 苏丹Ⅲ或锇酸染色
    D. 刚果红染色　　　　　E. 普鲁士蓝反应

33. 不符合湿性坏疽的描述是(　　)
    A. 合并腐败菌感染　　　B. 具有恶臭味
    C. 常有全身中毒症状　　D. 坏疽组织呈污秽黑褐色

34. 组织中沉积的钙盐 HE 染色时呈(　　)
    A. 蓝色颗粒状　　　　　B. 红色团块状　　　　　　　C. 无色有折光性阴影
    D. 深红色小条、小块状　E. 红色颗粒状

35. 病理性钙化钙盐量多时肉眼呈(　　)
    A. 黑色炭沫样　　　　　B. 暗红色团块状　　　　　　C. 蓝色颗粒状质块
    D. 灰白色石灰样质块　　E. 黄色颗粒状

36. 后果严重需紧急处理的坏死是(　　)
    A. 乳房脂肪坏死　　　　B. 下肢干性坏疽　　　　　　C. 臀部气性坏疽
    D. 肾局灶性梗死　　　　E. 脾梗死

37. 细胞坏死的主要改变是(　　)
    A. 核浓缩、核膜破裂、胞浆浓缩

B. 核溶解、胞浆溶解、胞膜皱缩

C. 核碎裂、胞浆浓缩、细胞膜破裂

D. 核浓缩、核碎裂、核溶解

E. 核溶解、胞浆浓缩、细胞膜破裂

38. 在结缔组织、血管壁及细胞内三种玻璃样变中,下列哪项是相同的(　　)

A. 发病机制　　　　　　B. 肉眼观察　　　　　　C. 镜下观察

D. 后果　　　　　　E. 玻璃样变的物质来源

39. 坏死的病理组织学诊断的主要依据是(　　)

A. 细胞体积缩小　　　　B. 胞质红染　　　　C. 核固缩、核碎裂、核溶解

D. 细胞内出现异常物质　　E. 凋亡小体形成

40. 细胞胞质嗜酸性坏死最常见于(　　)

A. 心肌梗死　　　　　　B. 脾梗死　　　　　　C. 肺淤血

D. 病毒性肝炎　　　　　　E. 槟榔肝

41. 干酪样坏死时干酪样物质形成的机制是(　　)

A. 溶酶体酶过多引起的溶蛋白的作用

B. 溶酶体酶过少蛋白不能溶解所致

C. 坏死组织含有较多的结核杆菌

D. 坏死组织含有较多的脂质抑制了溶酶体酶溶蛋白的作用

E. 坏死组织含有较多的蛋白质抑制了溶酶体酶溶蛋白的作用

42. 肠扭转引起的坏死,称为(　　)

A. 凝固性坏死　　　　B. 液化性坏死　　　　C. 气性坏疽

D. 干性坏疽　　　　　E. 湿性坏疽

43. 关于干性坏疽的叙述,下列哪项是正确的(　　)

A. 常见于肺、子宫等内脏

B. 其机制是动脉阻塞,静脉回流正常

C. 坏死组织与周围组织无分界线

D. 腐败菌感染严重

E. 全身中毒症状重

44. 关于湿性坏疽的叙述,下列哪些是正确的(　　)

A. 常见于四肢末端

B. 其机制是动脉阻塞,静脉回流受阻,感染重

C. 坏死组织与周围组织有明显的分界线

D. 坏死局部不利于腐败菌大量繁殖

E. 全身中毒症状轻

45. 下列器官对缺氧的耐受性依次为(　　)

A. 脑>肝>肾　　　　B. 肾>肝>脑　　　　C. 肝>脑>肾

D. 肝>肾>脑　　　　E. 肾>脑>肝

46. 关于气性坏疽的叙述,下列哪些是正确的(　　)

A. 肌内注射时注入了较多的空气合并感染所致

B. 在湿性坏疽基础上合并产气荚膜杆菌感染所致

C. 深部肌肉开放性创伤合并厌气菌感染所致

D. 在干性坏疽基础上合并厌气菌感染所致

E. 皮肤下伤口合并腐败菌感染所致

47. 气性坏疽的坏死组织肉眼所见为(　　　)

    A. 污黑或暗绿色并湿润　　　B. 污黑或暗绿色并干燥　　　C. 呈蜂窝状

    D. 黑色,周边有出血带　　　E. 暗红色

48. 形成脂褐素的细胞器是(　　　)

    A. 高尔基器　　　B. 粗面内质网　　　C. 滑面内质网

    D. 溶酶体　　　E. 线粒体

49. 干酪样坏死是下列哪种疾病的特征性病变(　　　)

    A. 风湿病　　　B. 原发性肝癌　　　C. 结核病

    D. 肝阿米巴病　　　E. 急性胰腺炎

50. 下列哪种坏死属于液化性坏死(　　　)

    A. 坏疽　　　B. 固缩坏死　　　C. 局灶性胞质坏死

    D. 脂肪坏死　　　E. 细胞的嗜酸性坏死

51. 不符合一期愈合的是(　　　)

    A. 创缘整齐　　　B. 炎症反应重　　　C. 凝血块少

    D. 5~6 天胶原纤维形成　　　E. 约 3~6 周完全愈合

52. 干酪样坏死与凝固性坏死在光镜下的区别在于(　　　)

    A. 红染颗粒状

    B. 坏死区内原组织轮廓仍保存

    C. 坏死区内原组织轮廓消失

    D. 坏死区内仍可见到核浓缩、核碎裂

    E. 坏死组织可液化

53. 凝固性坏死的特殊类型包括(　　　)

    A. 湿性坏疽、气性坏疽与干性坏疽

    B. 干酪样坏死与脂肪坏死

    C. 坏疽与脂肪坏死

    D. 干酪样坏死与坏疽

    E. 干酪样坏死与溶解坏死

54. 肉芽组织是(　　　)

    A. 含有肉芽肿的组织　　　B. 含有肌肉再生的嫩芽　　　C. 含有炎细胞的组织

    D. 含有多核巨细胞的组织　　　E. 含有新生毛细血管和成纤维细胞的组织

55. 趾冻伤属于(　　　)

    A. 干性坏疽　　　B. 湿性坏疽　　　C. 凝固性坏死

    D. 干酪样坏死　　　E. 骨坏死

56. 湿性坏疽常发生于下列哪些器官(　　)
　　A. 肺、肝、脾　　　　　　B. 肺、脑、肠　　　　　　C. 阑尾、子宫、脑
　　D. 脑、脾、肾　　　　　　E. 肺、肠、子宫

57. 属于完全性再生的是(　　)
　　A. 胃溃疡愈合　　　　　　B. 皮肤溃疡愈合　　　　　　C. 肺空洞愈合
　　D. 肝细胞点、灶状坏死愈合　　E. 心肌梗死灶的修复

58. 下肢动脉发生动脉粥样硬化使管腔闭塞后可引起(　　)
　　A. 下肢皮肤坏死　　　　　B. 下肢凝固性坏死　　　　　C. 下肢湿性坏疽
　　D. 下肢干性坏疽　　　　　E. 下肢脂肪坏死

59. 急性胰腺炎手术时可在胰腺周围等处的脂肪组织见到哪种特征性病变(　　)
　　A. 液化性坏死　　　　　　B. 凝固性坏死　　　　　　C. 脂肪溶解
　　D. 钙皂　　　　　　　　　E. 钙化灶

60. 男性,20岁,剧烈运动时,不慎将左踝骨骨折,符合骨折愈合的过程可供选择的是(　　)
　　A. 骨折处由软骨代替
　　B. 骨折处由纤维组织代替
　　C. 骨折处由骨组织代替,但不能恢复原状
　　D. 骨折处经血肿形成、纤维性骨痂、骨痂改建几个阶段达到完整愈合
　　E. 骨折处由纤维组织、软骨组织、骨组织混合增生代替

61. 区别死后组织自溶与坏死,最可靠的根据是(　　)
　　A. 是否保持组织轮廓
　　B. 细胞内琥珀酸脱氢酶丧失
　　C. 电镜下细胞器广泛破坏
　　D. 病变组织周围有无炎症反应
　　E. 细胞核溶解消失

62. 下列哪种病变系由纤维包裹所致(　　)
　　A. 动脉瘤　　　　　　　　B. 纤维瘤　　　　　　　　C. 肺结核瘤
　　D. 矽结节　　　　　　　　E. 肺空洞

63. 不属于化生的是(　　)
　　A. 支气管黏膜出现鳞状上皮　B. 胃黏膜内出现胰腺组织　C. 胃黏膜内出现肠上皮
　　D. 食管黏膜内出现胃上皮　　E. 胆囊黏膜内出现鳞状上皮

64. 细胞和组织的适应性反应不包括(　　)
　　A. 萎缩　　　　　　　　　B. 化生　　　　　　　　　C. 变性
　　D. 肥大　　　　　　　　　E. 增生

65. 关于化生的叙述,下列哪项是错误的(　　)
　　A. 是机体组织的适应性反应
　　B. 是向成熟的、性质相似的细胞转化
　　C. 是未分化细胞向另一细胞方向分化所致
　　D. 某些化生上皮可癌变

E. 细胞转化过程是已分化的细胞直接转化为另一种细胞

66. 病毒性肝炎肝细胞灶状坏死将发生(　　)

　　A. 溶解吸收　　　　　　B. 分离排出　　　　　C. 机化

　　D. 钙化　　　　　　　　E. 包裹

67. 关于萎缩的叙述,下列哪项是错误的(　　)

　　A. 器官体积缩小

　　B. 实质细胞体积缩小,数目减少

　　C. 萎缩细胞的细胞器减少

　　D. 萎缩是不可复性变化

　　E. 萎缩器官功能降低

68. 下列哪种疾病最不可能发生结缔组织玻璃样变样(　　)

　　A. 纤维型星形胶质细胞瘤　　R. 结核病的干酪样坏死　　C. 硅沉着病

　　D. 慢性胸膜炎　　　　　　　　E. 心肌梗死

69. 心肌梗死病灶由纤维组织替代属于(　　)

　　A. 溶解吸收　　　　　　B. 分离排出　　　　　C. 机化

　　D. 钙化　　　　　　　　E. 包裹

70. 关于坏死的叙述,下列哪项是错误的(　　)

　　A. 可以是渐进性的,可由变性发展而来

　　B. 心绞痛急死患者,在光镜下可见心肌细胞发生坏死

　　C. 心绞痛急死患者,在光镜下心肌细胞可以不显示坏死性改变

　　D. 坏死组织、细胞代谢停止,功能丧失

　　E. 出现细胞坏死的形态学改变,则表示细胞损伤为不可复性

71. 关于凝固性坏死的叙述,下列哪项是错误的(　　)

　　A. 细胞坏死后组织结构轮廓较长期保存

　　B. 所有凝固性坏死后组织结构轮廓消失

　　C. 坏死灶为灰白、黄白或土黄色

　　D. 坏死灶周围常有出血带

　　E. 合并细菌感染时可引起组织溶解

72. 肺结核瘤属于(　　)

　　A. 溶解吸收　　　　　　B. 分离排出　　　　　C. 机化

　　D. 钙化　　　　　　　　E. 包裹

73. 下列哪种变性不是细胞内变性(　　)

　　A. 结缔组织玻璃样变性　　B. 水变性　　　　　C. 脂肪变性

　　D. 肾曲管上皮细胞玻璃样变性　E. Mallory 小体

74. 关于固缩坏死的叙述,下列哪项是错误的(　　)

　　A. 可见于细胞生理性死亡

　　B. 可见于肿瘤细胞坏死

　　C. 存在于整个实质细胞坏死区中

　　D. 是单个细胞或小灶状坏死

　　E. 电镜下可见凋落小体

75. 男,68岁,糖尿病史10年。近一年来左下肢行走后疼痛,休息后好转。近两个月左■趾变黑,皱缩,知觉消失。此种坏死是( )

　　A. 固缩坏死　　　　　　　B. 干性坏疽　　　　　　C. 湿性坏疽

　　D. 气性坏疽　　　　　　　E. 液化性坏死

76. 局部皮肤或黏膜坏死、崩解脱落,可形成局部缺损,称为( )

　　A. 溃疡　　　　　　　　　B. 纤维包裹　　　　　　C. 钙化

　　D. 瘢痕　　　　　　　　　E. 空洞或坏死腔

77. 符合肥大的病变是( )

　　A. 高血压的心脏　　　　　B. 高血压的肾脏　　　　C. 动脉硬化的脑

　　D. 肝硬化的肝脏　　　　　E. 成年人的胸腺

78. 凋亡的形态变化有( )

　　A. 细胞固缩　　　　　　　B. 染色质凝聚　　　　　C. 核溶解

　　D. 凋亡小体形成　　　　　E. 胞质大泡形成

【B型题】

　　A. 免疫组织化学检查方法　B. 组织和细胞化学检查方法　C. 透射电子显微镜检查

　　D. 扫描电子显微镜检查　　E. 细胞学检查

79. 用已知特异性抗体测组织或细胞的抗原的方法,称( )

80. 收集胸、腹水细胞以便了解其病变特征,可用( )

81. 用穿刺针吸取病变部位组织细胞,以便了解其病变特征,可用( )

82. 了解组织的细胞的化学特性,可用( )

83. 了解组织、细胞的内部超微结构,可用( )

84. 了解组织、细胞的表面超微结构,可用( )

　　A. 生理性萎缩　　　　　　B. 全身性萎缩　　　　　C. 内分泌性萎缩

　　D. 压迫性萎缩　　　　　　E. 废用性萎缩

85. 胸腺逐渐缩小属( )

86. 恶病质属( )

87. Simond病可引起( )

88. 脑积水可引起( )

89. 下肢骨折长期用夹板固定可引起( )

　　A. 水变性　　　　　　　　B. 细动脉壁玻璃样变性　C. 血管壁纤维素样变性

　　D. 黏液样变性　　　　　　E. 淀粉样变性

90. 病毒性肝炎可发生( )

91. 良性高血压病可发生( )

92. 恶性高血压病可发生（　　　）

93. 间叶组织肿瘤可发生（　　　）

　　A. 细胞内或间质内出现红染的均质半透明物质

　　B. 间质或小血管基膜下出现淡红色均质状物质

　　C. 间质胶原纤维和血管壁内出现灶性颗粒状、小条状、小块状无结构深红色物质

　　D. 一片模糊的颗粒状无结构的红染物质

　　E. 坏死彻底,原组织结构不复存在

94. HE 染色时玻璃样变性在光镜下表现为（　　　）

95. HE 染色时坏死组织在光镜下表现为（　　　）

96. HK 染色时淀粉样变性在光镜下表现为（　　　）

　　A. 凝固性坏死　　　　　B. 液化性坏死　　　　　C. 溶解坏死

　　D. 干酪样坏死　　　　　E. 脂肪坏死

97. 肾结核可发生（　　　）

98. 脾梗死的坏死属（　　　）

99. 病毒性肝炎可发生（　　　）

100. 脑梗死的坏死属（　　　）

101. 急性胰腺炎时可发（　　　）

102. 外伤性乳腺炎可发（　　　）

　　A. 溃疡　　　　　　　　B. 纤维包裹　　　　　　C. 钙化

　　D. 瘢痕　　　　　　　　E. 空洞或坏死腔

103. 皮肤坏死组织分离排出在表面可形成（　　　）

104. 肉芽组织进一步演变最后可形成（　　　）

105. 静脉石的形成是血栓发生（　　　）

106. 结核瘤是干酪样坏死后发生（　　　）

107. 与腹壁切口疝发生有关的是（　　　）

108. 肺结核坏死排出后形成（　　　）

（七）参考答案

填空题

1. 减小　减少　原形　加深

2. 肥大

3. 增大　黄色　脂肪空泡

4. 透明　细胞内玻璃样变性　血管壁玻璃样变性　结缔组织玻璃样变性

5. 营养不良性　转移性　转移性

6. 核浓缩　核碎裂　核溶解

7. 干性坏疽　湿性坏疽　气性坏疽
8. 四肢末端　与外界相通的内脏器官
9. 吸收　取代　瘢痕
10. 肝　心　肾

判断题

1. F　2. T　3. T　4. T　5. T　6. F　7. T　8. T　9. T　10. F

选择题

1. A　2. C　3. E　4. B　5. A　6. A　7. D　8. B　9. A　10. B
11. A　12. C　13. C　14. B　15. E　16. E　17. D　18. C　19. A　20. E
21. E　22. C　23. E　24. C　25. B　26. D　27. E　28. E　29. A　30. E
31. C　32. D　33. C　34. A　35. D　36. C　37. D　38. C　39. C　40. D
41. D　42. E　43. B　44. B　45. A　46. C　47. C　48. D　49. C　50. D
51. B　52. C　53. D　54. E　55. A　56. E　57. B　58. D　59. D　60. E
61. D　62. C　63. B　64. C　65. E　66. A　67. D　68. A　69. C　70. B
71. B　72. E　73. A　74. C　75. B　76. A　77. A　78. D　79. A　80. E
81. E　82. B　83. C　84. D　85. A　86. B　87. C　88. D　89. E　90. A
91. B　92. C　93. D　94. A　95. D　96. C　97. D　98. A　99. C　100. B
101. E　102. E　103. A　104. D　105. C　106. B　107. D　108. E

（卢晓梅　马金龙）

第三章　损伤的修复

一、学习要求

1. 了解组织的再生能力和再生过程。
2. 掌握肉芽组织、瘢痕组织的概念、形态特征和在修复中的作用。
3. 掌握创伤愈合的过程、类型及特点。
4. 熟悉骨折的愈合过程。
5. 了解影响创伤愈合和骨折愈合的因素。

二、重点知识

损伤造成机体部分细胞和组织丧失后,机体对所形成缺损进行修补、恢复的过程,称为修复。修复后可完全或部分恢复原组织的结构和功能。

(一) 再生(regeneration)

1. 概念　组织和细胞丧失后形成的组织缺损,由损伤局部周围的同种细胞增生来修复的过程称为再生。

2. 再生的类型
(1) 生理性再生:为生理情况下细胞、组织的再生,是保持了原有的结构和功能。
(2) 病理性再生:是指病理状态下细胞、组织缺损后所发生的再生,分两种:
完全再生:修复后完全恢复了原组织的结构及功能。
不完全再生:再生能力弱或缺乏再生能力的组织缺损时,常常不能通过原有组织再生,恢复原有的结构和功能,而是由纤维组织增生(肉芽组织)来代替,又称纤维修复。

3. 细胞的再生潜能
各种组织有着不同的再生能力,按再生能力强弱分为三类:
(1) 不稳定细胞:此类细胞总在不断增殖,以代替衰亡或破坏的细胞。如某些被覆上皮、淋巴造血细胞等。
(2) 稳定细胞:这类细胞在生理情况下细胞增殖现象不明显,细胞的增殖周期似乎处于静止期(G_0),受到组织损伤的刺激时,则进入 DNA 合成前期(G_1),表现出较强的再生能力。如腺或腺样器官的实质细胞:肝、胰、涎腺、内分泌腺、汗腺等。
(3) 永久性细胞:这类细胞出生后都不能分裂增生,一旦受损则成为永久性缺失。如神经细胞、骨骼肌细胞及心肌细胞(神经纤维在神经细胞未受损的情况下,有很强再生能力)。

4. 各种组织的再生过程

（1）上皮组织的再生

1）被覆上皮的再生

鳞状上皮再生：创缘或底部的基底细胞分裂增生向缺损中心迁移，先形成单层上皮，以后增生分化为鳞状上皮。

柱状上皮的再生：（如胃肠黏膜）同样是由邻近基底部细胞分裂增生来修复，新生细胞初为立方形，以后变为柱状。

2）腺上皮的再生：腺上皮受损而腺体基底膜未损，由残存细胞增生可形成完全再生；若腺体完全破坏，则难以再生。

（2）纤维组织再生：可由静止的纤维细胞或未分化间叶细胞受损伤刺激形成成纤维细胞分裂增殖，合成并分泌前胶原蛋白，在细胞周围形成胶原纤维，细胞逐渐成熟，成为纤维细胞。

（3）软骨组织和骨组织的再生：软骨膜幼稚的细胞增生（似成纤维细胞）变为软骨母细胞产生软骨基质并形成软骨细胞陷窝而后变为静止的软骨细胞。软骨再生能力较强，大范围的损伤时，则有纤维组织修补。

骨组织的再生能力强，骨折后可完全修复。

（4）血管的再生

1）小血管的再生：毛细血管以生芽方式再生，由内皮细胞增生形成突起的幼芽而后形成一条细胞索，在血流冲击下，出现管腔，形成新生的毛细血管，进而吻合成网。

2）大血管的修复：需手术吻合，内膜由内皮细胞增生恢复其内膜结构；肌层由结缔组织增生形成瘢痕修复。

（5）肌组织的再生：肌组织的再生能力很弱。

横纹肌：①肌膜未破坏，残存部分肌细胞分裂，产生肌质，分化出肌原纤维，形成完全再生。②肌纤维完全断开，断端肌质增多，产生新生肌原纤维，形成断端膨大如花蕾样，而后纤维瘢痕愈合，肌纤维仍可收缩。③整个肌纤维破坏，难以再生，则瘢痕修复。

平滑肌有一定的再生能力，如小血管的再生。但肠及大血管平滑肌损伤是通过纤维瘢痕连接。

心肌再生能力极弱，破坏后都是瘢痕修复。

（6）神经组织的再生（神经纤维的再生）：脑、脊神经细胞破坏后不能再生，外周神经（神经纤维）破坏后在神经细胞存活时，断端经过吻合可完全再生。

（二）纤维性修复

1. 肉芽组织　纤维性修复是通过肉芽组织增生，溶解吸收局部坏死组织及其他异物，填补组织缺损，而后肉芽组织转化为胶原纤维为主的瘢痕组织的过程。

（1）肉芽组织的成分及形态

1）新生的毛细血管：生芽方式形成，向创面垂直生长，形成袢状弯曲毛细血管网。

2）成纤维细胞（形成纤维结缔组织）及肌成纤维细胞。

3）各种炎细胞：巨噬细胞、中性粒细胞、淋巴细胞等。

4）基质：由渗出液及细胞（成纤维细胞）产生的基质等组成。

（2）肉芽组织的作用及结局：作用有：①抗感染及保护创面；②填补伤口及其他组织缺损；③机化或包裹坏死组织、血栓、炎性渗出物及其他异物。结局：逐渐转化成为瘢痕组织。

2. 瘢痕组织　瘢痕组织是肉芽组织逐渐改建成熟而形成的纤维结缔组织。

（三）创伤愈合

创伤愈合是指机体遭受外力作用，皮肤等组织出现离断或缺损后的愈合过程，包括了各种组织的再生，肉芽组织增生，瘢痕组织形成等过程的协同作用。

1. 皮肤创伤愈合

（1）创伤愈合的基本过程：一般指的是限于皮肤和皮下组织断裂损伤出现伤口的愈合过程。可分为：①伤口的早期变化；②伤口收缩；③肉芽组织增生和瘢痕形成；④表皮及其他组织的再生等过程。

（2）创伤愈合的类型：根据损伤程度及有无感染，创伤愈合可分为两种：

1）一期愈合：见于组织缺损少、创缘整齐、无感染、经粘合或缝合后创面对合严密的伤口，一期愈合时间短，形成瘢痕少。

2）二期愈合：见于组织缺损较大、创缘不整、哆开、无法整齐对合或伴有感染的伤口。愈合时间长，形成瘢痕大，对局部组织、器官的功能影响大。

（3）影响创伤愈合的因素：伤口治疗原则是缩小创面，防止再损伤和促进组织再生。影响创伤愈合的因素包括全身因素（如年龄、营养等）和局部因素（如有无感染与异物、局部血液循环、神经支配、电离辐射等）。

2. 骨折愈合

（1）骨折愈合的基本过程：骨折愈合的过程有：①血肿形成；②纤维性骨痂形成；③骨性骨痂形成；④骨痂改建或再塑等阶段。

（2）影响骨折愈合的因素：凡影响创伤愈合的全身及局部因素对骨折愈合都起作用。同时还有下列因素：①骨折断端的及时、正确的复位；②骨折断端及时、牢靠的固定；③全身和局部的功能锻炼，保持局部良好的血液供应等都对骨折愈合起着重要作用。

三、强化训练与参考答案

（一）汉英名词对照

机化　　organization
再生　　regeneration
包裹　　encapsulation

（二）名词解释

1. 修复　损伤造成机体部分细胞和组织丧失后，机体对所形成的缺损进行修补、恢复的过程称为修复。

2. 再生 组织和细胞丧失后形成的组织缺损,由损伤局部周围的同种细胞增生来修复的过程称为再生。

3. 完全再生 修复后完全恢复了原组织的结构和功能,称为完全再生。

4. 稳定细胞 这类细胞在生理情况下,细胞增殖现象不明显,细胞的增殖周期似乎处于静止(G_0),受到组织损伤的刺激时,则进入 DNA 合成前期(G_1),表现出较强的再生能力。

5. 永久性细胞 这类细胞出生后都不能分裂增生,一旦受损则成为永久性缺失,称为永久性细胞。

6. 肉芽组织 由新生的毛细血管及成纤维细胞和各种炎细胞组成,肉眼呈鲜红色,颗粒状,柔软湿润,形似鲜嫩的肉芽,故称为肉芽组织。

7. 瘢痕组织 瘢痕组织是肉芽组织逐渐改建而形成的纤维结缔组织。

8. 创伤愈合 一般指的是限于皮肤和皮下组织断裂损伤出现伤口的愈合过程,称为创伤愈合。

(三) 问答题

1. 肉芽组织的形态特点(包括肉眼及镜下)。
答:肉眼:为鲜红色,颗粒状,柔软湿润,形似鲜嫩的肉芽。
　　镜下:(1) 新生的毛细血管:为实性细胞索或扩张的毛细血管,向创面垂直生长,以小动脉为轴心,形成袢状弯曲毛细血管网。新生的内皮细胞核体积大,呈椭圆形,向腔内突出,数目增多。
　　　　(2) 成纤维细胞:体积大,两端常有突起,突起可呈星状,胞质略嗜碱性。
　　　　(3) 各种炎细胞:巨噬细胞、中性粒细胞、淋巴细胞等。
　　　　(4) 基质:由渗出液及细胞(成纤维细胞)产生的基质等组成。

2. 叙述肉芽组织向瘢痕组织演化的过程。
答:肉芽组织的间质水分逐渐吸收减少;炎细胞减少并逐渐消失;部分毛细血管管腔闭塞、数目减少,少数毛细血管管壁增厚,改建为小动脉和小静脉;成纤维细胞产生越来越多的胶原纤维,最后变为纤维细胞。肉芽组织逐渐转化为瘢痕组织。

3. 肉芽组织的各种成分与其功能有何关系?
答:①毛细血管提供氧及营养和各种抗炎成分(抗体、炎细胞)。②各种炎细胞可以清除异物、抗感染和保护创面。③巨噬细胞通过释放各种生长因子可促进组织的再生和增生。④成纤维细胞产生胶原纤维形成纤维组织。⑤肌成纤维细胞能使伤口收缩。⑥肉芽组织的各种成分能填补伤口及其他组织缺损。⑦肉芽组织能机化或包裹坏死组织、血栓、炎性渗出物及其他异物。

4. 一期愈合与二期愈合有何区别?
答:一期愈合与二期愈合的区别见表3-1。

表 3-1 一期愈合与二期愈合的区别表

	一期愈合	二期愈合
组织缺损	少	多
创　缘	整齐	不整、哆开状
感　染	无	有,炎症反应明显
伤口对合	整齐严密	无法整齐对合
肉芽组织长入	少,很快将伤口填满	多,所需时间长
愈合的时间	短	长
形成的瘢痕	小	大
对局部组织器官的功能影响	小	大

(四) 填空题

1. 机体的组织和细胞损伤后,由周围健康组织的细胞进行修复的过程称为_____,可分为_____和_____两种类型。

2. 根据各种组织再生能力强弱,将各种组织的细胞分为三类:皮肤鳞状上皮及胃肠道黏膜上皮属_____细胞;各种腺上皮细胞属_____细胞;神经细胞、心肌细胞属_____细胞。

3. 肉芽组织主要由新生_____和_____构成,并伴有_____的浸润。

4. 肉芽组织在创伤愈合过程中的作用,主要包括_____、_____、_____。

5. 皮肤创伤愈合根据损伤程度及有无感染创伤愈合可分为_____和_____两种类型。

6. 青少年的组织再生能力_____、愈合_____,老年人的组织再生能力_____、愈合_____。

(五) 判断题

1. 表皮、黏膜及骨组织的再生能力较弱。(　　　)

2. 分化程度高的组织比分化程度低的组织再生能力强。(　　　)

3. 骨折愈合时,骨痂形成后才具有支持负重的功能。(　　　)

4. 平滑肌的再生能力较强。(　　　)

5. 组织损伤后能否完全再生主要和局部因素有关。(　　　)

6. 脑和脊髓内神经细胞坏死后能完全再生。(　　　)

7. 大血管吻合手术后的愈合主要是由纤维组织及内皮细胞修复。(　　　)

8. 骨折的愈合是由骨母细胞及间叶细胞修复。(　　　)

9. 瘢痕组织的特点是富有新生毛细血管和成纤维细胞。(　　　)

10. 组织缺损少,无感染,可形成一期愈合。(　　　)

(六) 选择题

【A 型题】

1. 下列哪项属于病理性再生(　　　)

　　A. 血细胞的更新

　　B. 消化道黏膜上皮的更新

　　C. 子宫内膜的周期性再生

　　D. 皮肤损伤后由周围的被覆上皮增生修复

　　E. 以上均不是

2. 再生能力最强的细胞是(　　)

　　A. 胃、肠道黏膜上皮细胞　　　　B. 肝细胞　　　　　　　C. 心肌细胞

　　D. 唾液腺　　　　　　　　　　　E. 神经细胞

3. 不稳定细胞是指(　　)

　　A. 损伤后不容易完全再生的细胞

　　B. 损伤后可以完全再生的细胞

　　C. 损伤后不能再生的细胞

　　D. 不容易受损的细胞

　　E. 修复后细胞有化生

4. 下列哪种细胞是稳定细胞(　　)

　　A. 皮肤表皮细胞　　　　　　　B. 移行上皮细胞　　　　　C. 造血细胞

　　D. 肝细胞　　　　　　　　　　E. 胃、肠道黏膜上皮细胞

5. 关于稳定细胞的叙述,下列哪项不正确(　　)

　　A. 生理状态下,这类细胞增生现象不明显

　　B. 这类细胞受损后表现出较强的再生能力

　　C. 这类细胞一旦受损后就不能再生

　　D. 汗腺腺上皮细胞属这类

　　E. 生理状态下,这类细胞处于 G 期

6. 关于永久性细胞的描述,下列哪项是正确的(　　)

　　A. 易受损的细胞

　　B. 损伤后不能再生,成为永久性缺损的细胞

　　C. 损伤后能完全再生的细胞

　　D. 不断衰亡、更新的细胞

　　E. 修复后细胞无化生

7. 再生能力最弱的细胞是(　　)

　　A. 肝细胞　　　　　　　　　　B. 汗腺细胞　　　　　　　C. 骨细胞

　　D. 内分泌细胞　　　　　　　　E. 心肌细胞

8. 按组织再生能力强弱的比较,下列哪项是正确的(　　)

　　A. 鳞状上皮细胞>横纹肌>外周神经

　　B. 脂肪细胞>神经细胞>肝细胞

　　C. 骨细胞>平滑肌细胞>神经细胞

　　D. 肾小管上皮细胞>骨髓细胞>脂肪细胞

　　E. 软骨细胞>血管内皮细胞>腺上皮细胞

9. 肉芽组织的主要成分是(　　)

A. 中性粒细胞   B. 淋巴细胞   C. 毛细血管和成纤维细胞

D. 巨噬细胞   E. 浆细胞

10. 肉芽组织不具备的功能有(　　)

    A. 机化血凝块和坏死组织   B. 包裹异物   C. 抗感染和保护创面

    D. 分解、液化坏死物   E. 填补伤口及组织缺损

11. 毛细血管再生的最初改变是(　　)

    A. 内皮细胞游走

    B. 内皮细胞穿出血管壁

    C. 内皮细胞分泌Ⅳ型胶原

    D. 内皮细胞分裂增生出现毛细血管腔

    E. 内皮细胞分裂增生形成幼芽

12. 在肉芽组织内具有收缩功能,又能产生基质和胶原的细胞是(　　)

    A. 肌成纤维细胞   B. 巨噬细胞   C. 成纤维细胞

    D. 中性粒细胞   E. 血管内皮细胞

13. 肉芽组织中抗感染的主要成分是(　　)

    A. 浆细胞   B. 纤维细胞   C. 淋巴细胞

    D. 巨噬细胞   E. 以上都不是

14. 不符合一期愈合的是(　　)

    A. 创缘整齐   B. 炎症反应重   C. 凝血块少

    D. 5~6 天胶原纤维形成   E. 约 3~6 周完成

15. 在一期愈合时,瘢痕抗拉力强度达到顶峰的时间大约是(　　)

    A. 5~7 天   B. 60 天   C. 30 天

    D. 90 天   E. 180 天

16. 胶原纤维的形成需要下列哪种维生素(　　)

    A. 维生素 A   B. 维生素 B   C. 维生素 D

    D. 维生素 C   E. 维生素 E

17. 瘢痕的修复可见于下列哪种病变(　　)

    A. 十二指肠溃疡   B. 胃黏膜糜烂   C. 肝细胞点状坏死

    D. 子宫颈糜烂   E. 以上都不是

18. 影响创伤愈合的局部因素中下列哪项除外(　　)

    A. 感染与异物   B. 局部血液循环   C. 神经支配

    D. 电力辐射   E. 年龄

19. 肉芽组织是(　　)

    A. 含有肉芽肿的组织   B. 含有肌肉再生的嫩芽   C. 含有炎细胞的组织

    D. 含有多核巨细胞的组织   E. 含有新生毛细血管和成纤维细胞的组织

20. 有利于伤口愈合的因素是(　　)

    A. 感染   B. 异物   C. 电力辐射

    D. 老年   E. 营养充分及局部血液循环良好

21. 延缓伤口愈合的因素是(　　　)
    A. 青少年
    B. 适量维生素及蛋白质补充
    C. 保持创伤处血液循环畅通
    D. 电力辐射
    E. 清除坏死组织,预防感染
22. 胃溃疡的愈合的过程,符合(　　　)
    A. 肥大
    B. 增生
    C. 再生
    D. 化生
    E. 机化
23. 符合伤口二期愈合的描述是(　　　)
    A. 瘢痕完全形成大约约需要 1 个月
    B. 常伴有感染
    C. 瘢痕组织较多
    D. 可引起器官变形
    E. 愈合时间短
24. 肉芽组织不具有如下功能(　　　)
    A. 机化血栓
    B. 修复缺损
    C. 吞噬移动坏死物质
    D. 抗感染
    E. 机化渗出物

【B 型题】

    A. 单纯性创伤性骨折愈合属于　B. 瘢痕组织的形成属于　　C. 鳞状上皮的化生
    D. 子宫内膜周期性脱落与修复　E. 肠上皮化生
25. 生理性再生(　　　)
26. 完全再生(　　　)
27. 纤维性修复(　　　)

    A. 成纤维细胞大量增生
    B. 富有新生毛细血管和成纤维细胞
    C. 出现炎症反应
    D. 成纤维细胞变为纤维细胞,产生大量胶原纤维
    E. 毛细血管改建为小动脉和小静脉
28. 肉芽组织的特点(　　　)
29. 瘢痕组织的特点(　　　)
30. 创伤愈合过程中伤口的早期变化是(　　　)

    A. 组织缺损少,有感染
    B. 组织缺损少,无感染
    C. 组织缺损大,有感染
    D. 组织缺损大,无感染
    E. 创口整齐,有感染
31. 可形成一期愈合(　　　)

32. 可形成二期愈合(　　　)

　　A. 不稳定细胞　　　　B. 稳定细胞　　　　　　C. 未分化细胞
　　D. 永久性细胞　　　　E. 内分泌细胞

33. 间皮细胞属于(　　　)

34. 神经节细胞属于(　　　)

35. 表皮细胞属于(　　　)

36. 平滑肌细胞属于(　　　)

37. 肾小管上皮细胞属于(　　　)

(七) 参考答案

填空题

1. 再生　完全再生　不完全再生
2. 不稳定细胞　稳定细胞　永久性细胞
3. 毛细血管　成纤维细胞　炎症细胞
4. 抗感染和保护创面　机化血凝块和坏死组织　填补创伤的缺损
5. 一期愈合　二期愈合
6. 强　快　差　慢

判断题

1. F　2. F　3. T　4. F　5. F　　6. F　7. T　8. T　9. F　10. T

选择题

1. D　2. A　3. B　4. D　5. C　　6. B　7. E　8. C　9. C　10. D
11. E　12. A　13. D　14. B　15. C　　16. D　17. A　18. E　19. E　20. E
21. D　22. C　23. B　24. C　25. D　　26. A　27. B　28. B　29. D　30. C
31. B　32. C　33. A　34. D　35. A　　36. B　37. B

(卢晓梅　马金龙)

★ 第四章 局部血液循环障碍

一、学 习 要 求

1. 必须在理解的基础上掌握淤血、出血、血栓形成、栓塞和梗死的基本概念。
2. 掌握淤血、出血、血栓形成、栓塞和梗死的类型及病变特点。
3. 熟悉淤血、出血、血栓形成、栓塞和梗死的病因及发病机制。
4. 掌握血栓形成、栓塞和梗死的结局及对机体的影响。
5. 了解淤血、出血的后果及栓子的运行途径。

二、重 点 知 识

(一) 充血

局部组织或器官的血管内血液含量增多称为充血。按其发生原因和机制不同,可分为动脉性充血和静脉性充血两类。

1. 动脉性充血　简称充血,指局部组织或器官由于动脉血输入量增多而发生的充血。

充血的原因:是由于血管舒张神经兴奋性增高或血管收缩神经兴奋性降低,导致动脉扩张,造成血液过多地流入毛细血管所致。可见于生理性代谢增强所引起的充血或病理过程中发生的充血,如炎症早期的充血、减压后充血。

充血的病变:组织呈鲜红色,温度升高。镜下小动脉及毛细血管扩张充血。

2. 静脉性充血　简称淤血,局部组织或器官由于静脉血液回流受阻,血液淤积于小静脉和毛细血管内而发生的充血,是一种常见的病理现象。

原因:①静脉受压:使其管腔发生狭窄或闭塞,血液回流受阻可导致相应部位的器官和组织发生淤血。②静脉腔阻塞:静脉腔内血栓形成或栓子的栓塞。③心力衰竭:妨碍静脉血液回流入心。因此,二尖瓣瓣膜病和高血压病引起左心衰竭时,可导致慢性肺淤血的发生;肺源性心脏病引起右心衰竭时,可造成体循环淤血。

病变:淤血处肿胀,局部呈紫红色,体表温度降低。镜下见小静脉和毛细血管扩张,充满血液,可伴有水肿。

后果:长期淤血可导致:①实质细胞发生萎缩、变性、坏死。②局部组织水肿甚至发生漏出性出血。③淤血性硬化。如肺淤血时肺泡壁毛细血管扩张、充血,肺泡腔内出现水肿液,甚至出血,肺泡腔内的红细胞被巨噬细胞吞噬后,形成心力衰竭细胞;若同时伴有纤维组织增生,形成肺褐色硬化。慢性肝淤血时,肝小叶中央区淤血、肝细胞萎缩,周边肝细胞发生脂肪变性,使肝切面呈红黄相间的槟榔状花纹,称为槟榔肝。

(二) 出血

血液自心腔或血管内逸出,称为出血。出血分为破裂性出血和漏出性出血。前者指心脏或血管壁破裂所致出血;后者指毛细血管和毛细血管后静脉通透性增高所致的血液漏出于血管外。

漏出性出血的原因有三:①血管壁损伤;②血小板减少或血小板功能障碍;③凝血因子缺乏。

不同部位的出血,可形成体腔积血,组织血肿、皮肤、黏膜、浆膜形成淤点或淤斑。

出血对机体的影响取决于出血量、出血速度和出血部位。流入体腔或组织内的血液可被吸收、机化或包裹。

(三) 血栓形成

在活体的心脏或血管内血液成分发生凝固形成固体质块的过程,称为血栓形成。在这个过程中所形成的固体质块称为血栓。

1. 血栓形成的条件和机制

(1) 心血管内膜的损伤:内皮细胞的损伤,暴露出内皮下的胶原纤维,活化了血小板和凝血因子,启动了内、外源性凝血系统。

(2) 血流状态的改变:当血流缓慢或产生涡流时,血小板得以进入边流与血管内膜接触,血小板黏集于内膜的可能性增大,启动了凝血过程。

(3) 血液凝固性增加:血小板增多、血小板黏性增加或凝血因子浓度增加而增高了血液的可凝性。

2. 血栓类型

(1) 白色血栓:发生于延续性血栓的头部或心瓣膜和动脉内膜受损处,主要由血小板构成。肉眼呈灰白色,波浪状,质硬,与血管壁紧密相连。镜下主要由聚集成珊瑚状的血小板梁构成,其表面有一些中性粒细胞。小梁间形成网状纤维,网眼内含有少量的红细胞。

(2) 红色血栓:构成延续性血栓的尾部。肉眼呈暗红色,新鲜时表面湿润,有一定的弹性;水分吸收后干燥易碎,失去弹性,易造成栓塞。镜下,在纤维素网眼内充满血液中的血细胞。

(3) 混合血栓:构成延续性血栓的体部;呈红白交替的层状。镜下由血小板梁及小梁之间纤维蛋白网和红细胞构成。

(4) 透明血栓:发生于全身微循环的小血管内,只能在显微镜下见到,故又称微血栓。主要由纤维素构成,见于弥散性血管内凝血(DIC)。

3. 血栓的结局

(1) 液化、溶解、吸收:被激活的纤维蛋白酶系统降解纤维蛋白;血栓内中性粒细胞释放的溶蛋白酶也参与血栓的溶解。

(2) 机化:由血管壁向血栓内长入新生的肉芽组织,逐渐取代血栓的过程。在机化过程中,内皮细胞被覆血栓中的裂隙,形成互相沟通的管道,使血栓上下游的血流得以部分恢复,这种现象称为血栓的再通。

（3）钙化:指长久的血栓可发生钙盐沉着。在静脉即形成静脉石。

4. 血栓对机体的影响　血栓形成能堵塞破裂的血管,起到止血作用。但在多数情况下对机体造成危害。

（1）阻塞血管:引起淤血、水肿、出血,甚至坏死。

（2）栓塞:血栓的整体或部分脱落,形成栓子,随血流运行,引起栓塞。

（3）心瓣膜变形:心瓣膜血栓机化,可引起瓣膜粘连,造成瓣膜狭窄或关闭不全。

（4）出血:微循环内广泛性微血栓形成,可引起全身广泛性出血和休克。

（四）栓塞

在循环血液中出现不溶于血液的异常物质,随血液流动,阻塞血管腔的过程称为栓塞。阻塞血管腔的异常物质称为栓子。

1. 栓子的运行途径　栓子一般随血流运行。左心和体循环内的栓子,最终阻塞于口径于其相当的动脉分支;体循环静脉和右心的栓子,栓塞肺动脉主干或分支。有时可发生栓子逆向运行,即下腔静脉内的栓子,由于胸、腹腔内压骤然剧增,栓子逆血流方向运行栓塞下腔静脉所属的分支。

2. 栓塞的类型和对机体的影响

（1）血栓栓塞:是栓塞中最常见的一种,分肺动脉栓塞和体循环动脉栓塞。

肺动脉栓塞:血栓栓子多来自下肢深部静脉。较小栓子栓塞肺动脉的小分支,因为肺动脉有丰富的吻合支,一般可避免梗死;若栓塞前肺已有严重淤血,栓塞局部可出现出血性梗死。若栓子大,栓塞肺动脉主干或其大分支,患者常突然发生气促、发绀、休克等表现,患者大多因呼吸、循环衰竭而猝死。其机制还不十分明了,一般认为肺动脉机械性阻塞,血栓刺激动脉内膜引起的神经反射和栓子内血小板释放出 5-羟色胺和血栓素 A_2,引起支气管和肺泡管痉挛和肺动脉、冠状动脉、支气管动脉广泛痉挛,都是其致死的原因。

体循环动脉栓塞:栓子多来自左心,如亚急性感染性心内膜炎时左心瓣膜上的赘生物;少数为动脉粥样硬化溃疡和主动脉瘤内表面的血栓。当有先天性心隔膜缺损时,心腔内的血栓可由压力高的一侧通过缺损进入另一侧心腔,再随血流栓塞相应的分支,这种现象称为交叉运行。

（2）脂肪栓塞:含黄骨髓的长骨骨折或脂肪组织严重挫伤时,脂肪细胞破裂所游离出的脂肪滴经破裂的小静脉进入血流而引起脂肪栓塞。脂肪肝的挤压伤、血脂过高有时也可造成脂肪栓塞。栓子数量多,广泛阻塞肺微血管,可引起肺水肿、出血和肺不张。直径小的脂肪滴可通过肺毛细血管到达左心,引起全身器官的栓塞。尤其在脑,引起点状出血、梗死和脑水肿。

（3）气体栓塞:大量空气迅速进入血液循环或原已溶解于血液内的气体迅速游离出来阻塞血管腔的过程;前者称为空气栓塞,可见于分娩、流产或头颈手术时。大量的空气由破裂的静脉进入血流,到达右心,随心脏的收缩和舒张,将心腔内的空气和血液搅拌成泡沫状液体,阻塞于右心和肺动脉出口,导致循环中断而猝死;后者称为减压病,见于潜水员及沉箱作业的工人。当气压骤减时,原已溶解于血液内的气体迅速游离(主要为氮气),在血管腔内形成广泛性气泡,造成栓塞的发生。

(4) 羊水栓塞:分娩过程中,子宫强烈的收缩可将羊水压入破裂的子宫壁静脉窦内,羊水成分进入肺循环,可造成羊水栓塞。镜下:在肺毛细血管和小血管内可见角化上皮、胎毛、胎脂、胎粪等羊水成分。产妇出现呼吸困难、发绀和休克,大多数导致死亡。

(5) 其他栓塞:肿瘤细胞栓塞可引起转移瘤的形成。寄生虫、虫卵和其他异物偶可进入血液循环引起栓塞。

(五) 梗死

器官或组织的血液供应减少或停止称为缺血。由于血管阻塞引起的局部组织缺血性坏死,称为梗死。

1. 梗死的原因

(1) 血栓形成:是最常见的原因,如冠状动脉硬化时形成血栓,阻塞血管,可导致心肌梗死。

(2) 动脉栓塞:是肾、脾和肺梗死的主要原因。

(3) 血管受压闭塞:多见于静脉,如肠套叠、肠扭转和嵌顿性疝时,静脉和动脉先后受压闭塞导致肠梗死。

(4) 动脉痉挛:如在冠状动脉粥样硬化时,因某种刺激,冠状动脉发生强烈而持续性痉挛,亦可引起心肌梗死。

2. 梗死的病变及分类 坏死灶的形状取决于该器官的血管分布,如脾、肾等器官的血管分布呈锥形,故其梗死灶也呈锥形;冠状动脉分布不规则,其梗死灶形状呈地图状。梗死灶的质地取决于其坏死的类型,心、肾、肝、脾等器官的梗死为凝固性坏死;脑梗死为液化性坏死。梗死灶的颜色取决于坏死灶内含血量的多少。梗死灶内含血量少为贫血性梗死。贫血性梗死多见于心、脾、肾等组织结构较致密、侧支循环细而少的器官;梗死灶呈灰白色,边缘有充血、出血带。出血性梗死多见于肺、肠等组织结构较为疏松的器官。当发生严重淤血时,血液由淤血的毛细血管内漏出,使梗死灶呈暗红色,形成出血性梗死。

3. 梗死的影响和结局

(1) 梗死的影响:取决于梗死灶发生的部位和大小。如肾有较大的代偿功能,其梗死通常出现腰痛和血尿,但不影响肾功能;心肌梗死可影响心功能,严重者可导致心力衰竭甚至出血;脑梗死视不同部位而有不同症状,梗死灶大者可致死。

(2) 梗死的结局:梗死灶周围形成肉芽组织,长入梗死灶内,病灶可被肉芽组织取代形成瘢痕或纤维组织包裹,坏死灶可钙化。

三、强化训练与参考答案

(一) 汉英名词对照

充血　　　hyperemia

动脉性充血　　　arterial hyperemia

静脉性充血　　venous hyperemia

炎症性充血　　inflammatory hyperemia

减压后充血　　hyperemia after decrease pressure

侧支循环　　collateral circulation

心力衰竭细胞　　heart failure cell

肺棕色硬化　　brown induration of the lung

槟榔肝　　nutmeg liver

出血　　hemorrhage

破裂性出血　　rupture hemorrhage

漏出性出血　　hemorrhage by diapedesis

血栓形成　　thrombosis

白色血栓　　pale thrombus

红色血栓　　red thrombus

凝固性血栓　　coagulative thrombus

混合血栓　　mixed thrombus

层状血栓　　layered thrombus

透明血栓　　hyaline thrombus

微血栓　　microthrombus

血栓机化　　thrombi organization

再通　　recanalization

弥散性血管内凝血　　disseminated intravascular coagulation,DIC

栓塞　　embolism

栓子　　embolus

血栓栓塞　　thromboembolism

脂肪栓塞　　fat embolism

气体栓塞　　air embolism

潜水病　　caisson disease

减压病　　decompression sickness

梗死　　infarct

贫血性梗死　　anemic infarct

白色梗死　　white infarct

出血性梗死　　hemorrhagic infarct

红色梗死　　red infarct

败血性梗死　　septic infarct

(二) 名词解释

1. 充血　器官或组织的血管内血液含量增多称为充血。充血时,器官或组织内毛细血管和小静脉充分开放和扩张,以容纳增加的血量,充血分为动脉性充血和静脉性充血两类。

2. **动脉性充血**　器官或组织因动脉输入血量的增多而发生的充血,称为动脉性充血,又称主动性充血,简称充血。

3. **静脉性充血**　器官或组织由于静脉回流受阻,血液淤积于毛细血管和小静脉内而发生的充血,称为静脉充血,又称为被动性充血,简称淤血(congestion)。静脉性充血远较动脉性充血重要,它可以发生于局部,也可发生于全身。

4. **炎症性充血**　发生于炎症开始和早期,由致炎因子刺激引起的轴突反射和血管活性胺等炎症介质的释放,使炎症区局部细动脉扩张,造成充血。

5. **减压后充血**　局部器官和组织长期受压(如绷带包扎肢体、肿瘤压迫组织或腹水压迫腹腔器官等)后,组织内的血管张力降低,若一旦压力突然解除,受压的血管发生扩张充血,这种充血称减压后充血。

6. **侧支循环**　在正常时,动脉与静脉、动脉与动脉或静脉与静脉之间存在着不开放的吻合支(侧支),当某一血管阻塞时,其吻合支可能变粗并扩张开放,沟通局部血液循环,起到代偿作用,这种通过吻合支建立的循环称为侧支循环。

7. **心力衰竭细胞**　左心衰竭引起肺淤血时,肺泡壁毛细血管扩张、充血或出血,若肺泡腔内的红细胞被巨噬细胞吞噬,其血红蛋白变为含铁血黄素,这种含有含铁血黄素的巨噬细胞称为心力衰竭细胞。

8. **肺棕色硬化**　长期的左心衰竭和慢性肺淤血,会引起肺间质网状纤维胶原化和纤维结缔组织增生,使肺质地变硬,加之大量含铁血黄素沉积,肺呈棕褐色,故称为肺褐色硬化。

9. **槟榔肝**　慢性肝淤血时,肝中央静脉及其附近肝窦淤血呈红色;由于淤血缺氧,部分肝细胞萎缩和脂肪变性呈黄色,以致肝切面呈现红黄相间,似槟榔状花纹,故称槟榔肝。

10. **出血**　血液(红细胞)自心血管腔外出心血管壁的现象,称为出血,出血可分为内出血和外出血两类。

11. **破裂性出血**　由心脏或血管壁破裂所引起的出血。

12. **漏出性出血**　由于毛细血管后静脉、毛细血管及毛细血管前动脉的血管壁通透性增高,血液(红细胞)通过扩大的内皮细胞间隙和受损的血管基膜而漏出于管腔外的出血。

13. **血栓形成**　在活体的心脏和血管内血液成分形成固体质块的过程称为血栓形成。在这过程中所形成的固体质块称为血栓(thrombus)。与血凝块不同,血栓是在血液流动状态下形成的。

14. **白色血栓**　主要由血小板小梁和少许纤维素、白细胞构成的血栓,肉眼呈灰白色,表面较粗糙、质硬,与血管壁紧连,常发生于左心、动脉和静脉血栓头部,又称为析出性血栓。

15. **红色血栓**　又称凝固性血栓,易发生在血流极度缓慢或停止之后,其形成过程与血管外凝血过程相似,往往构成延续性血栓的尾部。镜下,在纤维素网眼内充满如正常血液分布的血细胞。肉眼呈暗红色,早期湿润有一定的弹性,一段时间后,由于水分被吸收,陈旧的红色血栓变得干燥、易碎、失去弹性,并易于脱落造成栓塞,这种血栓称红色血栓。

16. **混合血栓**　又称层状血栓,由血小板小梁、纤维素、白细胞和红细胞混合构成的血栓,主要见于静脉延续性血栓的体部,肉眼呈红色与白色条纹层层相间,故又称层状血栓。

17. **透明血栓**　又称微血栓,这种血栓发生于微循环小血管内,只能在显微镜下见到,主要由纤维素构成,往往呈嗜酸性均质透明状,见于弥散性血管内凝血。

18. **血栓机化**　血栓形成后,从血管壁向血栓长入血管内皮细胞和成纤维细胞,随即形成肉芽组织,肉芽组织伸入血栓,逐渐取代血栓的过程,称为血栓机化。

19. **再通**　血栓机化中的新生内皮细胞,被覆于血栓干涸产生的裂隙内;形成迷路状但可互相沟通的管道,使血栓上下游的血流得以部分地沟通,这种现象称为再通。

20. **静脉石**　静脉内血栓如果长久既不被溶解又不被充分机化时,则可由钙盐沉着而逐渐使血栓部分或全部形成质地坚硬的钙化质块,这种钙化了的静脉血栓称为静脉石。

21. **弥散性血管内凝血**　机体在某些致病因素作用下,微循环系统内特别是毛细血管内广泛发生微血栓形成,并引起一系列病理变化,如广泛出血、组织坏死等严重后果的病理过程。

22. **栓塞**　在循环血液中出现的不溶于血液的异常物质,随着血液流动,阻塞血管管腔的过程,称为栓塞。

23. **栓子**　在循环血液中出现的不溶于血液并阻塞血管的异常物质称为栓子。

24. **血栓栓塞**　由血栓栓子引起的栓塞称血栓栓塞,最为常见。

25. **脂肪栓塞**　长骨骨折或脂肪组织严重挫伤后,脂肪细胞破裂所释放出的脂肪滴可侵入破裂的血管进入血流,脂肪肝时也可由于上腹部猛烈挤压、撞击,使肝细胞破裂,其所含脂肪也可进入血流而引起栓塞,这种由脂肪栓子引起的栓塞称为脂肪栓塞。

26. **气体栓塞**　多量空气迅速进入血循环或原已溶解于血液内的气体迅速游离所引起的栓塞,称为气体栓塞。

27. **潜水病或沉箱病**　又称减压病,在深海沉箱内作业,由于气压高,所吸入的空气较多地溶于血液和组织内。如从深水中急剧上升到水面,外界气压骤然减低,原来溶于血液内的氧、二氧化碳和氮很快游离,形成气泡,氧和二氧化碳可再溶于体液内被吸收,氮则在体液内溶解迟缓,逐渐形成小气泡或互相融合成大小不一的气泡,栓塞血管引起局部缺血和梗死,组织内的气泡引起局部症状,此称潜水病、沉箱病或减压病。

28. **羊水栓塞**　在分娩过程中,如羊膜破裂,尤其又有胎儿头阻塞阴道口时,子宫收缩可将羊水压入破裂的子宫壁静脉窦内,羊水成分可由子宫静脉进入肺循环引起肺动脉分支及毛细血管栓塞,少量羊水也可通过肺毛细血管进入大循环引起多数器官小血管的栓塞,光镜下在小动脉和毛细血管内可见角化上皮、胎毛、胎脂、胎粪和黏液等羊水成分,在临床上可引起严重症状甚至死亡,这种由羊水造成栓塞的现象称羊水栓塞。

29. **梗死**　由于血管阻塞引起的组织坏死称为梗死。一般常见于动脉血管阻塞引起的组织坏死。

30. **贫血性梗死**　又称白色梗死,由于动脉血流阻断所引起的梗死,梗死区呈贫血、缺血状,坏死组织凝固、质实、灰白,故称贫血性梗死或白色梗死。一般发生于组织结构比较致密、侧支循环不丰富的器官。

31. **出血性梗死**　又称红色梗死,常见于肠和肺等组织结构疏松、侧支循环丰富或有双重血液循环的脏器,梗死前有严重的淤血、出血,然后动脉血流阻断,组织坏死,因此坏死组织内有大量淤血、出血,这种梗死称出血性梗死或红色梗死。

32. **败血性梗死**　栓子内含有细菌,因而梗死灶内有细菌感染。常见于败血症、细菌性心内膜炎时细菌栓子栓塞所引起的梗死。

(三) 问答题

1. 什么是淤血? 叙述引起淤血的原因。

答:由于静脉的血液回流受阻,血液在小静脉和毛细血管内淤积,致使局部组织或器官含血量增多称淤血。原因:静脉受压;静脉腔内阻塞,如血栓形成、栓塞;心力衰竭;高血压病;二尖瓣瓣膜病等。

2. 叙述淤血的病理变化及其结局。

答:肉眼:淤血组织、器官体积增大,色紫红或暗红,皮肤、黏膜淤血见发绀和温度下降。镜下:小静脉、毛细血管扩张充满血液,有时伴水肿。

结局:淤血时间短可恢复正常,淤血继续存在,组织缺氧、代谢产物堆积则表现为淤血性水肿、淤血性硬化。

3. 叙述肺淤血的原因及病理变化。

答:肺淤血发生于左心衰竭时肺静脉血回流受阻。肉眼:肺体积增大,重量增加,暗红色,质地实。切面有淡红色泡沫状液体流出。镜下:肺泡壁毛细血管扩张、充血,肺泡腔内有漏出液,严重时可漏出红细胞,产生心力衰竭细胞,长期淤血可致肺褐色硬化。

4. 叙述肝淤血的原因及病理变化。

答:见于右心衰竭时肝静脉回流受阻。肉眼:肝体积增大,质较实,被膜紧张,色暗红,表面及切面见红黄相间斑纹状外观(槟榔肝)。镜下:肝小叶中央静脉及肝窦扩张充血,相邻肝细胞受压萎缩,周边肝细胞脂肪变性,晚期呈淤血性肝硬化。

5. 慢性淤血可引起哪些后果?

答:淤血时,由于缺氧,小静脉及毛细血管壁通透性增高,可造成淤血性水肿甚至淤血性出血;实质细胞萎缩、变性、坏死;由于间质网状纤维转变为胶原纤维或纤维结缔组织增生形成器官的淤血性硬化。

6. 长期卧床的病人骶尾部发生溃疡的原因是什么? 应怎样预防?

答:由于长期卧床,骶尾部血管受压,影响局部静脉血液回流。加之重力因素及解剖学特点,使骶尾部组织发生淤血、水肿,导致局部血液循环障碍,引起局部组织发生变性、坏死,从而形成溃疡。因此,对久病卧床的病人,应勤翻身,多活动,促进局部血液循环,可避免褥疮的发生。

7. 试述从下肢静脉脱落的血栓,可引起哪些后果?

答:下肢静脉内血栓脱落对机体的影响,与血栓栓子的数量及大小有关。当血栓栓子体积较大或数量较多时,随血液运行,可阻塞肺动脉主干及其各个分支,引起急性右心衰竭,导致病人猝死。当血栓栓子体积较小或数量较少时,仅阻塞肺动脉小分支,一般不会引起肺梗死。

8. 试述淤血、缺血、血栓形成、栓塞及梗死之间的相互关系。

答:由于淤血,使局部组织器官内静脉血含量增加,引起相应的组织发生缺血,出现萎缩、变性和坏死。由于淤血,使局部组织器官血流速度变慢,易导致血栓形成,血栓脱落可引起栓塞。若栓塞动脉管腔,则有可能导致相应组织发生梗死。相反,血管腔内血栓形成,发生于静脉可引起相应组织发生淤血水肿;发生于动脉则可引起梗死。栓子阻塞了静脉管腔,则可导致淤血的发生;进一步可引起血栓形成。栓子阻塞动脉管腔,则可引起相应的组织发生梗死。因此淤血、缺血、血栓形成、栓塞及梗死可互相转化,互为因果。

9. 以血栓形成为例,试述可引起哪些血液循环障碍?

答:在活体心血管内有血栓的形成,可阻塞血管管腔。阻塞动脉可引起局部组织发生萎缩、变性和坏死。阻塞静脉则可引起局部淤血、水肿、出血甚至坏死。血栓脱落可引起栓塞,阻塞与栓子相应大小的血管腔,造成局部或全身性血液循环障碍。心瓣膜上血栓的机化,可导致心瓣膜变形,引起慢性心瓣膜病。微循环内广泛性微血栓的形成,可引起全身性广泛性出血和休克。

10. 以心肌梗死为例,试述引起梗死的原因及条件。

答:心肌梗死常发生在冠状动脉粥样硬化的基础上,合并血栓形成或斑块内出血,阻塞动脉管腔,引起心肌发生缺血、坏死。栓子栓塞冠状动脉及其分支,也可导致心肌梗死的发生。近来已注意到:已有粥样硬化的冠状动脉,如发生持续性痉挛,同样可引起心肌梗死。因此,任何原因只要引起血管管腔的阻塞,同时缺乏及时有效的侧支循环时,均可导致梗死的发生。

11. 减压病是如何引起的? 应如何防治?

答:当外界的气压急剧降低时,本来已溶解于血液内的气体迅速游离出来,在心、血管内形成广泛性气泡引起的气体栓塞。导致心、脑、肺、肠等重要器官的缺血和梗死,引起相应的症状,甚至危及生命。因此在做深海潜水或沉箱作业时应缓慢升至水面,避免减压病的发生。当发生减压病时,应将患者立即送往医院,利用高压氧舱进行抢救。

12. 门脉性肝硬化患者为何表现为出血趋向? 属于哪一类型的出血?

答:门脉性肝硬化患者引起出血趋向主要有以下几方面因素:①脾功能亢进导致血小板的数量减少;②肝功能障碍导致凝血因子、凝血酶原及纤维蛋白的合成减少,因此,门脉性肝硬化患者引起的出血主要表现为漏出性出血。

13. 高血压患者在何种情况下会出现呼吸困难、痰液中有心衰细胞? 简述其发生机制。

答:高血压病患者当发生左心衰竭时,可引起慢性肺淤血,肺泡腔内形成大量的水肿液及漏出性出血,影响气体交换,导致病人出现呼吸困难,痰液中有心衰细胞。

14. 右心衰竭的病人为何会出现下肢浮肿? 简述其发生机制?

答:右心衰竭时,由于影响了下腔静脉血液回流,下肢静脉淤血,毛细血管内流体静压升高和缺氧,管壁通透性增加,导致液体的漏出,漏出的液体在组织间隙内潴留引起淤血性水肿。

15. 肺梗死与脑梗死在发生原因和病理形态方面有什么区别?

答:肺梗死多由血栓栓塞引起,绝大多数血栓栓子来自下肢静脉,少数来自盆腔静脉和右心附壁血栓。由于肺有肺动脉和支气管动脉双重血液供应,因此肺梗死发生在肺淤血的基础上,常见于肺下叶外周部。梗死灶呈锥形,尖端指向肺门,为出血性梗死。脑梗死多由动脉粥样硬化继发血栓形成引起,其次为栓塞(栓子多为心血管系统的血栓栓子,脂肪栓子罕见)。梗死范围与病变血管的供血区一致,多为贫血性梗死,并形成软化灶,临床上表现为与梗死灶相应的症状和体征。

（四）填空题

1. 引起淤血的主要原因有_____、_____及_____。

2. 慢性肺淤血时,肺泡腔内的_____吞噬了_____使_____转变为_____,被称为心力衰竭细胞。

3. 慢性肝淤血,镜下见_____扩张,_____萎缩和脂肪变性,长期慢性肝淤血,肝内_____增生,形成_____肝硬化。

4. 根据心血管壁完整性破坏的程度,将出血分为_____和_____。

5. 血栓形成的条件有_____、_____、_____。

6. 延续性血栓(血栓的类型)由_____、_____、_____三部分构成。

7. 透明血栓的主要成分是_____,可见于_____。

8. 来自左心和动脉系统的栓子,常栓塞于_____、_____、_____及_____等处。

9. 引起肺动脉栓塞的栓子常来自_____。

10. 梗死的原因有_____、_____、_____和_____。

11. 根据梗死灶颜色的不同将梗死分为_____、_____。

12. 梗死灶的形状决定于该器官的_____,脾、肾、肺等梗死灶呈_____,肠梗死呈_____,心肌梗死呈_____。

13. 肺出血性梗死区常位于_____,梗死灶呈_____形,其尖端指向_____。

14. 贫血性梗死多见于组织结构比较_____、_____不丰富的脾、肾、心等官。

15. 出血性梗死常发生于组织结构_____、有_____血液供应或丰富_____的肺、肠等器官。

16. 常见的出血性梗死有_____、_____。

17. 肠梗死多发生在_____、_____和_____时。

18. 只有在严重的_____基础上,再有肺动脉阻塞才能发生肺梗死。

19. 肝淤血发生在_____时,肝体积_____、表面及切面可见_____外观。

20. 淤血对机体可造成的影响有_____、_____、_____、_____。

（五）判断题

1. 动脉性充血对机体有利无害。(　　　)

2. 长期慢性淤血的脏器可发生淤血性硬化。(　　　)

3. 肺淤血是由于肺静脉回流受阻所致。(　　　)

4. 肝淤血的发生是在左心功能衰竭时。(　　　)

5. 长期严重的组织缺血,可引起组织、细胞坏死。(　　　)

6. 下消化道出血可以发生呕血和便血。(　　　)

7. 血栓形成对机体有害而无利。(　　　)

8. 有血栓形成必定会发生栓塞。(　　　)

9. 血栓钙化是最好的结局。(　　　)

10. 栓子有气体、液体或气体三种。(　　　)

11. 来自静脉系统的血栓栓子常栓塞于脑。（　　）
12. 来自心内膜炎特别是二尖瓣或主动脉瓣脱落的栓子,可能引起肢体或各器官的动脉栓塞。（　　）
13. 栓子的运行方向都与血流方向一致。（　　）
14. 梗死都是由血栓栓塞引起的。（　　）
15. 心、脑脏器发生梗死,常危及生命。（　　）

（六）选择题

【A 型题】

1. 动脉性充血的主要病理变化是（　　）
   A. 组织器官的体积增大　　B. 组织器官重量增加　　C. 局部呈暗红色
   D. 细动脉和毛细血管扩张　E. 局部温度升高
2. 右心衰竭引起淤血的器官主要是（　　）
   A. 肺、肝及胃肠道　　B. 肺、脑及胃肠道　　C. 肝、脾及胃肠道
   D. 肾、肺及胃肠道　　E. 脾、肺及胃肠道
3. 肺淤血时痰液中出现胞质中含有含铁血黄素颗粒的巨噬细胞称为（　　）
   A. 支气管黏膜上皮细胞　B. 肺泡上皮细胞　　C. 异物巨细胞
   D. 尘细胞　　　　　　　E. 心衰细胞
4. 槟榔肝可发展为（　　）
   A. 坏死后性肝硬化　　B. 门脉性肝硬化　　C. 寄生虫性肝硬化
   D. 胆汁性肝硬化　　　E. 淤血性肝硬化
5. 淤血时扩张充盈的血管主要是（　　）
   A. 动脉　　　　　　B. 静脉　　　　　　C. 小静脉和毛细血管
   D. 小动脉和毛细血管　E. 毛细血管、小动脉、小静脉
6. 不符合静脉性充血的是（　　）
   A. 局部发绀　　　B. 小动脉扩张　　C. 局部温度降低
   D. 局部组织肿胀　E. 间质水肿
7. 下列哪项不属于病理性充血（　　）
   A. 饭后胃肠道黏膜的充血　B. 炎性充血　　C. 侧支性充血
   D. 减压后充血　　　　　　E. 二尖瓣狭窄时的肺充血
8. 常引起慢性肺淤血的是（　　）
   A. 肝硬化　　　　　　　B. 左心衰竭　　C. 右心衰竭
   D. 肺动脉主干血栓栓塞　E. 以上都不对
9. 门静脉回流受阻时,可引起下列哪个脏器淤血（　　）
   A. 脑　　　　B. 肾　　　　C. 肝
   D. 肺　　　　E. 脾
10. 右心衰竭可导致（　　）
    A. 肝细胞透明变性　　B. 肝出血性梗死　　C. 槟榔肝

D. 坏死性肝硬化　　　　E. 肝贫血性梗死

11. 漏出性出血多发生于(　　)
    A. 毛细血管　　　　　B. 大动脉　　　　　C. 大静脉
    D. 小动脉　　　　　　E. 小静脉

12. 不符合肝淤血的病变是(　　)
    A. 肉眼下呈槟榔状　　B. 肝细胞萎缩,脂肪变性　　C. 肝窦扩张
    D. 肝细胞大片状坏死　E. 结缔组织增生

13. 不属于破裂性出血的是(　　)
    A. 慢性空洞型肺结核引起的大咯血
    B. 肝硬化引起的大呕血
    C. 直肠癌引起的便血
    D. 十二指肠溃疡引起的大出血
    E. 肾小球肾炎引起的血尿

14. 急性风湿性心内膜炎,心瓣膜上的赘生物为(　　)
    A. 透明血栓　　　　　B. 白色血栓　　　　C. 红色血栓
    D. 混合血栓　　　　　E. 以上都不是

15. 微循环血管壁通透性增高引起的出血是(　　)
    A. 漏出性出血　　　　B. 破裂性出血　　　C. 体腔积血
    D. 外出血　　　　　　E. 渗出性出血

16. 血液从心腔或血管内流出体外,称为(　　)
    A. 出血　　　　　　　B. 血肿　　　　　　C. 外出血
    D. 积血　　　　　　　E. 漏出性出血

17. 血栓形成是指(　　)
    A. 血液发生凝固形成固体质块的过程
    B. 在活体组织内血液发生凝固形成固体质块的过程
    C. 心血管腔内出现不溶于血液的固体质块的过程
    D. 在活体的心脏和血管内血液成分形成固体质块的过程
    E. 活体组织内红细胞发生凝固形成固体质块的过程

18. 混合血栓见于(　　)
    A. 毛细血管内　　　　B. 静脉血栓的尾部　　C. 动脉血栓的起始部
    D. 心瓣膜上的赘生物　E. 静脉血栓的体部

19. 静脉石是指(　　)
    A. 静脉血栓　　　　　B. 静脉血栓机化　　　C. 静脉血栓钙盐沉积
    D. 静脉内钙盐沉积　　E. 以上都不是

20. 在机化的血栓中与原血管腔相沟通的毛细血管,使部分血液得以恢复,这种现象称为
    (　　)
    A. 血栓脱落　　　　　B. 侧支循环形成　　　C. 血栓机化
    D. 血栓硬化　　　　　E. 再通

21. 血栓对机体的不利影响不包括(　　　)
    A. 阻塞血管　　　　　　　B. 堵塞血管破口,阻止出血　C. 栓塞
    D. 心瓣膜变形　　　　　　E. DIC,并引起广泛出血和休克

22. 毛细血管内的血栓属于(　　　)
    A. 白色血栓　　　　　　　B. 红色血栓　　　　　　C. 混合血栓
    D. 透明血栓　　　　　　　E. 以上都不是

23. 尸体解剖时血管中常见到的固体质块是(　　　)
    A. 白色血栓　　　　　　　B. 红色血栓　　　　　　C. 混合血栓
    D. 透明血栓　　　　　　　E. 血凝块

24. 血栓中的纤维蛋白被溶解,称为(　　　)
    A. 血栓再通　　　　　　　B. 血栓机化　　　　　　C. 血栓软化
    D. 血栓钙化　　　　　　　E. 血栓栓塞

25. 机体在处理血栓的过程中,下列哪种方式是不正确的(　　　)
    A. 溶解,吸收　　　　　　B. 分离排出　　　　　　C. 脱落为栓子
    D. 机化再通　　　　　　　E. 钙化

26. 弥散性血管内凝血(DIC)是指(　　　)
    A. 全身小静脉内有广泛性血栓形成
    B. 全身小动脉内有广泛性血栓形成
    C. 心血管内有广泛性血栓形成
    D. 微循环内有广泛性微血栓的形成
    E. 全身小动脉及小静脉内均有广泛性血栓形成

27. 血栓由肉芽组织取代的过程称为(　　　)
    A. 溶解　　　　　　　　　B. 吸收　　　　　　　　C. 钙化
    D. 再通　　　　　　　　　E. 机化

28. 下列哪些病变不是由血栓形成引起的(　　　)
    A. 慢性扁桃体炎　　　　　B. 脑萎缩　　　　　　　C. 肠坏疽
    D. 下肢坏疽　　　　　　　E. 槟榔肝

29. 在循环血液中出现不溶于血液的异常物质,随着血液流动,阻塞血管腔,这种现象称为
    (　　　)
    A. 栓塞　　　　　　　　　B. 血栓形成　　　　　　C. 梗死
    D. 血管阻塞　　　　　　　E. 以上都不是

30. 最常见的栓子是(　　　)
    A. 脂肪栓子　　　　　　　B. 血栓栓子　　　　　　C. 空气栓子
    D. 羊水栓子　　　　　　　E. 寄生虫栓子

31. 栓子的运行一般(　　　)
    A. 顺压力运行　　　　　　B. 逆压力运行　　　　　C. 交叉运行
    D. 逆血流运行　　　　　　E. 顺血流运行

32. 潜水员过快地从海底升到水面容易发生(　　　)

A. 肺不张   B. 肺气肿   C. 血栓栓塞

D. 氮气气体栓塞   E. 空气栓塞

33. 大量空气迅速进入血液循环引起死亡的原因是(　　)

    A. 脑栓塞   B. 心肌梗死   C. 急性心力衰竭和呼吸衰竭

    D. 肺梗死   E. 肾梗死

34. 左心衰竭病人的股静脉血栓脱落可引起肺(　　)

    A. 贫血性梗死   B. 出血性梗死   C. 心肌梗死

    D. 凝固性坏死   E. 液化性坏死

35. 胸部手术时要注意防止(　　)

    A. 气体栓塞   B. 脂肪栓塞   C. 羊水栓塞

    D. 肿瘤细胞栓塞   E. 血栓栓塞

36. 长骨骨折病人突然死亡的原因可能是(　　)

    A. 气体栓塞   B. 寄生虫栓塞   C. 羊水栓塞

    D. 脂肪栓塞   E. 血栓栓塞

37. 妇女分娩时死亡,尸体解剖发现肺小动脉内有角化上皮细胞、毛发等物质,其死亡原因可能是(　　)

    A. 脂肪栓塞   B. 气体栓塞   C. 羊水栓塞

    D. 肿瘤细胞栓塞   E. 血栓栓塞

38. 循环血液中引起栓塞的异常物质称为(　　)

    A. 血栓   B. 血栓形成   C. 血栓脱落

    D. 静脉石   E. 栓子

39. 颈静脉外伤时,对机体危害最大的是(　　)

    A. 空气栓塞   B. 脂肪栓塞   C. 血栓栓塞

    D. 细胞栓塞   E. 细菌栓塞

40. 来自下肢静脉的血栓,最可能栓塞的部位是(　　)

    A. 肺动脉   B. 肺静脉   C. 支气管静脉

    D. 支气管动脉   E. 下腔静脉

41. 引起脂肪栓塞最常见的原因是(　　)

    A. 肝脏损伤   B. 血脂过高   C. 脾脏破裂

    D. 长骨骨折   E. 乳腺病

42. 一次进入机体血管内多少毫升的空气即可导致猝死的发生(　　)

    A. 50ml 左右   B. 10ml 左右   C. 30ml 左右

    D. 70ml 左右   E. 100ml 左右

43. 急性细菌性心内膜炎引起(　　)

    A. 血栓栓塞   B. 羊水栓塞   C. 细菌栓塞

    D. 空气栓塞   E. 脂肪栓塞

44. 脾、肾梗死灶肉眼检查的主要特点为(　　)

    A. 多呈地图状,灰白色,界限清楚

    B. 多呈不规则形,暗红色,界限不清楚

    C. 多呈楔形,暗红色,界限不清

    D. 多呈楔形,灰白色,界限清楚

    E. 多呈地图形,暗红色,界限不清楚

45. 出血性梗死可发生于( )

    A. 脑   B. 肺   C. 心

    D. 肾   E. 肝

46. 引起梗死最常见的原因是( )

    A. 血管受压   B. 动脉痉挛   C. 血栓形成

    D. 动脉闭塞   E. 动脉内膜炎

47. 贫血性梗死常发生于( )

    A. 脾、肾、心   B. 肺、肾、脑   C. 脾、肝、肺

    D. 脾、肾、肠   E. 肠、脑、心

48. 肠扭转可引起肠壁发生( )

    A. 贫血性梗死   B. 干性坏疽   C. 气性坏疽

    D. 液化性坏死   E. 出血性梗死

49. 心肌梗死灶的肉眼形状常为( )

    A. 楔形   B. 不规则形   C. 锥体形

    D. 节段形   E. 点灶状

50. 容易发生出血性梗死的器官是( )

    A. 心   B. 肾   C. 脑

    D. 肠   E. 脾

51. 脑组织坏死属于( )

    A. 出血性梗死   B. 贫血性梗死   C. 嗜酸性坏死

    D. 凝固性坏死   E. 液化性坏死

52. 下列哪项不属于贫血性梗死( )

    A. 脾梗死   B. 心肌梗死   C. 肺梗死

    D. 肾梗死   E. 脑梗死

53. 梗死灶的形态取决于( )

    A. 该器官的血管分布   B. 坏死灶的大小   C. 梗死灶内的含血量

    D. 坏死的类型   E. 侧支循环的建立

54. 贫血性梗死发生于( )

    A. 组织疏松的器官   B. 组织结构致密的器官   C. 有双重血液供给的器官

    D. 严重淤血的器官   E. 以上都不是

55. 健康孕妇在分娩时突然出现发绀、呼吸困难、休克,应考虑为( )

    A. 过敏性休克   B. 心力衰竭   C. 肺羊水吸入

    D. 肺水肿   E. 羊水栓塞

56. 梗死灶颜色与下列哪些因素有关( )

A. 梗死灶的质地　　　　　B. 梗死灶的结构

C. 梗死灶的含血量　　　　D. 梗死灶的血流

57. 动脉阻塞后极少发生梗死的器官是（　　）

　　A. 心　　　　　　　　B. 肾　　　　　　　　C. 脾

　　D. 肝　　　　　　　　E. 脑

58. 败血性梗死常见于（　　）

　　A. 急性细菌性心内膜炎　B. 无菌性心内膜炎　　C. 心肌梗死伴附壁血栓形成

　　D. 冠状动脉粥样硬化　　E. 风湿性心内膜炎

59. 梗死对机体的影响取决于（　　）

　　A. 引起梗死的原因　　　B. 梗死灶有无出血　　C. 梗死灶的形状

　　D. 梗死灶的继发变化　　E. 受累的器官和梗死灶的大小

60. 梗死灶呈节段性的器官是（　　）

　　A. 心脏　　　　　　　B. 小肠　　　　　　　C. 脑

　　D. 卵巢　　　　　　　E. 肝

61. 急性肾小球肾炎时常引起（　　）

　　A. 眼睑水肿　　　　　B. 下肢象皮肿　　　　C. 肺水肿

　　D. 腹水　　　　　　　E. 皮肤黏膜性水肿

62. 炎症水肿的主要原因是（　　）

　　A. 血浆胶体渗透压降低　B. 静脉压升高　　　　C. 毛细血管通透性升高

　　D. 淋巴管闭塞　　　　E. 肝细胞对醛固酮、抗利尿激素灭活能力降低

63. 梗死灶呈地图状的器官是（　　）

　　A. 小肠　　　　　　　B. 脑　　　　　　　　C. 卵巢

　　D. 心脏　　　　　　　E. 肝

64. 心肌梗死的修复方式为（　　）

　　A. 溶解吸收　　　　　B. 瘢痕修复　　　　　C. 心肌细胞再生修复

　　D. 钙化　　　　　　　E. 包裹

65. 败血性梗死的特点是（　　）

　　A. 梗死灶呈地图状　　B. 梗死灶呈锥体形　　C. 梗死灶呈节段形

　　D. 梗死灶发生液化　　E. 梗死灶化脓

【B 型题】

　　A. 减压病　　　　　　B. 脾梗死　　　　　　C. 心脏破裂

　　D. 槟榔肝　　　　　　E. 胸腔积液

66. 淤血（　　）

67. 缺血（　　）

68. 出血（　　）

69. 水肿（　　）

70. 栓塞（　　）

A. 梗死灶呈节段形　　B. 梗死灶液化　　　　　C. 梗死灶呈锥形
D. 梗死灶呈地图状　　E. 梗死灶呈化脓性

71. 肠梗死（　　　）
72. 脑梗死（　　　）
73. 心肌梗死（　　　）
74. 脾梗死（　　　）
75. 肾栓塞性小脓肿（　　　）

A. 细菌团栓塞　　　　B. 血栓栓塞　　　　　　C. 空气栓塞
D. 脂肪栓塞　　　　　E. 肿瘤栓塞

76. 颈部静脉破裂（　　　）
77. 急性细菌性心内膜炎（　　　）
78. 股骨骨折（　　　）
79. 脓毒败血症（　　　）
80. 肝癌两肺广泛转移（　　　）

A. 活体心血管内血液某些成分形成固体质块
B. 组织内过多的体液潴留
C. 大量气体迅速进入血液
D. 局部组织血流阻断
E. 下肢静脉血栓脱落

81. 水肿（　　　）
82. 气体栓塞（　　　）
83. 肺动脉栓塞（　　　）
84. 血栓形成（　　　）
85. 梗死（　　　）

（七）参考答案

填空题

1. 静脉受压　静脉腔阻塞　心力衰竭
2. 巨噬细胞　红细胞　血红蛋白　含铁血黄素颗粒
3. 肝窦及肝小叶中央静脉　肝细胞　结缔组织　淤血性
4. 破裂性出血　漏出性出血
5. 心血管内膜损伤　血流状态改变　血液凝固性增加
6. 白色血栓　混合血栓　红色血栓
7. 纤维素　弥散性血管内凝血（DIC）
8. 脑　肾　脾　下肢
9. 下肢深静脉

10. 血栓形成　动脉栓塞　受压闭塞　动脉痉挛
11. 贫血性梗死　出血性梗死
12. 血管分布　锥形　节段状　地图状
13. 肺下叶　锥形　肺门
14. 致密　侧支循环
15. 疏松　双重动脉　吻合支
16. 肠梗死　肺梗死
17. 肠套叠　肠扭转　嵌顿性疝
18. 肺淤血
19. 右心衰竭　增大　红黄相间花纹状
20. 淤血性水肿　淤血性出血　实质细胞萎缩变性、坏死　淤血性硬化

判断题

1. F　2. T　3. T　4. F　5. T　　6. F　7. F　8. F　9. F　10. T
11. F　12. T　13. F　14. F　15. T

选择题

1. D　2. C　3. E　4. E　5. C　　6. B　7. A　8. B　9. E　10. C
11. A　12. D　13. E　14. B　15. A　16. C　17. D　18. E　19. C　20. E
21. B　22. D　23. E　24. C　25. B　26. D　27. E　28. A　29. A　30. B
31. E　32. D　33. C　34. B　35. A　36. D　37. C　38. E　39. A　40. B
41. D　42. E　43. C　44. D　45. B　46. C　47. A　48. E　49. B　50. D
51. E　52. C　53. A　54. B　55. E　56. C　57. D　58. A　59. E　60. B
61. A　62. C　63. D　64. B　65. E　66. D　67. B　68. E　69. E　70. A
71. A　72. B　73. D　74. C　75. E　76. C　77. A　78. D　79. A　80. E
81. B　82. C　83. E　84. A　85. D

（热沙来提·艾米多　张　巍）

★ 第五章 炎 症

一、学习要求

1. 掌握炎症的概念和炎症的基本病理变化。
2. 掌握急性炎症的类型、好发部位及其病变形态特征。
3. 掌握慢性炎症类型及病理变化。
4. 掌握慢性肉芽肿性炎的概念、类型及病理变化。
5. 掌握各种渗出的炎症细胞的种类及其功能。
6. 熟悉急性炎症的经过、结局。
7. 掌握急性炎症过程(血流动力学改变、血管通透性增高、白细胞渗出和吞噬作用)。
8. 了解炎症介质的概念、类型及功能。
9. 了解炎症的原因。
10. 了解炎症的局部临床表现和全身性反应。

二、重点知识

(一) 概述

1. 炎症的概念

(1) 炎症的定义:炎症是具有血管系统的活体组织对损伤因子所发生的防御性反应。炎症是一个病理过程,其中血管反应是中心环节。对机体的利弊是相对的。

(2) 炎症局部的临床表现和全身反应:炎症局部的临床表现为红、肿、热、痛、功能障碍。全身反应有发热、白细胞计数增多、实质脏器损伤等。

2. 炎症的原因　凡是能引起组织和细胞损伤的因素均可引起炎症。最常见的是生物性因子,通常称为感染。一些理化性因素、坏死组织、变态反应或异常免疫反应等也可引起炎症。

(二) 炎症局部的基本病理变化

炎症局部的基本病理变化包括变质、渗出和增生。

1. 变质　炎症局部组织发生的变性和坏死称为变质,是致炎因子引起的损伤过程,可发生于实质细胞,也可发生于间质细胞。

2. 渗出　渗出是指炎症局部组织血管内的液体和细胞成分,通过血管壁进入组织间隙、体腔、黏膜表面和体表的过程。大致可分为以下阶段:

（1）血液动力学的改变：包括细动脉短暂收缩、血管扩张和血流加速、血流速度缓慢等过程。

（2）血管通透性增加：由于内皮细胞收缩和（或）穿胞作用增强、内皮细胞损伤、新生毛细血管的高通透性造成。血管内的液体成分此时可渗出，称为渗出液，渗出液和漏出液不同。一定数量的渗出液对机体是有利的，大量的渗出液对机体是不利的。

（3）白细胞渗出和吞噬作用：主要环节有白细胞边聚、白细胞黏着、白细胞渗出和化学趋化作用、白细胞的吞噬作用等。

白细胞的渗出是主动过程，受炎症介质趋化作用的影响。炎症介质是一大类参与炎症反应的化学活性物质，可存在于细胞和体液中，它们的共同作用是：使血管扩张；造成血管壁通透性增强；具有趋化作用；引起发热；引起疼痛及导致组织损伤等。

3. 增生　包括实质细胞和间质细胞的增生，是一个修复过程，但过度的组织增生对机体是不利的。

（三）炎症的经过和结局

1. 炎症的经过　以其病程及经过，分为急性炎症和慢性炎症。

（1）急性炎症的特点：持续时间短，临床表现典型。一般以渗出为主，渗出的白细胞以中性粒细胞为主，不同的病原体引起的急性炎症渗出的白细胞种类也不一样。

（2）慢性炎症的特点：持续几周或几个月，可发生在急性炎症之后，也可潜隐的逐渐发生，常以增生为主，浸润的炎症细胞主要是淋巴细胞、浆细胞和巨噬细胞。巨噬细胞可在不同的情况下演变为类上皮细胞、泡沫细胞、风湿细胞等。

2. 炎症的结局　大多数急性炎症能够痊愈，少数迁延为慢性炎症，极少数炎症可通过淋巴道、血道蔓延扩散至全身，引起菌血症、毒血症、败血症、脓毒血症。细菌进入血液循环，血液中可查到细菌，但全身无中毒症状，称为菌血症。细菌毒性产物或毒素进入血液，病人出现寒战、高热等全身中毒症状，称为毒血症。细菌侵入血液大量繁殖并产生毒素，引起全身明显的中毒症状，称为败血症。由于化脓菌引起的败血症，可在全身多个脏器出现多发性细菌栓塞性脓肿，称为脓毒败血症。

（四）炎症的组织学类型

1. 变质性炎症　是以组织的变性和坏死为主。如急性重型肝炎、乙型脑炎、脊髓灰质炎等。

2. 渗出性炎症　以浆液、纤维蛋白原、中性粒细胞渗出为主。根据渗出物的不同分为：

（1）浆液性炎：以浆液渗出为主，可发生于黏膜、浆膜、疏松结缔组织，见于毒蛇咬伤的局部炎性水肿、Ⅱ度烧伤时的水泡、胸膜腔积液、关节腔积液等。

（2）纤维素性炎：以纤维素渗出为主，可发生于黏膜、浆膜、肺组织等，如为白喉、痢疾时，会有假膜形成；大叶性肺炎也属纤维素性炎症。

（3）化脓性炎：化脓性炎以中性粒细胞渗出为主，伴有不同程度的组织坏死和脓液形成。脓液是一种混浊的凝乳状液体，呈灰黄色或黄绿色。脓液中的中性白细胞称为脓细胞。

根据病因和发病部位的不同又分为表面化脓和积脓、蜂窝组织炎、脓肿。发生在疏松结缔组织的弥漫性化脓性炎症称为蜂窝组织炎,常由溶血性链球菌引起,后者可分泌透明质酸酶和链激酶。脓肿是局限性化脓性炎,形成含有脓液的腔。常由金黄色葡萄球菌引起。单个毛囊、皮脂腺形成的脓肿称为疖,多个疖融合称为痈。

(4) 出血性炎:渗出物中含有大量红细胞,见于流行性出血热、钩端螺旋体病、鼠疫等。

3. 增生性炎

(1) 非特异性增生性炎

1) 炎性息肉:发生在黏膜上的非特异性慢性炎症,局部组织过度增生,形成向表面突出、根部有蒂的肉样肿块,称为炎性息肉。

2) 炎性假瘤:某些部位的非特异性慢性炎症,由于局部组织炎性增生,形成境界清楚的肿瘤样结节或团块,肉眼及 X 线观察与肿瘤相似,称为炎性假瘤。

(2) 肉芽肿性炎:肉芽肿性炎是一种特殊性增生性炎,以形成肉芽肿为特征,是由巨噬细胞及其演化的细胞,呈局限性浸润和增生所形成的境界清楚的结节状病灶。具有一定的诊断意义,如结核病可形成结核结节、风湿病形成风湿小体,异物可形成异物性肉芽肿。

(五) 影响炎症过程的因素

影响因素包括致炎因子的性质、作用时间等,以及机体的全身和局部状况。其中内因至关重要,糖尿病病人抵抗力较弱,容易发生感染,而且容易发生扩散。

三、强化训练与参考答案

(一) 汉英名词对照

炎症	inflammation
变质	alteration
渗出	exudation
渗出液	exudate
漏出液	transudate
炎性水肿	inflammatory edema
炎细胞浸润	inflammatory infiltration
趋化作用	chemotaxis
趋化因子	chemotactic factor
血管活性胺	vasoactive amines
菌血症	bacteremia
败血症	septicemia
浆液性炎症	serous inflammation
卡他性炎症	catarrhal inflammation
纤维素性炎症	fibrinous inflammation
假膜及假膜性炎症	pseudomembrane and pseudomembranous inflammation
化脓性炎症	suppurative or purulent inflammation

脓细胞　　　puscell

表面化脓和积脓　　　surface suppuration and empyema

蜂窝织炎　　　phlegmonous inflammation

脓肿　　　abscess

疖　　　furuncle

痈　　　carbuncle

窦道　　　sinus

瘘管　　　fistula

出血性炎症　　　hemorrhagic inflammation

肉芽肿及肉芽肿性炎症　　　granuloma and granulomatous inflammation

炎性息肉　　　inflammatory polyp

炎性假瘤　　　inflammatory pseudotumor

(二) 名词解释

1. 炎症　具有血管系统的活体组织对损伤所发生的以防御为主的反应,其中血管反应是炎症过程的中心环节,炎症局部组织的基本病变包括变质、渗出、增生;临床上可有局部或全身表现。

2. 变质　炎症局部组织发生的变性和坏死统称为变质。

3. 渗出　由于炎症损伤,血管通透性增强,炎症局部血管内的液体、蛋白质和血细胞通过血管壁进入间质、体腔、体表或黏膜表面的过程称为渗出。

4. 渗出液　炎症过程中由于血管壁通透性升高等原因,从血管内外出到间质、体腔和体表的液体称为渗出液。渗出液中含有较多的蛋白(包括大分子的纤维蛋白原)和细胞成分,肉眼混浊,能自凝,比重大于 1.018,Rivalta 试验阳性。

5. 漏出液　非炎症时,由于血管内流体静压升高或血管内外胶体渗透压的变化(血管通透性正常)而从血管进入间质和体腔的液体成分称为漏出液。其主要为浆液,蛋白和细胞等成分较少,肉眼澄清,不自凝,比重小于 1.018,Rivalta 试验阴性。

6. 炎性水肿　在炎症过程中血管内的液体渗出,并在组织间质中聚集,引起组织的肿胀称为炎性水肿。

7. 炎细胞浸润　炎症时血液中的白细胞从血管内渗出到组织中的现象称为炎细胞浸润。

8. 趋化作用　指白细胞在化学刺激物质的作用下定向移动的现象。

9. 趋化因子　作用于白细胞,使其做定向运动的化学刺激物质称为趋化因子,常见的白细胞趋化因子包括可溶性细菌产物、补体和花生四烯酸的代谢产物等。

10. 吞噬作用　吞噬作用是指白细胞游出到炎症灶、吞噬病原体以及组织碎片的过程。完成此功能的吞噬细胞主要有两种:中性粒细胞和巨噬细胞。两种细胞的吞噬过程基本相同,但它们的细胞结构和所含化学成分有所不同。

11. 炎症介质　指参与炎症发生发展(即介导组织损伤、血管扩张和通透性增强、白细胞浸润等)的一些内源性和外源性化学因子。如血管活性胺、花生四烯酸代谢产物、氧自由基、中性粒细胞溶酶体成分、细胞因子、激肽、补体、凝血因子等。

12. 血管活性胺 炎症介质之一,包括组胺和5-羟色胺,具有使细动脉扩张和血管通透性增高及趋化嗜酸粒细胞等作用。

13. 菌血症 细菌由局部病灶人血,全身无中毒症状,但从血液中可查到细菌,称为菌血症。

14. 毒血症 指细菌的毒素或毒性产物人血,引起高热、寒战等全身中毒症状及心、肝、肾等实质细胞变性、坏死等。

15. 败血症 指毒力强的细菌人血,在血液中生长繁殖、产生毒素,引起全身中毒症状和心、肝、肾等实质细胞变性、坏死,还常有皮肤和黏膜的出血斑点和全身淋巴结的肿大等。

16. 脓毒败血症 即化脓菌引起的败血症,临床上除败血症的表现外,在体内同时或先后发生多发性脓肿。

17. 浆液性炎症 以血清渗出为特征的炎症,常发生于疏松结缔组织、浆膜和黏膜等处。

18. 卡他性炎症 发生在黏膜的、以渗出为主的、渗出物能顺势下流的炎症称为卡他性炎症,如伤风感冒、流水样鼻涕等。

19. 纤维素性炎症 以纤维蛋白原渗出并在炎症病灶中形成纤维蛋白为主的炎症,常发生于黏膜、浆膜和肺,如白喉、细菌性痢疾、绒毛心等炎症。

20. 假膜及假膜性炎症 发生在黏膜的、以纤维素渗出为主的炎症,其渗出的纤维素、白细胞和坏死黏膜混合在一起,形成一层灰白色的膜状物,称假膜,这种炎症称假膜性炎症,如白喉、菌痢等。

21. 绒毛心 心包纤维素性炎症时,渗出的纤维蛋白不能被分解吸收,在心脏搏动的作用下,心外膜上形成无数绒毛状物质,故称为绒毛心。

22. 化脓性炎症 以大量中性粒细胞渗出为特征、伴有不同程度的组织坏死和脓液形成的炎症称为化脓性炎症。

23. 脓细胞 脓液中变性坏死的中性粒细胞称为脓细胞,由于细胞的肿胀而呈球形,故又称脓球。

24. 表面化脓和积脓 浆膜或黏膜表面的化脓性炎症,中性粒细胞主要向表面渗出,而深部组织没有明显的炎症细胞浸润和溶解破坏,这种化脓性炎症称为表面化脓;如果脓液不能排出,在某些管、腔(如胆囊、输卵管、胸、腹腔等)内蓄积,则称为积脓。

25. 蜂窝织炎 是一种发生在疏松组织(如皮下、肌肉、阑尾等)的弥漫性化脓性炎症,一般由溶血性链球菌引起,它们能分泌透明质酸酶、链激酶,能降解透明质酸和纤维蛋白,因此,细菌易于通过组织间隙和淋巴管蔓延扩散造成弥漫浸润,使病变与周围正常组织分界不清。

26. 脓肿 是一种局限性化脓性炎症,表现有组织坏死液化,形成充有脓液的腔,称为脓肿。

27. 疖 指皮肤毛囊、皮脂腺及其附近组织发生的脓肿。

28. 痈 指多个疖的融合,在皮下脂肪和筋膜组织中形成许多相互沟通的脓肿,必须及时切开排脓。

29. 窦道 深部脓肿或坏死向体表或自然管腔发展、破溃、排出,形成只有一个开口的病理通道,称为窦道。

30. 瘘管 深部脓肿或坏死向体表和有腔器官破溃形成有两个或两个以上开口并沟通两端开口的病理性管道,称为瘘管。

31. **出血性炎症** 炎症病灶血管壁通透性增大或管壁破裂而致大量红细胞漏出的炎症称为出血性炎症,常与其他类型的炎症合并出现。

32. **肉芽肿及肉芽肿性炎症** 由单核巨噬细胞及其转化的细胞(类上皮细胞或多核巨细胞)局限性增生构成的境界清楚的结节状病灶,称为肉芽肿;根据其发生机制的不同,又可分为异性肉芽肿和感染性肉芽肿。以肉芽肿形成为基本特点的炎症称肉芽肿性炎。

33. **炎性息肉** 在致炎因子的长期刺激下,局部黏膜上皮、腺体及纤维结缔组织增生,形成突出于黏膜表面的肿块称为炎性息肉。

34. **炎性假瘤** 由于组织的炎性增生,在局部形成境界清楚的肿瘤样团块,其本质是炎症,肉眼形态或 X 线图像似肿瘤,即真炎症、假肿瘤,故称炎性假瘤。

(三) 问答题

1. 何谓趋化作用? 试举例说明。

答:白细胞向着化学刺激物所在部位做单一定向移动。如脓肿时,金黄色葡萄球菌可趋化中性粒细胞到达病灶。

2. 试述(急性)炎症蔓延扩散的方式。

答:局部蔓延:病原微生物经组织间隙或器官的自然管道向周围组织和器官扩散。淋巴道扩散:病原微生物随淋巴液扩散,引起淋巴管炎或淋巴结炎。血道扩散:包括菌血症、毒血症、败血症和脓毒血症。

3. 何谓炎性水肿? 何谓炎性积液? 举例说明。

答:炎症时渗出液位于组织间质,如阑尾炎时肌层水肿;炎症时渗出液位于浆膜腔,如结核时的胸腔积液。

4. 试述炎性增生的作用,并举例说明。

答:抗损伤为主,起到消灭病原微生物及修复作用;如结核结节,增生的细胞可吞噬结核杆菌。

5. 试述炎性渗出液的防御作用及对机体的不利影响。

答:作用:稀释毒素,消灭病原微生物,带走代谢产物,纤维素具有表面吞噬作用。
不利:渗出物太多,压迫器官,影响功能,渗出纤维素太多易机化引起粘连。

6. 试述炎性吞噬作用及其意义。

答:白细胞游出到达炎症灶,吞噬和消化病原体及组织崩解碎片;杀伤病原微生物,清除异物,有利于修复。

7. 试述炎症时炎细胞的吞噬过程。

答:识别和黏着;吞入;杀伤和降解。

8. 试举例说明痊愈的类型。

答:完全痊愈:清除病因,坏死组织、渗出物被溶解吸收,健康细胞再生,完全恢复原有组织的结构和功能,如大叶性肺炎、病毒性肝炎。不完全痊愈:炎性坏死范围较大,由肉芽修复,不能完全恢复原有组织的结构和功能,如大叶性肺炎肺肉质变。

9. 简述炎症发热的利弊。

答:利:可增强单核-吞噬细胞系统功能;促进抗体形成;并增强肝脏的解毒功能。

弊:发热过高,时间过长,可引起各系统,尤其是中枢神经系统功能紊乱。

10. 简述炎症介质在炎症过程中的作用。

答:血管扩张;血管通透性增加;趋化作用;发热;疼痛;组织损伤。

11. 简述绒毛心的发生机制及结局。

答:发生于心外膜的纤维素性炎,因心脏的搏动,心外膜上的纤维形成绒毛状物,覆盖于心脏表面。结局:溶解吸收,不留痕迹;吸收不全,机化粘连,慢性缩窄性心包炎。

12. 简述炎症时纤维素渗出的利弊。

答:利:渗出的纤维交织成网,能限制病原体扩散,使病变局限;有利于吞噬细胞发挥吞噬作用;炎症后期纤维素网还可成为修复的支架;并有利于成纤维细胞产生胶原纤维。弊:如果纤维素未被完全溶解吸收,则会机化,造成粘连。

13. 试述四种常见的炎症介质及其作用特点。

答:血管活性胺:血管通透性增加;激肽类:血管通透性增加,疼痛,趋化白细胞;补体:血管通透性增加,调理素;前列腺素:血管扩张,疼痛。

14. 比较渗出液与漏出液的区别。

答:渗出液:蛋白含量高,细胞含量多,比重>1.018,外观浑浊,Rivalta 试验(+)。
漏出液:蛋白含量低,细胞含量少,比重<1.018,外观清亮,Rivalta 试验(-)。

15. 试述急性炎症时,病原微生物或毒性产物血道扩散的类型及特点。

答:菌血症:细菌入血;毒血症:毒素入血;败血症:细菌入血,繁殖,产生毒素;脓毒血症:败血症伴有多发性小脓肿。

16. 解释炎症是防御为主的反应。

答:炎性渗出物利于消灭致炎因子,稀释毒素,消除坏死组织,致使病变局限;炎性增生可修补缺损,恢复正常结构和功能。

17. 试述炎症性增生和肿瘤性增生在病理形态上和病理本质上的区别?

答:炎症性增生是在致炎因子作用下机体对炎症损伤发生的防御性反应,其本质是修复炎症损伤所造成的组织缺损,恢复组织和器官的结构和功能。当炎症消退后,组织的损伤修复完成后,增生自然停止,炎症增生的过程与机体的结构和功能相协调一致。虽然慢性增生性炎症也会形成息肉、炎性假瘤等病变,但是增生的实质细胞、间质细胞、慢性炎症细胞一般无确切的异型性。肿瘤性增生是在致瘤因素的刺激下,由于细胞的基因异常或基因表达异常而引起的。肿瘤性增生具有与机体不协调、相对无止境的特点,通常形成肿块或新生物。肿瘤性增生的细胞生长代谢旺盛,形态学上具有异型性,生物学行为上具有侵袭性,甚至发生转移。肿瘤的异型性包括组织结构紊乱、细胞多形性、细胞核多形性、核分裂增多并出现病理核分裂等。

18. 什么叫肉芽肿?举出三种肉芽肿性疾病,并简述其病理变化特点。

答:肉芽肿是指以巨噬细胞及其衍生细胞增生所形成的境界清楚的结节性病变。常见的肉芽肿性炎为感染性肉芽肿和异物肉芽肿。感染性肉芽肿有病因清楚的结核病、麻风病、伤寒、梅毒、某些真菌感染和寄生虫病。结核病形成结核肉芽肿,中央为干酪样坏死,其周围由上皮样细胞和朗汉斯巨细胞围绕,最外周可见散在的淋巴细胞和成纤维细胞。伤寒肉芽肿由吞噬了伤寒杆菌、淋巴细胞、红细胞和细胞碎片的伤寒细胞聚集而成。异物肉芽肿是由巨噬细胞、异物巨细胞、淋巴细胞、成纤维细胞围绕缝线、粉尘等异物形成的。

(四) 填空题

1. 引起炎症最常见的原因是_____因素。
2. 生物性病原体引起的炎症称为_____。
3. 炎症局部的基本病理变化是_____、_____、_____。
4. 炎症过程中,局部组织发生的变性及坏死称为_____,这种病理变化即可发生在_____细胞,也可发生于_____细胞
5. 组胺是一种炎症介质,主要存在于_____细胞和_____细胞内,可引起小血管_____和_____。
6. 在急性炎症中常见的炎细胞是_____,在慢性炎症中常见的炎细胞是_____和_____。
7. 炎症局部典型的临床表现是_____、_____、_____、_____。常见的全身反应是_____和_____。
8. 炎症的蔓延扩散主要有_____、_____和_____三种途径。
9. 菌血症的特点是_____由局部病灶进入血液,而机体没有明显的_____症状,但血液中可查到_____。
10. 细菌的_____或_____被吸收入血称为毒血症。
11. 败血症是指毒力强_____进入血液,在血中_____,并产生_____,引起全身严重的_____和病理变化。
12. 伪膜性炎(假膜性炎)属于_____性炎,病变发生于_____,伪膜(假膜)主要有_____、_____和_____构成。
13. "绒毛心"是指发生在_____的_____炎。
14. 化脓性炎是以大量的_____渗出为主,伴有不同程度的组织_____和_____形成的炎症。
15. 根据化脓性炎发生的原因和部位不同,可分为_____、_____及_____三种类型。
16. 化脓是指炎症病灶内坏死组织被_____释放的_____溶解液化的过程。
17. 脓肿是指发生在器官或组织内的_____炎症,常有_____形成,主要有_____引起。
18. 蜂窝织炎是指疏松组织内的_____炎,常有_____引起。
19. 发生在浆膜或黏膜表面的化脓性炎症称为_____。
20. 炎性假瘤是指在致炎因子的作用下,局部组织_____,形成一个_____的肿瘤样结节或团块,在形态上与肿瘤外形相似。
21. 炎性肉芽肿的类型有_____和_____。

(五) 判断题

1. 炎症是各种病原因素对机体的损害作用所引起的以防御为主的局部组织反应。(   )

2. 炎症局部组织的基本病理变化是变质、渗出和增生。(　　　)

3. 炎症介质是指参与炎症反反应的某些物质。(　　　)

4. 炎症时血管内液体进入组织间隙的过程称为渗出。(　　　)

5. 炎症的渗出过程包括液体渗出和细胞渗出两方面。(　　　)

6. 渗出物可稀释炎症灶内的毒素或有害刺激物。(　　　)

7. 无论急性炎症或慢性炎症时,局部组织都是以中性粒细胞渗出为主。(　　　)

8. 中性粒细胞具有较强的吞噬功能,还能释放多种酶类和趋化性物质。(　　　)

9. 急性炎症时局部组织以单核细胞渗出为主。(　　　)

10. 单核细胞能吞噬较大的病原体、异物、组织碎片甚至整个细胞。(　　　)

11. 巨噬细胞能参与特异性免疫反应,处理抗原,把抗原信息传递给免疫活性细胞。(　　　)

12. 嗜酸粒细胞的运动能力较中性粒细胞强。(　　　)

13. 增生性炎症病灶中主要有成纤维细胞、血管内皮细胞、巨噬细胞增生,有时伴有上皮细胞增生。(　　　)

14. 炎症性疾病时,中性粒细胞释放的内源性致热原是引起发热的主要原因。(　　　)

15. 病原微生物引起的炎症,单核-吞噬细胞系统的细胞增生,吞噬作用增强,抗体形成增多。(　　　)

16. 急性炎症起病急,病程较短,局部病变以变质、渗出为主。(　　　)

17. 发生在黏膜组织较轻的渗出性炎症,渗出液向黏膜表面排出,称为卡他性炎症。(　　　)

18. 炎症发生在黏膜,使局部黏膜上皮和腺体及肉芽组织增生形成带蒂的肿块,突出黏膜表面,称为炎性肉芽肿。(　　　)

19. 局部以巨噬细胞增生为主,形成境界明显的结节状病变,称为炎性肉芽肿。(　　　)

20. 炎性假瘤病变的本质是炎性增生,但增生的组织形成一个境界清楚的肿瘤样团块,大体形态和 X 线表现都与肿瘤相似。(　　　)

(六) 选择题

【A 型题】

1. 引起炎症的因素中最常见的是(　　　)
   A. 机械性损伤　　　　　B. 物理性损伤　　　　　C. 化学性损伤
   D. 生物性损伤　　　　　E. 遗传性缺陷

2. 在葡萄球菌感染的炎症反应中所见到的炎细胞主要是(　　　)
   A. 淋巴细胞　　　　　　B. 单核细胞　　　　　　C. 中性粒细胞
   D. 肥大细胞　　　　　　E. 嗜酸粒细胞

3. 在过敏反应炎症中,组胺来源于(　　　)
   A. 嗜酸粒细胞　　　　　B. 淋巴细胞　　　　　　C. 中性粒细胞
   D. 肥大细胞　　　　　　E. 单核细胞

4. 炎症反应中最有防御作用的是(　　　)
   A. 组织增生　　　　　　B. 吞噬作用　　　　　　C. 动脉充血
   D. 发热反应　　　　　　E. 液体渗出

5. 急性炎症病灶内最多的是哪种细胞浸润(　　)

    A. 浆细胞　　　　　　　B. 淋巴细胞　　　　　　C. 嗜酸粒细胞

    D. 巨噬细胞　　　　　　E. 中性粒细胞

6. 急性病毒性肝炎属于(　　)

    A. 变质性炎　　　　　　B. 肉芽肿性炎　　　　　C. 渗出性炎

    D. 增生性炎　　　　　　E. 出血性炎

7. 卡他性炎症指的是(　　)

    A. 皮肤的浆液性炎　　　B. 浆膜的浆液性炎　　　C. 黏膜的浆液性炎

    D. 关节的浆液性炎　　　E. 脑膜的浆液性炎

8. 金黄色葡萄球菌感染最常引起(　　)

    A. 蜂窝织炎　　　　　　B. 脓肿　　　　　　　　C. 纤维素性炎

    D. 假膜性炎　　　　　　E. 出血性炎

9. 溶血性链球菌感染最常引起(　　)

    A. 蜂窝织炎　　　　　　B. 脓肿　　　　　　　　C. 纤维素性炎

    D. 假膜性炎　　　　　　E. 出血性炎

10. 肺炎双球菌感染最常引起肺的(　　)

    A. 蜂窝织炎　　　　　　B. 脓肿　　　　　　　　C. 纤维素性炎

    D. 假膜性炎　　　　　　E. 出血性炎

11. 以变质为主的炎症,其实质细胞的主要变化是(　　)

    A. 增生和再生　　　　　B. 萎缩和变性　　　　　C. 增生和变性

    D. 变性和坏死　　　　　E. 坏死和萎缩

12. 类上皮细胞来源于(　　)

    A. 嗜酸粒细胞　　　　　B. 淋巴细胞　　　　　　C. 中性粒细胞

    D. 浆细胞　　　　　　　E. 单核细胞

13. 在寄生虫感染病变中,下列哪种细胞常见(　　)

    A. 嗜酸粒细胞　　　　　B. 淋巴细胞　　　　　　C. 中性粒细胞

    D. 浆细胞　　　　　　　E. 单核细胞

14. 内皮细胞、成纤维细胞、淋巴细胞常见于(　　)

    A. 急性炎症　　　　　　B. 炎性肉芽组织　　　　C. 伤口愈合

    D. 肉芽肿性炎　　　　　E. 化脓性炎

15. 炎症的基本病变是(　　)

    A. 组织细胞的变性坏死　B. 组织的炎性充血和水肿　C. 变质、渗出、增生

    D. 红、肿、热、痛、功能障碍　E. 周围血液中白细胞增多和体温升高

16. 急性炎症时组织变红的主要原因是(　　)

    A. 血管内血栓形成　　　B. 动脉性充血　　　　　C. 肉芽组织形成

    D. 组织内炎细胞浸润　　E. 血管扩张

17. 急性炎症过程中,下列哪种变化发生在先(　　)

    A. 白细胞游出　　　　　B. 白细胞附壁　　　　　C. 吞噬作用

D. 血流淤滞　　　　　　E. 趋化作用

18. 炎症早期血流动力学改变的顺序为(　　)

A. 血流减慢→血管扩张,血流加速→细动脉短暂收缩→白细胞附壁

B. 血管扩张,血流加速→细动脉短暂收缩→白细胞附壁→血流减慢

C. 细动脉短暂收缩→血流减慢→血管扩张,血流加速→白细胞附壁

D. 细动脉短暂收缩→血管扩张,血流加速→白细胞附壁→血流减慢

E. 细动脉短暂收缩→血管扩张,血流加速→血流减慢→白细胞附壁

19. 有关炎症的定义,下列哪项最准确(　　)

A. 是机体对损伤所发生的反应

B. 是活体组织对损伤因子所发生的防御反应

C. 具有血管系统的活体组织对损伤因子所发生的防御反应

D. 具有血管系统的活体组织对损伤因子所发生的反应

E. 以上都不是

20. 炎症时,渗出液的产生最主要的原因是(　　)

A. 血管壁的通透性升高　　B. 血管内的流体静压升高　　C. 血管内的胶体渗透压升高

D. 组织液的胶体渗透压升高 E. 以上都不是

21. 急性炎症时引起组织肿胀的主要原因是(　　)

A. 组织增生

B. 动脉扩张

C. 静脉阻塞

D. 富含蛋白的液体进入组织间隙

E. 小静脉痉挛

22. 炎症的渗出主要由于(　　)

A. 血流动力学的改变　　　B. 血管壁的通透性增高　　　C. 小静脉血栓形成

D. 循环血量增加　　　　　E. 组织间液的比重降低

23. 炎症时,引起白细胞渗出最重要的原因是(　　)

A. 血管壁的通透性升高　　B. 白细胞附壁　　　　　C. 炎症介质起作用

D. 白细胞的阿米巴运动　　E. 血管内压力升高

24. 除下列之一外,均是渗出液对机体的有利因素(　　)

A. 带来各种抗体、补体及杀菌物质

B. 纤维素的形成可阻止细菌蔓延

C. 纤维素的形成有利于白细胞的吞噬作用

D. 纤维素的形成有利于机化

E. 稀释毒素或刺激物

25. 炎症灶中巨噬细胞的主要作用是(　　)

A. 吞噬较大的病原体和组织碎片

B. 释放血管活性胺

C. 形成浆细胞

D. 吞噬抗原-抗体复合物

E. 以上都不是

26. 下述炎症改变中,最有防御意义的是( )

    A. 局部酸中毒   B. 白细胞的渗出   C. 血液停滞

    D. 炎症介质形成   E. 血管扩张

27. 炎症灶中某些化学物质吸引中性粒细胞定向集中的现象称为( )

    A. 白细胞游出   B. 白细胞吞噬   C. 白细胞阿米巴运动

    D. 白细胞渗出   E. 阳性趋化性

28. 炎症时,血液中的细胞成分进入组织的现象,称为( )

    A. 白细胞附壁   B. 白细胞黏着   C. 炎性细胞浸润

    D. 阳性化学趋向性   E. 以上都不是

29. 炎症中发热、疼痛与下列哪项介质有关( )

    A. 组胺   B. 5-羟色胺   C. 白细胞三烯

    D. 前列腺素   E. 补体成分

30. 假膜性炎指的是( )

    A. 黏膜的纤维素性炎   B. 浆膜的纤维素性炎   C. 浆膜的浆液性炎

    D. 黏膜的浆液性炎   E. 皮肤的纤维素性炎

31. 下列哪项最符合脓肿的定义( )

    A. 常有金黄色葡萄球菌感染引起的化脓性炎症

    B. 常见于实质性脏器的化脓性炎症

    C. 伴有明显组织坏死溶解的化脓性炎症

    D. 愈合后常有瘢痕形成的化脓性炎症

    E. 有组织坏死,经溶解后形成脓腔的局限性化脓性炎症

32. 蜂窝织炎的概念应为( )

    A. 是发生于皮下组织及阑尾的急性炎症

    B. 是以中性粒细胞渗出为主的炎症

    C. 是一种弥漫性的化脓性炎症

    D. 由链球菌感染引起的炎症

    E. 以上都不对

33. 假膜性炎的假膜成分不包括( )

    A. 大量的纤维素   B. 大量增生的成纤维细胞   C. 中性粒细胞

    D. 病原体   E. 坏死细胞碎屑

34. 急性病毒性肝炎时,最常见的炎细胞是( )

    A. 嗜酸粒细胞   B. 中性粒细胞   C. 单核细胞

    D. 淋巴细胞   E. 浆细胞

35. 下列哪项不符合脓肿的病变( )

    A. 中心部分可发生凝固性坏死

    B. 病灶内有大量的中性粒细胞

    C. 有脓液形成

    D. 周围可有肉芽组织增生

    E. 病灶中可见细菌菌落

36. 痢疾杆菌感染,结肠发生(　　)

    A. 蜂窝织炎　　　　　　　B. 脓肿　　　　　　　　C. 假膜性炎

    D. 浆液性炎　　　　　　　E. 出血性炎

37. 引起出血性炎的主要原因是(　　)

    A. 血管破裂　　　　　　　B. 血管壁损伤严重　　　　C. 组织缺血缺氧

    D. 组织内胶体渗透压升高　E. 以上都不对

38. 在化脓性炎时,坏死组织的溶解液化是由于下列哪一类细胞存在所致(　　)

    A. 炎症部位坏死的细胞　　B. 浸润的巨噬细胞　　　　C. 浸润的浆细胞

    D. 浸润的嗜酸粒细胞　　　E. 已变性坏死的中性粒细胞

39. 脓肿中最常见的致病菌是(　　)

    A. 大肠杆菌　　　　　　　B. 溶血性链球菌　　　　　C. 肺炎双球菌

    D. 金黄色葡萄球菌　　　　E. 铜绿假单胞菌

40. 假膜性炎发展下去可引起(　　)

    A. 细胞增生,形成肉芽肿　B. 假膜溶解液化形成脓肿　C. 假膜脱落形成溃疡

    D. 表面化脓　　　　　　　E. 假膜坏死发生穿孔

41. 下列细胞中来源与巨噬细胞无关的是(　　)

    A. 印戒细胞　　　　　　　B. 泡沫细胞　　　　　　　C. 风湿细胞

    D. 伤寒细胞　　　　　　　E. 类上皮细胞

42. 在慢性炎症病灶内浸润的炎细胞主要是(　　)

    A. 中性粒细胞和单核细胞　B. 单核细胞和淋巴细胞　　C. 浆细胞和嗜碱粒细胞

    D. 淋巴细胞和嗜酸粒细胞　E. 嗜酸粒细胞和嗜碱粒细胞

43. 炎性肉芽肿内的细胞成分不包括(　　)

    A. 淋巴细胞　　　　　　　B. 巨噬细胞　　　　　　　C. 多核巨细胞

    D. 成纤维细胞　　　　　　E. 上皮细胞

44. 下列哪项不属于肉芽肿性炎(　　)

    A. 风湿病　　　　　　　　B. 伤寒　　　　　　　　　C. 结核病

    D. 乙脑　　　　　　　　　E. 异物肉芽肿

45. 炎症早期出现炎性充血时,最先累及的血管为(　　)

    A. 小动脉　　　　　　　　B. 细静脉　　　　　　　　C. 细动脉

    D. 小静脉　　　　　　　　E. 毛细血管

46. 炎症反应的最重要的特征是(　　)

    A. 液体渗出　　　　　　　B. 纤维素渗出　　　　　　C. 红细胞渗出

    D. 白细胞渗出　　　　　　E. 以上都不对

47. 白细胞游出前必须有的过程是(　　)

    A. 白细胞附壁,黏着　　　B. 血流加快　　　　　　　C. 血流变慢甚至停滞

  D. 白细胞靠边   E. 血管壁通透性升高

48. 炎症介质的共同作用是使(　　)

  A. 局部组织合成代谢增强   B. 血管壁通透性增强   C. 组织分解代谢增强

  D. 组织损伤   E. 以上都不对

49. 可形成多核巨细胞的细胞是(　　)

  A. 浆细胞   B. 中性粒细胞   C. 嗜酸粒细胞

  D. 肥大细胞   E. 巨噬细胞

50. 大量嗜酸粒细胞的渗出可见于(　　)

  A. 阿米巴病   B. 结核病   C. 伤寒

  D. 血吸虫病   E. 中毒性痢疾

51. 出现在哮喘反应的支气管壁内的细胞主要是(　　)

  A. 浆细胞   B. 单核细胞   C. 嗜酸粒细胞

  D. 中性粒细胞   E. 肥大细胞

52. 不符合中性粒细胞的描述是(　　)

  A. 又称小吞噬细胞   B. 常出现于炎症的晚期   C. 有活跃的运动能力

  D. 吞噬细菌和坏死组织   E. 有丰富的中性颗粒

53. 不符合巨噬细胞作用的描述是(　　)

  A. 参与免疫反应

  B. 具有吞噬细菌的作用

  C. 能吞噬较大的组织碎片及异物

  D. 可转化为类上皮细胞、多核巨细胞

  E. 常见于炎症的早期

54. 不符合肥大细胞的描述是(　　)

  A. 胞质嗜碱性   B. 可产生组胺   C. 可产生 5-羟色胺

  D. 具有吞噬功能   E. 以上都不对

55. 下列哪种物质在炎症中有致痛作用(　　)

  A. 组胺   B. 溶酶体酶   C. 前列腺素及白细胞三烯

  D. 细菌产物   E. 坏死组织

56. 5-羟色胺主要存在于(　　)

  A. 肥大细胞   B. 血管内皮细胞   C. 巨噬细胞

  D. 淋巴细胞   E. 嗜酸粒细胞

57. 不符合炎症介质的描述是(　　)

  A. 可由体液释放   B. 不引起组织损伤   C. 可由细胞释放

  D. 可具有趋化作用   E. 可引起发热和疼痛

58. 不符合组胺的描述是(　　)

  A. 存在于肥大细胞和嗜碱粒细胞

  B. 引起血管扩张

  C. 对白细胞有趋化作用

    D. 引起疼痛和发热

    E. 导致血管壁通透性升高

59. 不符合缓激肽的描述是(　　)

    A. 可由体液释放

    B. 可引起血管扩张

    C. 可引起疼痛

    D. 可引起血管壁的通透性增加

    E. 可引起发热

60. 不属于化脓性炎症的是(　　)

    A. 疖　　　　　　　　　　B. 痈　　　　　　　　　　C. 急性细菌性痢疾

    D. 急性蜂窝织炎性阑尾炎　E. 输卵管积脓

61. 有利于炎症痊愈的因素是(　　)

    A. 治疗及时　　　　　　　B. 病原体数量多　　　　　C. 病原体毒力强

    D. 机体抵抗力差　　　　　E. 机体变态反应剧烈

62. 下列哪项病变不是浆液性炎(　　)

    A. 胸膜炎积液　　　　　　B. 肾盂积水　　　　　　　C. 感冒引起的鼻黏膜炎

    D. 皮肤烧伤引起的水疱　　E. 以上都不对

63. 男性,5 岁,左腿烫伤后红肿、疼痛,数小时后起水疱,其病变为(　　)

    A. 出血性炎　　　　　　　B. 变质性炎　　　　　　　C. 炎性水肿

    D. 浆液性炎　　　　　　　E. 蜂窝织炎

64. 属于出血性炎的疾病是(　　)

    A. 细菌性痢疾　　　　　　B. 肠阿米巴病　　　　　　C. 流感

    D. 流行性脑脊髓膜炎　　　E. 钩端螺旋体病

65. 鼠疫杆菌感染引起肺部病变属于(　　)

    A. 浆液性炎　　　　　　　B. 纤维素性炎　　　　　　C. 出血性炎

    D. 脓肿　　　　　　　　　E. 蜂窝织炎

66. 白喉杆菌感染引起(　　)

    A. 纤维素性炎　　　　　　B. 浆液性炎　　　　　　　C. 蜂窝织炎

    D. 脓肿　　　　　　　　　E. 肉芽肿性炎

67. 假膜性炎症的特征性渗出物是(　　)

    A. 浆液　　　　　　　　　B. 纤维素　　　　　　　　C. 中性粒细胞

    D. 巨噬细胞　　　　　　　E. 淋巴细胞

68. 下列疾病,哪种不属于肉芽肿性炎(　　)

    A. 麻风　　　　　　　　　B. 伤寒　　　　　　　　　C. 结核

    D. 细菌性痢疾　　　　　　E. 风湿病

69. 以变质为主的炎症性疾病是(　　)

    A. 肝脓肿　　　　　　　　B. 伤寒　　　　　　　　　C. 乙型肝炎

    D. 急性细菌性痢疾　　　　E. 血吸虫病

70. 慢性炎症组织内浸润的细胞主要是( )
    A. 中性粒细胞　　　　　　B. 嗜酸粒细胞　　　　　　C. 嗜碱粒细胞
    D. 肥大细胞　　　　　　　E. 淋巴细胞

71. 只有一个开口的病理性盲管是( )
    A. 窦道　　　　　　　　　B. 糜烂　　　　　　　　　C. 溃疡
    D. 瘘管　　　　　　　　　E. 空洞

72. 细菌进入血中并大量繁殖,引起全身中毒症状,称之为( )
    A. 菌血症　　　　　　　　B. 败血症　　　　　　　　C. 毒血症
    D. 脓毒血症　　　　　　　E. 以上都不对

73. 伤寒肉芽肿中最多见的细胞是( )
    A. 淋巴细胞　　　　　　　B. 嗜酸粒细胞　　　　　　C. 中性粒细胞
    D. 巨噬细胞　　　　　　　E. 肥大细胞

74. 炭疽属于( )
    A. 浆液性炎　　　　　　　B. 变质性炎　　　　　　　C. 出血性炎
    D. 化脓性炎　　　　　　　E. 纤维素性炎

75. 属于假膜性炎的是( )
    A. 发生在腹膜的纤维素性炎
    B. 发生在胸膜的纤维素性炎
    C. 发生在肺的纤维素性炎
    D. 发生在心包膜的纤维素性炎
    E. 发生在肠黏膜的纤维素性炎

76. 女性25岁,患风湿病5年。听诊可以听到心包摩擦音。心包腔的渗出物的主要成分为
    ( )
    A. 淋巴细胞　　　　　　　B. 纤维素　　　　　　　　C. 中性粒细胞
    D. 单核细胞　　　　　　　E. 红细胞

77. 男性30岁,颈背部红肿8天,检查时,发现颈部皮肤红肿区约6cm×5cm,表面可见多个
    脓头,压痛明显。病变符合( )
    A. 痈　　　　　　　　　　B. 疖　　　　　　　　　　C. 蜂窝织炎
    D. 淋巴管炎　　　　　　　E. 以上都不对

78. 胆囊内大量脓液蓄积,应称之为( )
    A. 蜂窝织炎　　　　　　　B. 脓肿　　　　　　　　　C. 表面化脓
    D. 积脓　　　　　　　　　E. 痈

79. 肛门周围深部脓肿可发生( )
    A. 溃疡　　　　　　　　　B. 空洞　　　　　　　　　C. 瘘管
    D. 炎性息肉　　　　　　　E. 糜烂

80. 女性,46岁,颈部淋巴结肿大,手术切除。肿大的淋巴结内可见淡黄色、质软的干酪样坏
    死,符合淋巴结病变的描述是( )
    A. 化脓性炎　　　　　　　B. 纤维素性炎　　　　　　C. 浆液性炎

    D. 出血性炎　　　　　　　　　E. 肉芽肿性炎

81. 属于感染性肉芽肿的是(　　)

    A. 伤寒性肉芽肿　　　　B. 结核性肉芽肿　　　　C. 风湿性肉芽肿

    D. 异物肉芽肿　　　　　E. 以上都不对

82. 女性,20 岁,阑尾切除术后,残留在体内的缝线周围的病理改变是(　　)

    A. 炎性假瘤　　　　　　B. 肉芽肿性炎　　　　　C. 机化

    D. 化脓性炎　　　　　　E. 蜂窝织炎

83. 麻风杆菌感染引起(　　)

    A. 肉芽肿性炎　　　　　B. 纤维素性炎　　　　　C. 脓肿

    D. 浆液性炎　　　　　　E. 蜂窝织炎

84. 伤寒小结中的伤寒细胞来源于(　　)

    A. 中性粒细胞　　　　　B. 肥大细胞　　　　　　C. 单核细胞

    D. 淋巴细胞　　　　　　E. 嗜酸粒细胞

85. 寿命长的炎细胞是(　　)

    A. 中性粒细胞　　　　　B. 浆细胞　　　　　　　C. 嗜酸粒细胞

    D. 肥大细胞　　　　　　E. 巨噬细胞

86. 炎症反应的中心环节是(　　)

    A. 白细胞的渗出　　　　B. 吞噬作用　　　　　　C. 组织增生

    D. 血管反应　　　　　　E. 免疫反应

87. 假膜性炎症发生后对病人危害最大的部位在(　　)

    A. 心包　　　　　　　　B. 气管　　　　　　　　C. 咽喉部

    D. 胸膜　　　　　　　　E. 结肠

88. 炎症灶内红细胞是(　　)

    A. 被动漏出　　　　　　B. 主动渗出　　　　　　C. 主动漏出

    D. 被动渗出　　　　　　E. 以上都不对

89. 炎症灶内下述哪种成分不是由血液中渗出来的(　　)

    A. 浆液　　　　　　　　B. 淋巴细胞　　　　　　C. 浆细胞

    D. 单核细胞　　　　　　E. 中性粒细胞

90. 炎症灶内有较多红细胞说明(　　)

    A. 局部血管受损严重　　B. 局部血管内静水压升高　　C. 局部血管内渗透压升高

    D. 局部有较多的内毒素　E. 局部有较多的外毒素

【B 型题】

    A. 以变质为主的炎症

    B. 以浆液渗出为主的炎症

    C. 以纤维素渗出为主的炎症

    D. 以中性粒细胞渗出为主的炎症

    E. 以增生为主的炎症

91. 急性肾小球肾炎（　　）
92. 急性病毒性肝炎（　　）
93. 皮肤脓肿（　　）

    A. 浆液性炎　　　　　　B. 纤维素性炎　　　　　C. 表面化脓和积脓
    D. 蜂窝织炎　　　　　　E. 脓肿

94. 流行性脑脊髓膜炎属（　　）
95. 皮肤的疖肿属（　　）
96. 化脓性胆囊炎（　　）

    A. 形成空洞　　　　　　B. 形成溃疡　　　　　　C. 形成瘘管
    D. 形成窦道　　　　　　E. 形成穿孔

97. 食管癌癌肿向气管穿破（　　）
98. 深部脓肿向皮肤穿破（　　）
99. 肛门周围脓肿同时向直肠和体表穿破（　　）
100. 肠伤寒病灶向浆膜面穿破（　　）

    A. 卡他性炎　　　　　　B. 浆液性炎　　　　　　C. 假膜性炎
    D. 化脓性炎　　　　　　E. 出血性炎

101. 上肢发生的疖属（　　）
102. 单纯疱疹属（　　）
103. 流行性出血热属（　　）
104. 细菌性痢疾属（　　）
105. 感冒流清鼻涕属（　　）

    A. 淋巴细胞　　　　　　B. 嗜酸粒细胞　　　　　C. 单核细胞
    D. 中性粒细胞　　　　　E. 多核巨细胞

106. 急性化脓性炎症浸润的细胞主要为（　　）
107. 结核病时浸润的细胞常为（　　）
108. 慢性肉芽肿性炎时可能出现（　　）
109. 寄生虫感染时较多的浸润细胞为（　　）
110. 慢性炎症中浸润的炎细胞多为（　　）

    A. 变质性炎　　　　　　B. 蜂窝织炎　　　　　　C. 纤维素性炎
    D. 卡他性炎　　　　　　E. 浆液性炎

111. 病毒性肝炎为（　　）
112. 皮肤Ⅱ度烧伤出现的水疱为（　　）
113. 白喉和菌痢常为（　　）

114. 溶血性链球菌感染时常为(　　)

    A. 血液中可以查到细菌,机体无中毒症状

    B. 血液中可以查到病毒

    C. 细菌毒素进入血液,并出现中毒症状

    D. 血液肿大量细菌,并有严重中毒症状

    E. 血液中大量化脓菌,并有多器官栓塞性小脓肿

115. 败血症(　　)

116. 脓毒血症(　　)

117. 菌血症(　　)

118. 病毒血症(　　)

119. 毒血症(　　)

（七）参考答案

填空题

1. 生物性

2. 感染

3. 变质　渗出　增生

4. 变质　实质　间质

5. 肥大　嗜碱性粒　扩张　通透性增加

6. 中性粒细胞　淋巴细胞　浆细胞

7. 红、肿、热、痛、功能障碍　发热　白细胞增高

8. 局部蔓延　淋巴道扩散　血道扩散

9. 细菌　中毒　细菌

10. 毒素　毒性代谢产物

11. 细菌　大量繁殖　毒素　中毒症状

12. 纤维素　黏膜　纤维素　白细胞　坏死组织

13. 心外膜　纤维素性

14. 中性粒细胞　坏死　脓液

15. 脓肿　蜂窝织炎　表面化脓和积脓

16. 中性粒细胞　溶酶体酶

17. 局限性化脓性炎　脓腔　金黄色葡萄球菌

18. 弥漫性化脓性炎　溶血性链球菌

19. 表面化脓

20. 慢性炎症增生　境界清楚

21. 感染性　异物性

判断题

1. T   2. T   3. F   4. F   5. T   6. T   7. F   8. T   9. F   10. T
11. T   12. F   13. T   14. T   15. T   16. T   17. T   18. F   19. T   20. T

选择题

1. D   2. C   3. D   4. B   5. E   6. A   7. C   8. B   9. A   10. C
11. D   12. E   13. A   14. B   15. C   16. B   17. D   18. E   19. C   20. A
21. D   22. B   23. C   24. D   25. A   26. B   27. E   28. C   29. D   30. A
31. E   32. C   33. B   34. D   35. A   36. C   37. B   38. E   39. D   40. C
41. A   42. B   43. E   44. D   45. C   46. D   47. A   48. B   49. E   50. D
51. C   52. B   53. E   54. D   55. C   56. A   57. B   58. D   59. E   60. C
61. A   62. B   63. D   64. E   65. C   66. A   67. B   68. D   69. C   70. E
71. A   72. B   73. D   74. C   75. E   76. B   77. A   78. D   79. C   80. E
81. D   82. B   83. A   84. C   85. E   86. D   87. B   88. A   89. C   90. A
91. E   92. A   93. D   94. C   95. E   96. C   97. C   98. D   99. C   100. E
101. D   102. B   103. E   104. C   105. A   106. D   107. C   108. E   109. B   110. A
111. A   112. E   113. C   114. B   115. D   116. E   117. A   118. B   119. C

（陈　晓　买买提艾力）

★ 第六章 肿 瘤

一、学 习 要 求

1. 掌握肿瘤的概念,肿瘤性与非肿瘤性增生的区别。
2. 掌握肿瘤的大体和组织学形态特点,肿瘤的异型性。
3. 掌握肿瘤的生长方式和转移途径。
4. 掌握良、恶性肿瘤区别。
5. 掌握肿瘤的命名原则及分类。
6. 掌握癌前病变、非典型增生及原位癌的概念及病变。
7. 掌握癌与肉瘤的病变特点及两者的区别。
8. 熟悉常见肿瘤的病理形态特点。
9. 熟悉肿瘤对机体的影响。
10. 了解肿瘤发生的分子生物学基础、环境致瘤因素。

二、重 点 知 识

(一) 肿瘤的概念和一般形态

1. 肿瘤是机体在各种致瘤因素的作用下,局部组织的细胞在基因水平上失去了对其生长的正常调控,导致克隆性异常增生而形成的新生物。这种新生物常形成局部肿块。

2. 肿瘤性生长与炎性及修复性增生的根本不同在于其分化不成熟,在形态、功能、代谢及生物学行为等方面与正常组织均有差异。

3. 不同部位、不同性质的肿瘤其大小、形状、质地、颜色等不同。任何肿瘤都有两种成分组成,即肿瘤的实质和间质,实质决定了肿瘤的性质,间质起支持和营养的作用。

(二) 肿瘤的异型性

1. 异型性是病理学上诊断肿瘤的重要依据,它是指肿瘤组织与其起源的组织在组织结构和细胞形态两方面的差异。表现为瘤细胞、瘤细胞核及瘤细胞质三方面的多形性及瘤细胞排列的紊乱,其中以瘤细胞核的多形性最为关键。

2. 肿瘤的异型性越大,其与其起源组织的差异越大,成熟度越低,越倾向于恶性;反之,异型性越小,其与其起源组织的差异越小,成熟度越高,越倾向于良性。

(三) 肿瘤的生长与扩散

1. **肿瘤的生长方式** 肿瘤的部位及良、恶性不同,其生长方式也不同。肿瘤的生长方式主要有三种:生长在体表、体腔或空腔性脏器的肿瘤,主要呈外生性生长;深部组织和实质性脏器的良性肿瘤主要呈膨胀性生长;恶性肿瘤呈浸润性生长。

2. 肿瘤的扩散　肿瘤除在原处不断长大而破坏局部组织(直接蔓延)外,恶性肿瘤还向远处转移,破坏远处器官。

转移是指瘤细胞从原发部位侵入淋巴管、血管和体腔,迁徙到他处而继续生长,形成与原发瘤同样类型的肿瘤的过程。

转移的途径有三种:淋巴道转移、血道转移和种植性转移。癌主要通过淋巴道转移,肉瘤主要通过血道转移。

(四) 肿瘤对机体的影响

肿瘤尤其是恶性肿瘤对机体有严重的影响。良性肿瘤主要挤压、阻塞局部组织,而恶性肿瘤还造成出血、坏死、溃疡、发热、疼痛、消瘦及恶病质,导致机体死亡。

(五) 良、恶性肿瘤的区别

良性肿瘤与恶性肿瘤在许多方面不同,但最根本的区别在于异型性的大小,即成熟度不同。良性肿瘤异型性小,主要表现在组织结构上;恶性肿瘤异型性大,在组织结构和细胞形态两方面均有明显的异型性。

(六) 肿瘤的命名与分类

1. 命名　肿瘤一般根据其起源组织及良、恶性来命名,良性肿瘤在其起源组织后加一"瘤"字,恶性肿瘤在其起源组织后加一"癌"字(上皮来源)或"肉瘤"(间叶来源)。"癌症"泛指所有的恶性肿瘤。

2. 分类　肿瘤根据其起源组织来分类,人体各组织均可发生肿瘤,但最常见的是上皮组织肿瘤,其次是间叶组织肿瘤。上皮组织来源的恶性肿瘤称"癌",间叶组织来源的恶性肿瘤称"肉瘤"。

(七) 常见肿瘤举例

1. 上皮组织肿瘤　上皮组织良性肿瘤包括乳头状瘤和腺瘤;上皮组织的恶性肿瘤(癌)包括鳞状细胞癌、腺癌、基底细胞癌和移行上皮癌,其中前两种是最常见的癌,鳞状细胞癌的组织特征是角化珠和细胞间桥;腺癌的组织特征是腺腔样结构。

2. 间叶组织肿瘤　间叶组织的良性肿瘤包括脂肪、纤维、平滑肌、骨骼肌、骨、软骨、血管、淋巴管、滑膜、间皮等组织。间叶组织最常见的良性肿瘤是脂肪瘤,常见的间叶组织的恶性肿瘤(肉瘤)有纤维肉瘤、恶性纤维组织细胞瘤及骨肉瘤等。

3. 癌与肉瘤在许多方面不同　其最主要的鉴别点在于细胞的排列方式上,癌细胞成堆排列,形成"癌巢",而肉瘤细胞呈弥散排列。癌主要通过淋巴道转移,肉瘤主要通过血道转移。

(八) 肿瘤的病因学和发病学

1. 肿瘤发生的分子生物学基础　肿瘤为基因病,与肿瘤发生有关的基因有癌基因、抑癌基因、凋亡调节基因、DNA 修复调节基因,前两者研究较多。肿瘤的发生是一个分阶段的基因改变的过程,包括癌基因的激活和抑癌基因的失活以及凋亡调节基因和 DNA 修复基因的改变等。引起肿瘤的因素有外在和内在两方面。化学因素是主要的外在因素,另外还有物理性和生物性因素;内在因素有遗传、免疫、年龄、性别、内分泌等。

2. 环境因素及致癌机制　环境致癌因素包括化学性、物理性和生物性三方面。其中以前者最多见。

3. 影响肿瘤发生、发展的内在因素以及作用机制　肿瘤的发生还与遗传、免疫、内分泌、年龄、性别等许多内在因素有关。目前,肿瘤的发病机制尚未完全阐明。

三、强化训练与参考答案

(一) 汉英名词对照

肿瘤　　　tumor,neoplasm
肿瘤的异型性　　tumor atypia
间变性肿瘤　　anaplastic tumor
肿瘤组织结构的异型性　　atypia of tumor architecture
肿瘤的异质化　　heterogeneous change
转移瘤　　metastatic
癌脐　　cancerous umbilication
癌症　　cancer
癌　　carcinoma
肉瘤　　sarcoma
癌肉瘤　　carcinosarcoma
视网膜母细胞瘤　　retinoblastoma
髓母细胞瘤　　medulloblastoma
肾母细胞瘤　　nephroblastoma
恶性畸胎瘤　　malignant teratoma
黑色素瘤　　malignant melanoma
高分化鳞状细胞癌　　well-differentiated squamous cell carcinoma
角化珠　　keratin pearl
膨胀性生长　　expensive growth
外生性生长　　exophytic growth
浸润性生长　　infiltrating growth
转移　　metastasis
侵袭　　invation
癌前病变　　precancerous lesion
非典型性增生　　atypical hyperplasia, Dysplasia
原位癌　　carcinoma in situ
畸胎瘤　　teratoma

癌基因　　　　oncogene
肿瘤抑制基因　　　tumor suppressor gene

(二) 名词解释

1. 肿瘤　机体在各种致瘤因素作用下,局部组织的细胞在基因水平上失掉了对其生长的正常调控,导致异常增生而形成的新生物称为肿瘤。

2. 肿瘤的异型性　肿瘤组织无论在细胞形态和组织结构上,都与其来源的正常组织有不同程度的差异,这种差异称为肿瘤的异型性。

3. 间变性肿瘤　间变性肿瘤是指高度恶性的缺乏分化的肿瘤,但大多数恶性肿瘤显示某种程度的分化。

4. 肿瘤组织结构的异型性　指肿瘤细胞排列紊乱,失去正常的排列结构或层次。

5. 肿瘤的异质化　肿瘤生长的过程中,可能有附加的基因突变作用于不同的细胞,使得瘤细胞的亚克隆获得不同的特性,肿瘤在生长过程中能保留那些适应存活、生长、浸润与转移的亚克隆,称为肿瘤的异质化。

6. 转移瘤　瘤细胞从原发部位侵入淋巴管、血管、体腔或自然管腔,被带到他处继续生长,形成与于原发癌同种类型的肿瘤,这个过程称为转移,所形成的肿瘤称为转移瘤或继发瘤。

7. 癌脐　位于器官表面的转移瘤,由于瘤结节中央出血、坏死而下陷,状似肚脐,故称癌脐。

8. 癌症　习惯上常泛指所有的恶性肿瘤。

9. 高分化鳞状细胞癌　指分化好的鳞状细胞癌,癌细胞间可见到细胞间桥,癌巢中出现角化珠或角化物质,癌细胞分化好,似鳞状细胞,癌巢似有鳞状上皮的分层。

10. 角化珠　在分化好的鳞状细胞癌的癌巢中央出现的呈同心圆层状排列的角化物质,称为角化珠,又称癌珠。是诊断高分化鳞状细胞癌的重要依据。

11. 癌前病变　是指某些统计学上具有明显癌变危险的良性病变(或疾病),如不及时治愈即有可能转变为癌。如黏膜白斑、肠道息肉状腺瘤。

12. 非典型性增生　主要指上皮细胞形态出现一定程度的异型性,表现为增生的细胞大小不一,形态多样,核大而浓染,核质比例增大,核分裂可增多但多呈正常核分裂象,细胞排列较乱,极向紊乱,但不足以诊断为癌。可发生于皮肤或黏膜表面被覆上皮,也可发生于腺体上皮。一般将非典型性增生分为轻、中、重三级。

13. 原位癌　上皮组织癌变后,癌组织未穿破基膜时称为原位癌。如皮肤的 Bowen 病、乳腺的小叶原位癌。

14. 畸胎瘤　是来源于有多向分化潜能的生殖细胞的肿瘤,肿瘤内往往含有三个胚层的多种多样瘤组织成分,排列结构错乱,根据其外观又可分为囊性及实性两种,根据其组织分化成熟程度可分为成熟型(良性)畸胎瘤和不成熟型(恶性)畸胎瘤。

15. 癌基因　癌基因是指细胞或病毒中存在的、能诱导正常细胞转化、并可使其获得一个或更多的新生物特性的基因,癌基因是原癌基因在多种因素作用下其结构发生改变,被激活而形成。在细胞中存在的癌基因称细胞癌基因(c-onc);在病毒中存在的癌基因称为病毒癌基因(v-onc);由于细胞癌基因在正常细胞中是以非激活状态存在,故又称原癌基因(proto-onc);通常将 c-onc 作为 proto-onc 的同义词。

16. 肿瘤抑制基因 与原癌基因编码的蛋白质促进细胞生长功能相反的另一类基因,其产物能抑制细胞的生长,若其功能丧失则可能促进细胞的肿瘤性转化,这一类基因称肿瘤抑癌基因,如 Rb、P53 基因等。

17. 直接作用的化学致癌物 指不需在体内进行代谢转化即可致癌的化学物质,称为直接作用的化学致癌物,如烷化剂。

18. 间接作用的化学致癌物(前致癌物) 指必须在体内(主要是在肝)进行代谢活化后才能致癌的化学物质,称为间接作用的化学致癌物,如 3,4-苯并芘。

19. 副肿瘤综合征 指由于肿瘤产物(包括异位激素产生)或异常免疫反应(包括交叉免疫、自身免疫和免疫复合物沉着等)或其他不明原因,可引起内分泌、神经、消化、造血、骨关节、肾脏及皮肤等系统发生病变,出现相应的临床表现。这些表现不是由原发肿瘤或转移灶直接引起的,而是通过上述途径间接引起的,故称为副肿瘤综合征。

20. 癌 指上皮组织来源的恶性肿瘤。

21. 肉瘤 从间叶组织(包括纤维组织、脂肪、肌肉、脉管、骨、软骨,及淋巴造血组织)发生的恶性肿瘤称为肉瘤。

22. 癌肉瘤 一个肿瘤既有癌的结构又有肉瘤的结构称为癌肉瘤。

23. 实性腺癌或单纯癌 是柱状上皮或腺上皮发生的低分化腺癌。癌巢不形成腺腔样结构,而呈实性条索,细胞异型性高。

24. 硬癌 是实性癌的一种,为低分化腺癌,癌巢形成实性条索,不形成腺腔样结构,癌巢小而少,间质结缔组织多,肿瘤质地硬。

25. 髓样癌 是实性癌的一种,为低分化腺癌,癌巢形成实性的细胞团,不形成腺腔样结构,癌巢大而多,间质结缔组织少,肿瘤质地软。

26. 未分化癌 指癌细胞可证明来源于上皮,但分化极差,多为大小一致的小圆形细胞,不能辨认何种上皮分化,常与肉瘤难以鉴别。

(三) 问答题

1. 简述恶性肿瘤细胞分化程度低的具体表现。

答:瘤细胞具多形性,瘤细胞形态、大小不一致,可见瘤巨细胞;核具多形性,细胞核大小、形态、染色不一致,核大,核质比例增大,可出现巨核、多核、核膜厚、核仁大,核分裂象多见或可有病理性核分裂。细胞质多呈嗜碱性。组织结构异型性明显,瘤细胞排列紊乱,极性消失。

2. 简述肿瘤的命名与分类原则。

答:良性肿瘤:来源组织后面加"瘤"字。

恶性肿瘤:由上皮组织发生者称癌,由间叶组织发生者称肉瘤,尚有特殊命名。

分类是以源于何种组织为依据分成几大类,每类再按分化程度分为良性与恶性两种。

3. 说明肿瘤的转移途径。

答:淋巴道转移:癌多见。

血道转移:肉瘤多见。

种植性转移:内脏器官恶性瘤侵及浆膜时可发生。

4. 常见的癌前病变有哪些?

答:乳腺囊肿病、结肠多发性息肉病、慢性溃疡、慢性萎缩性胃炎。

5. 比较良性肿瘤与恶性肿瘤的区别,并举例说明。

答:良性肿瘤与恶性肿瘤的区别见表6-1。

表6-1 良性肿瘤与恶性肿瘤的区别

	良性肿瘤	恶性肿瘤
组织分化程度	分化好,异型性小与原有组织的形态相似	分化不好,异型性大与原有组织的形态差别大
核分裂象	无或稀少,不见病理核分裂	多见,并可见病理性核分裂
生长速度	缓慢	较快
生长方式	膨胀性或外生性生长,前者常有包膜形成,与周围组织一般分界清楚,故通常可推动	浸润性或外生性生长,前者无包膜,一般与周围组织分界不清楚,通常不能推动;后者每伴有浸润性生长
继发改变	很少发生坏死、出血	常发生出血、坏死、溃疡形成等
转移	不转移	常有转移
复发	手术切除后很少复发	手术切除等治疗后较多复发
对机体的影响	较小,主要为局部压迫或阻塞。发生在主要器官也可引起严重后果	较大,除压迫、阻塞外,还可以破坏原发处和转移处的组织,引起坏死、出血、合并感染,甚至造成恶病质

6. 肉瘤属于何种性质肿瘤? 它们是什么组织发生的? 试举出两种肉瘤名称。

答:肉瘤属于恶性肿瘤,是从间叶组织发生的。例如从纤维结缔组织发生的肉瘤为纤维肉瘤;从平滑肌组织发生的为平滑肌肉瘤。

7. 乳头状瘤好发于哪些部位? 有何病理特点。

答:好发于皮肤、喉、外耳道、膀胱、阴茎等处。呈乳头状或绒毛状外观,根部有蒂与基底正常组织相连。

8. 腺瘤好发于哪些部位? 有何病理特点。

答:好发于乳腺、甲状腺、唾液腺、胃肠道、卵巢等。

腺瘤多呈结节状,有包膜,胃肠道腺瘤多呈息肉状。

镜下:瘤细胞形态较一致,构成腺腔,数目增多,排列紊乱,间质多少不等。

9. 比较癌与肉瘤的区别。

答:癌与肉瘤的区别见表6-2。

表6-2 癌与肉瘤的区别

	癌	肉瘤
组织来源	上皮组织	间叶组织
发病率	较常见,约为肉瘤的9倍,多见于40岁以后的成人	较少见,大多见于青少年
大体特点	质较硬、色灰白、较干燥	质软、色灰红、湿润、鱼肉状
组织学特征	多形成癌巢,实质与间质分界清楚,纤维组织增生	肉瘤细胞多弥漫分布,实质与间质分界不清,间质内血管丰富,纤维组织少
网状纤维	癌细胞间多无网状纤维	肉瘤细胞间有网状纤维
转移	多经淋巴道转移	多经血道转移

10. 鳞状细胞癌有何病理特点。

答:外观呈菜花状或坏死脱落成溃疡。

　　镜下:癌细胞形成癌巢,分化较好者中央可见角化珠,癌巢周边有结缔组织间质。

11. 肿瘤性增生与炎症、损伤的修复性增生有何本质上的区别?

答:(1) 肿瘤性增生,属异常增生,主要表现为:

　　1) 细胞分化不成熟,具有异常结构和功能。

　　2) 生长旺盛,相对无止境,与机体需要不协调。

　　3) 致瘤因素消除,肿瘤仍然继续生长。

　　(2) 炎症、损伤的修复性增生,是机体的一种适应性反应,主要表现为:

　　1) 组织、细胞分化成熟,具有原组织的结构与功能。

　　2) 是对一定的刺激做出的反应性增生,与机体需要相协调。

　　3) 增生原因消除,增生即停止。

12. 何谓癌前病变?请列举 5 种癌前病变。

答:癌前病变是指一类有潜在癌变可能的良性病变。

　　例如:①黏膜白斑病;②纤维囊性乳腺病;③家族性结肠腺瘤病;④子宫颈糜烂;⑤慢性萎缩性胃炎。

(四) 填空题

1. 肿瘤的形状与其＿＿＿＿＿、＿＿＿＿＿、＿＿＿＿＿和肿瘤的＿＿＿＿＿密切相关。

2. 肿瘤的硬度与＿＿＿＿＿、＿＿＿＿＿以及＿＿＿＿＿等有关。

3. 肿瘤细胞异型性反映肿瘤组织＿＿＿＿＿程度,异型性越显著,＿＿＿＿＿越低。

4. 肿瘤的组织结构包括＿＿＿＿＿和＿＿＿＿＿两方面。

5. 肿瘤与起源组织差异越大,其分化程度越＿＿＿＿＿,恶性程度越＿＿＿＿＿,异型性越＿＿＿＿＿。

6. 肿瘤的异型性包括＿＿＿＿＿和＿＿＿＿＿两方面。

7. 肿瘤的生长方式有＿＿＿＿＿、＿＿＿＿＿和＿＿＿＿＿三种。

8. 常见的肿瘤转移途径有＿＿＿＿＿、＿＿＿＿＿和＿＿＿＿＿三种

9. 血道转移途径与栓子的运行途径相同,下肢骨肉瘤常转移到＿＿＿＿＿,胃肠道肿瘤常转移至＿＿＿＿＿,若肿瘤细胞侵入肺静脉,可发生＿＿＿＿＿转移。

10. 介于良性与恶性之间的肿瘤称为＿＿＿＿＿,此类肿瘤属＿＿＿＿＿肿瘤。

11. 乳头状瘤生长的部位不同,表面覆盖的上皮类型不同,发生在皮肤的为＿＿＿＿＿,发生在胃肠道的为＿＿＿＿＿,发生在肾盂、膀胱等处的为＿＿＿＿＿。

12. 黏液细胞癌的癌细胞内＿＿＿＿＿聚集,将细胞核挤向一侧,呈＿＿＿＿＿,又称＿＿＿＿＿癌。

13. 腺上皮发生的低分化腺癌,癌细胞不形成腺体而成实性细胞团,称为＿＿＿＿＿。癌巢小而少,间质结缔组织增多,质地硬,称为＿＿＿＿＿。癌巢大而多,间质结缔组织较少,质软如脑髓,称为＿＿＿＿＿。

14. 移性上皮癌好发于＿＿＿＿＿、＿＿＿＿＿和＿＿＿＿＿。

15. 囊腺瘤常发生于_____,纤维腺瘤常发生于_____,多形性腺瘤常发生于_____,息肉状腺瘤常发生于_____。

16. 毛细血管瘤由_____构成,海绵状血管瘤由_____构成,两种成分都存在成为_____血管瘤。

17. 骨肉瘤的好发年龄是_____,好发部位是_____,以_____最常见。骨肉瘤经_____转移,X线检查可见有诊断意义的_____结构和_____三角。

18. 间叶组织最常见的良性肿瘤是_____,呈浸润性生长的良性肿瘤有_____。

19. 平滑肌瘤最好发于_____,其次为_____。

20. 高分化鳞状细胞癌的组织学特征有_____和_____。

21. 恶性淋巴瘤是原发于_____或淋巴结外的_____的恶性肿瘤。

22. 恶性淋巴瘤一般分为_____和_____两大类。

（五）判断题

1. 肿瘤是局部组织的细胞发生异常增生而形成的新生物。（　　）

2. 肿瘤细胞是从增生的细胞转变而来的。（　　）

3. 肿瘤细胞呈相对无限制地生长,致使它与整个机体不协调。（　　）

4. 肿瘤性增生与炎症性及组织修复时的增生无明显的不同。（　　）

5. 肿瘤的硬度一般与肿瘤的成分、间质多少有关。肿瘤在显微镜下的基本组织结构可分为实质与间质两部分。（　　）

6. 肿瘤的实质决定肿瘤的性质。（　　）

7. 良性肿瘤的异型性大。（　　）

8. 恶性肿瘤分化程度高。（　　）

9. 肿瘤的异型性是诊断肿瘤,区别良、恶性肿瘤的重要形态学依据。（　　）

10. 大多数恶性肿瘤细胞的体积与正常细胞大小一致。（　　）

11. 肿瘤细胞核的改变,常为恶性肿瘤的重要特征。（　　）

12. 脱落细胞学检查方法主要根据细胞的异型性判断细胞的良、恶性。（　　）

13. 恶性肿瘤的组织结构异型性不明显。（　　）

14. 核酸增多是肿瘤迅速生长、增殖的物质基础。（　　）

15. 肿瘤的生长速度,主要取决于肿瘤细胞的分化成熟程度。（　　）

16. 继发性肿瘤与原发性肿瘤的形态类型不同。（　　）

17. 癌与肉瘤的主要区别在于组织学特点。（　　）

18. 从间叶组织发生的恶性肿瘤统称为癌。（　　）

19. 癌前病变最终会发展为癌,故应早期治疗。（　　）

20. 鳞状细胞癌一般组织结构都有角化珠形成。（　　）

21. 诊断癌与肉瘤的依据是根据大体特点。（　　）

22. 目前认为细胞癌变是由于体细胞基因突变的结果。（　　）

23. 所有的癌前病变都必然发展为癌。（　　）

24. 血道转移是癌的主要转移途径。（　　）

25. 肝细胞癌能合成胎儿肝细胞所产生的甲种胎儿蛋白,这反映了肿瘤细胞分化不成熟的性质。(　　)

(六) 选择题

【A 型题】

1. 目前我国死亡率最高的肿瘤是(　　)
   A. 肝癌　　　　　　　B. 胃癌　　　　　　　C. 子宫颈癌
   D. 乳腺癌　　　　　　E. 肺癌

2. 肿瘤性增生与炎性增生的根本区别是(　　)
   A. 有炎细胞浸润　　　B. 有核分裂象　　　　C. 生长快
   D. 有肿块形成　　　　E. 细胞不同程度的失去了分化程度的能力

3. 肿瘤的实质是指(　　)
   A. 肿瘤内的肿瘤细胞　B. 肿瘤内淋巴管　　　C. 肿瘤内血管
   D. 肿瘤内神经组织　　E. 肿瘤内纤维结缔组织

4. 肿瘤的异型性主要反映(　　)
   A. 肿瘤的生长速度　　B. 肿瘤的性质　　　　C. 肿瘤的组织起源
   D. 肿瘤的分化程度　　E. 肿瘤的复发情况

5. 肿瘤核染色体多呈(　　)
   A. 单倍体　　　　　　B. 双倍体　　　　　　C. 三倍体
   D. 多倍体或非整倍体　E. 以上都不是

6. 良性肿瘤的异型性主要表现在(　　)
   A. 细胞形态方面
   B. 组织结构方面
   C. 细胞形态和组织结构两方面均有明显异型性
   D. 细胞形态和组织结构两方面均无异型性
   E. 以上都不是

7. 癌细胞胞质嗜碱性增强是由于(　　)
   A. 核质比值增大　　　B. 蛋白质增多　　　　C. 核糖体增多
   D. 胞质脱水　　　　　E. 胞质变性

8. 下列哪一项是判断良恶性肿瘤的主要组织学特征(　　)
   A. 肿瘤细胞排列紊乱　B. 肿瘤细胞核的多型性　C. 肿瘤细胞的多型性
   D. 肿瘤细胞浆嗜碱性　E. 肿瘤细胞失去极性

9. 不符合肿瘤的描述是(　　)
   A. 良性肿瘤对机体无害
   B. 上皮组织的恶性肿瘤称为癌
   C. 肿瘤是常见病、多发病
   D. 肿瘤是基因病
   E. 早期发现、早期诊断、早期治疗在肿瘤防止中具有重要意义

10. 下列哪项不属于腺癌的类型(　　)
    A. 硬癌　　　　　　B. 单纯癌　　　　　　C. 实体癌
    D. 基底细胞癌　　　E. 髓样癌

11. 下列为恶性肿瘤的是(　　)
    A. 畸胎瘤　　　　　B. 神经鞘瘤　　　　　C. 软骨母细胞瘤
    D. 甲状腺囊腺瘤　　E. 视网膜母细胞

12. 良、恶性肿瘤的根本区别在于(　　)
    A. 生长速度　　　　B. 有无出血、坏死　　C. 生长方式
    D. 分化程度　　　　E. 核分裂象的多少

13. 前列腺癌患者血清中增高的物质是(　　)
    A. 酸性磷酸酶　　　B. 碱性磷酸酶　　　　C. 甲胎蛋白
    D. 癌胚抗原　　　　E. 以上都不是

14. 肉瘤的肉眼特点是(　　)
    A. 淡黄色、分叶状、质软、包膜完整
    B. 灰白色、质硬、边界不清
    C. 粉红色、质软、鱼肉状
    D. 灰白色、质韧、结节状、边界清楚
    E. 囊状、囊内壁可见粗大乳头

15. 癌的肉眼特点是(　　)
    A. 淡黄色、分叶状、质软、包膜完整
    B. 灰白色、质硬、边界不清
    C. 粉红色、质软、鱼肉状
    D. 灰白色、质韧、结节状、边界清
    E. 以上都不是

16. 下列哪一项决定肿瘤的生长速度(　　)
    A. 肿瘤的生长方式　　B. 肿瘤的起源组织　　C. 肿瘤的异型性
    D. 肿瘤的发生部位　　E. 机体的免疫力

17. 关于浸润性生长(　　)
    A. 是恶性肿瘤所独有的生长方式
    B. 是良性肿瘤所独有的生长方式
    C. 良、恶性肿瘤均可以呈浸润性生长
    D. 良、恶性肿瘤均不可以呈浸润性生长
    E. 以上都不是

18. 脂肪瘤的肉眼特点是(　　)
    A. 淡黄色、分叶状、质软、包膜完整
    B. 灰白色、质硬、边界不清
    C. 粉红色、质软、鱼肉状
    D. 囊状、囊内壁可见粗大乳头

E. 以上都不是

19. 平滑肌肉瘤的肉眼特点是( )
   A. 淡黄色、分叶状、质软、包膜完整
   B. 灰白色、质硬、边界不清
   C. 粉红色、质软、鱼肉状
   D. 灰白色、质韧、结节状、边界清楚
   E. 以上都不是

20. 下列哪一项不符合炎性增生( )
   A. 病因消除后增生停止　　B. 失去原有组织结构和功能　C. 属反应性增生
   D. 分化成熟　　　　　　　E. 可见核分裂象

21. 下列哪项是诊断恶性肿瘤最可靠的依据( )
   A. 肿瘤的边界不清　　　B. 出血坏死　　　　　　C. 出现转移
   D. 切除后复发　　　　　E. 体积较大

22. 癌转移至淋巴结时,首先出现在( )
   A. 边缘窦　　　　　　　B. 髓窦　　　　　　　　C. 淋巴滤泡内
   D. 副皮质区　　　　　　E. 以上都不是

23. 下列哪一种是良性肿瘤( )
   A. 腺癌　　　　　　　　B. 菌样霉菌病　　　　　C. 淋巴瘤
   D. 绒毛膜癌　　　　　　E. 畸胎瘤

24. 确定癌的主要依据是( )
   A. 灰白、质硬　　　　　B. 瘤细胞呈巢状排列　　C. 出现病理性核分裂象
   D. 细胞异型性明显　　　E. 以上都不是

25. 诊断恶性肿瘤的重要依据是( )
   A. 肿块迅速长大　　　　B. 病理性核分裂象　　　C. 恶病质
   D. 细胞有异型性　　　　E. 局部淋巴结肿大

26. 关于畸胎瘤下列哪项正确( )
   A. 属良性肿瘤　　　　　B. 大体呈囊状　　　　　C. 常发生转移
   D. 只发生于卵巢、睾丸　E. 实质为三个胚层来源的不同组织成分

27. 下列哪一项表示良性肿瘤的一般特征( )
   A. 生长速度慢　　　　　B. 不转移　　　　　　　C. 膨胀性生长
   D. 手术不易切除干净　　E. 以上都不是

28. 肿瘤的特性取决于( )
   A. 肿瘤的生长部位　　　B. 肿瘤的生长速度　　　C. 肿瘤的生长方式
   D. 肿瘤的实质　　　　　E. 肿瘤的间质

29. 低分化肿瘤的特点是( )
   A. 异型性小　　　　　　B. 细胞呈明显的巢状排列　C. 细胞呈腺状排列
   D. 恶性程度高　　　　　E. 恶性程度低

30. 腺体发生鳞状上皮化生后,恶性变所形成的恶性肿瘤称为( )

A. 腺癌　　　　　　　　　　B. 腺鳞癌　　　　　　　　C. 鳞状细胞癌
D. 低分化腺癌　　　　　　　E. 高分化腺癌

31. 下列哪种肿瘤恶性型归入癌(　　)
　　A. 腺瘤　　　　　　　　　B. 纤维瘤　　　　　　　C. 脂肪瘤
　　D. 血管瘤　　　　　　　　E. 平滑肌瘤

32. 病理诊断肉瘤的主要依据是(　　)
　　A. 间质稀少　　　　　　　B. 血液供应丰富　　　　C. 有肺转移
　　D. 瘤细胞呈弥散分布　　　E. 浸润性生长

33. 平滑肌瘤最常发生于(　　)
　　A. 腹膜后　　　　　　　　B. 子宫　　　　　　　　C. 胃肠道
　　D. 膀胱　　　　　　　　　E. 呼吸道

34. 多形性腺瘤最好发的部位是(　　)
　　A. 颌下腺　　　　　　　　B. 乳腺　　　　　　　　C. 卵巢
　　D. 胃肠道　　　　　　　　E. 腮腺

35. 纤维腺瘤最常见于(　　)
　　A. 消化道　　　　　　　　B. 皮下组织　　　　　　C. 乳腺
　　D. 卵巢　　　　　　　　　E. 胃肠道

36. 下列哪种为恶性肿瘤(　　)
　　A. 乳头状瘤　　　　　　　B. 畸胎瘤　　　　　　　C. 腺瘤
　　D. 霍奇金病　　　　　　　E. 纤维腺瘤

37. 恶性肿瘤细胞主要通过下列哪种途径入血(　　)
　　A. 毛细血管和小静脉　　　B. 中等动脉　　　　　　C. 淋巴管
　　D. 小动脉　　　　　　　　E. 中等静脉

38. 骨肉瘤通过血道可在下列哪一器官形成转移瘤(　　)
　　A. 脑　　　　　　　　　　B. 肝　　　　　　　　　C. 脾
　　D. 肾　　　　　　　　　　E. 肺

39. 肿瘤血道转移最常见的部位是(　　)
　　A. 肝、脑　　　　　　　　B. 肺、脑　　　　　　　C. 肺、肝
　　D. 肾、肝　　　　　　　　E. 肺、肾

40. 血道转移发生较早的癌是(　　)
　　A. 鼻咽癌　　　　　　　　B. 肝癌　　　　　　　　C. 绒毛膜癌
　　D. 肺癌　　　　　　　　　E. 胃癌

41. 关于单纯癌,下列哪项正确(　　)
　　A. 属高分化腺癌　　　　　B. 预后较好　　　　　　C. 恶性度低
　　D. 转移较晚　　　　　　　E. 属低分化腺癌

42. 单纯癌好发生于下列哪个器官(　　)
　　A. 肾　　　　　　　　　　B. 肝　　　　　　　　　C. 胃
　　D. 乳腺　　　　　　　　　E. 肠

43. 膀胱癌最常见的恶性肿瘤为(　　)
    A. 腺癌　　　　　　　　　B. 鳞状细胞癌　　　　　　C. 移行细胞癌
    D. 纤维肉瘤　　　　　　　E. 平滑肌肉瘤

44. 肺转移性肾癌是指(　　)
    A. 肺癌转移到肾　　　　　B. 肾癌转移到肺　　　　　C. 肺癌和肾癌互相转移
    D. 其他部位的癌转移到肺肾　E. 肺、肾癌转移到其他部位

45. 下列哪项为纤维腺瘤的特征(　　)
    A. 瘤实质由增生的腺上皮和纤维组织组成
    B. 多呈分叶状
    C. 易恶变
    D. 常发生于卵巢
    E. 包膜不完整,切除后易复发

46. 骨肉瘤的好发部位是(　　)
    A. 头面骨　　　　　　　　B. 脊椎骨　　　　　　　　C. 扁骨
    D. 长骨　　　　　　　　　E. 指(趾)骨

47. 下列哪项不符合基底细胞癌的特点(　　)
    A. 局部浸润破坏明显,常形成溃疡
    B. 属低度恶性肿瘤
    C. 对放疗敏感
    D. 好发生于老年人颜面部
    E. 易发生转移

48. 起源于移行上皮的癌是(　　)
    A. 胃癌　　　　　　　　　B. 鼻咽癌　　　　　　　　C. 膀胱癌
    D. 皮肤鳞状细胞癌　　　　E. 肝癌

49. 下列哪项属于癌前疾病(　　)
    A. 阑尾炎　　　　　　　　B. 纤维囊性乳腺病　　　　C. 韧带样瘤
    D. 慢性肥厚性胃炎　　　　E. 以上都不是

50. 较易导致食管癌的致癌物是(　　)
    A. 亚硝胺　　　　　　　　B. 3,4-苯并芘　　　　　　C. EB 病毒
    D. 黄曲霉菌　　　　　　　E. 长期刺激

51. 与肝细胞性肝癌发生关系最密切的致癌物是(　　)
    A. 3,4-苯并芘　　　　　　B. 环磷酰胺　　　　　　　C. 病毒
    D. 黄曲霉菌　　　　　　　E. 乙萘胺

52. 目前诊断肿瘤最可靠的方法是(　　)
    A. 细胞学检查法　　　　　B. X 线检查法　　　　　　C. 活体组织检查法
    D. CT 检查法　　　　　　E. 核磁共振检查法

53. 骨肉瘤的主要诊断依据是(　　)
    A. 好发于青少年　　　　　B. 血道转移　　　　　　　C. 发生于长骨

D. 可形成病理性骨折　　　E. 恶性肿瘤细胞产生骨组织

54. 纤维肉瘤的主要诊断依据是( )

  A. 发生于深部组织　　　　B. 鱼肉状　　　　C. 异型性明显的成纤维细胞

  D. 出血、坏死　　　　　　E. 假包膜形成

55. 诊断腺癌的依据是( )

  A. 发生于腺上皮

  B. 呈结节状外观

  C. 有包膜形成

  D. 细胞异型性明显,腺状排列

  E. 肿瘤质地硬

56. 下列哪一项最符合畸胎瘤的特征( )

  A. 由三个胚叶组织组成　　B. 良性肿瘤　　　　C. 囊腔形成

  D. 不发生转移　　　　　　E. 以上都不是

57. 女性,22 岁,发现右下腹包块 3 个月,手术发现右卵巢被破坏,被一囊性肿物所取代,囊内充满脂性物质、毛发、囊壁可见牙齿。应诊断为( )

  A. 无性细胞瘤　　　　　　B. 畸胎瘤　　　　　C. 皮样囊肿

  D. 脂肪瘤　　　　　　　　E. 腺瘤

58. 下述哪种病毒与鼻咽癌关系密切( )

  A. 乙型肝炎病毒　　　　　B. 单纯疱疹病毒　　C. EB 病毒

  D. 人乳头瘤病毒　　　　　E. 以上都不是

59. 与病毒无关的肿瘤是( )

  A. 肝癌　　　　　　　　　B. 鼻咽癌　　　　　C. 恶性淋巴瘤

  D. 子宫颈癌　　　　　　　E. 胃癌

60. 艾滋病患者常见的恶性肿瘤是( )

  A. 鼻咽癌　　　　　　　　B. kaposi(卡波西)肉瘤　　C. 食管癌

  D. 胃癌　　　　　　　　　E. 乳腺癌

61. 男性,20 岁,轻度腹泻,伴黏液便 4 年,肠镜检查,结肠黏膜可见密布的米粒到黄豆大的息肉。病变符合( )

  A. 结肠腺瘤　　　　　　　B. 结肠癌　　　　　C. 家族性大肠癌

  D. 家族性腺瘤性息肉病　　E. 以上都不是

62. 与雌激素水平过高关系密切的肿瘤是( )

  A. 肝癌　　　　　　　　　B. 肺癌　　　　　　C. 卵巢癌

  D. 乳腺癌　　　　　　　　E. 子宫颈癌

63. 与雄激素关系密切的肿瘤是( )

  A. 前列腺癌　　　　　　　B. 精原细胞瘤　　　C. 阴茎癌

  D. 胚胎性癌　　　　　　　E. 以上都不是

64. 与皮肤癌发生关系密切的是( )

  A. 3,4-苯并芘　　　　　　B. 黄曲霉毒素　　　C. 石棉纤维

D. 乙萘胺　　　　　　　　E. 紫外线

65. 与肺间皮瘤发生关系密切的是(　　)

　　A. 3,4-苯并芘　　　　　　B. 石棉纤维　　　　　C. 黄曲霉毒素

　　D. 紫外线　　　　　　　　E. 以上都不是

66. 可引起白血病的因素是(　　)

　　A. 3,4-苯并芘　　　　　　B. 黄曲霉毒素　　　　C. 石棉纤维

　　D. X线　　　　　　　　　E. 乙萘胺

67. 与血吸虫卵慢性刺激有关的癌是(　　)

　　A. 肺癌　　　　　　　　　B. 胆管上皮癌　　　　C. 大肠癌

　　D. 膀胱癌　　　　　　　　E. 胃癌

68. 区别良性肿瘤与恶性肿瘤的主要组织学依据是(　　)

　　A. 结构紊乱　　　　　　　B. 细胞形态不一　　　C. 间质内炎细胞浸润

　　D. 细胞核多形性　　　　　E. 纤维组织增生

69. 区别乳腺内良性肿瘤与恶性肿瘤的主要临床依据是(　　)

　　A. 肿瘤的体积　　　　　　B. 肿瘤的部位　　　　C. 肿瘤的硬度

　　D. 肿瘤的活动度　　　　　E. 肿瘤的浸润情况

70. 区别脂肪瘤与脂肪肉瘤的主要病理学依据是(　　)

　　A. 肿瘤的分化情况　　　　B. 肿瘤的体积　　　　C. 肿瘤的硬度

　　D. 肿瘤的活动度　　　　　E. 肿瘤的部位

71. 大肠腺瘤癌变的主要肉眼形态改变是(　　)

　　A. 腺瘤的体积　　　　　　B. 腺瘤的部位　　　　C. 腺瘤溃疡形成

　　D. 腺瘤呈分叶状　　　　　E. 腺瘤呈绒毛状

72. 区别肺癌与肺炎性假瘤的主要组织学依据是(　　)

　　A. 结构紊乱　　　　　　　B. 肺泡上皮增生　　　C. 间质内炎细胞增生

　　D. 细胞核多形性　　　　　E. 纤维组织增生

73. 符合癌的肉眼形态是(　　)

　　A. 包膜完整　　　　　　　B. 火山口状　　　　　C. 分叶状

　　D. 质地软　　　　　　　　E. 灰红色

74. 不易发生癌转移的器官是(　　)

　　A. 脑　　　　　　　　　　B. 骨　　　　　　　　C. 肺

　　D. 肝　　　　　　　　　　E. 心

75. 良性肿瘤对机体的影响最主要决定于(　　)

　　A. 肿瘤的部位　　　　　　B. 肿瘤的大小　　　　C. 肿瘤的病程

　　D. 肿瘤的组织来源　　　　E. 肿瘤出现的继发性改变

76. 不符合良性肿瘤对机体影响的描述是(　　)

　　A. 可发生癌变　　　　　　B. 可引起内分泌紊乱　C. 可发生出血囊形变

　　D. 可浸润周围组织　　　　E. 可发生转移

77. 下列哪种肿瘤常分泌激素(　　)

A. 鳞状细胞癌   B. 肺癌   C. 腺癌

D. 绒毛膜上皮癌   E. 移行上皮癌

78. 恶性肿瘤患者的主要死亡原因是(　　)

     A. 继发出血   B. 继发感染   C. 广泛转移

     D. 疼痛   E. 营养不良

79. 以下哪种属癌前病变(　　)

     A. 十二指肠溃疡   B. 慢性萎缩性胃炎   C. 肠结核

     D. 肝血管瘤   E. 以上都不是

80. 癌肉瘤是(　　)

     A. 既有癌又有肉瘤的肿瘤

     B. 腺上皮发生的恶性肿瘤

     C. 色素细胞发生的恶性肿瘤

     D. 间叶组织发生的恶性肿瘤

     E. 鳞状上皮发生的恶性肿瘤

81. 诊断癌的主要依据是(　　)

     A. 老年人   B. 异型性明显   C. 无包膜

     D. 灰白、质硬   E. 恶性肿瘤细胞形成巢状

82. 下列那一项不符合良性肿瘤(　　)

     A. 生长缓慢   B. 不发生转移   C. 异型性小,核分裂少见

     D. 浸润血管和淋巴管   E. 手术后一般不复发

83. 平滑肌肉瘤的诊断依据中,最重要的是(　　)

     A. 肿瘤细胞丰富   B. 肿瘤黏液变性   C. 核分裂象多

     D. 细胞的多形性明显   E. 肿瘤出血坏死

84. 下列哪种肿瘤与遗传因素关系密切(　　)

     A. 胃癌   B. 肺癌   C. 肾癌

     D. 视网膜母细胞瘤   E. 黑色素瘤

85. 不符合肿瘤性增生的是(　　)

     A. 增生的细胞具有异型性   B. 需要致瘤因素的持续存在   C. 细胞代谢旺盛

     D. 可不形成肿块   E. 相对无止境生长

【B 型题】

     A. 鳞状细胞癌   B. 移行细胞癌   C. 腺癌

     D. 浆液性囊腺癌   E. 基底细胞癌

86. 膀胱常见的恶性肿瘤(　　)

87. 结肠常见的恶性肿瘤(　　)

88. 食管常见的恶性肿瘤(　　)

89. 面部皮肤低度恶性肿瘤(　　)

90. 卵巢常见的上皮性恶性肿瘤(　　)

A. 分叶状 B. 乳头状 C. 息肉状

D. 结节状 E. 囊状

91. 甲状腺腺瘤( )

92. 皮下脂肪瘤( )

93. 大肠腺瘤( )

94. 卵巢良性畸胎瘤( )

95. 皮肤乳头状瘤( )

A. 黄曲霉毒素 B. 3,4-苯并芘 C. EB 病毒

D. 紫外线的照射 E. 人乳头瘤病毒

96. Burkitt 淋巴瘤( )

97. 宫颈癌( )

98. 皮肤癌( )

99. 肝癌( )

100. 肺癌( )

A. 血清癌胚抗原升高 B. 血清甲胎蛋白升高 C. 血清 CA19-9 升高

D. 血清酸性磷酸酶升高 E. 血清碱性磷酸酶升高

101. 胰腺癌( )

102. 前列腺癌( )

103. 骨肉瘤( )

104. 肝细胞癌( )

105. 大肠癌( )

A. 子宫多发性、实性、灰白、质韧、边界清楚的结节

B. 皮下实性、淡黄、质软、分叶状、包膜完整的结节

C. 胃窦火山口状溃疡型肿物,切面灰白、质硬,侵及胃壁全层

D. 食管菜花状肿物,切面灰白、质硬,侵及食管全层

E. 卵巢囊性肿物,其内充满油脂、毛发、囊壁可见骨组织

106. 鳞状细胞癌( )

107. 腺癌( )

108. 畸胎瘤( )

109. 平滑肌瘤( )

110. 脂肪瘤( )

A. 淋巴道转移 B. 血道转移 C. 种植性转移

D. 不发生转移 E. 三种转移均可

111. 子宫颈原位癌( )

112. 乳腺癌多经(　　)
113. 胃癌(　　)
114. 绒毛膜上皮癌(　　)
115. 平滑肌肉瘤(　　)

　　A. 多见于 40 岁以上成人　B. 多见于 2~4 岁儿童　　C. 多为先天畸形
　　D. 最易发生于子宫　　　　E. 多见于青少年

116. 骨肉瘤(　　)
117. 肺癌(　　)
118. 肾母细胞瘤(　　)
119. 平滑肌瘤(　　)

(七) 参考答案

填空题

1. 发生部位　组织来源　生长方式　肿瘤的良恶性
2. 肿瘤的种类　实质与间质的比例　有无变性坏死
3. 分化　分化程度
4. 实质　间质
5. 低　高　大
6. 组织结构的异型性　细胞形态异型性
7. 膨胀性生长　外生性生长　浸润性生长
8. 淋巴道转移　血道转移　种植性转移
9. 肺　肝　全身性
10. 交界性肿瘤　低度恶性
11. 鳞状上皮　柱状上皮　移行上皮
12. 黏液　印戒　印戒细胞
13. 实性癌　硬癌　髓样癌
14. 膀胱　肾盂　输尿管
15. 卵巢　乳腺　腮腺　直肠
16. 毛细血管　血窦　混合型
17. 青少年期　四肢长骨干骺端　股骨下端　血道　放射状　Codman
18. 脂肪瘤　脉管瘤
19. 子宫　胃肠道
20. 角化珠　细胞间桥
21. 淋巴结　淋巴组织
22. 霍奇金淋巴瘤　非霍奇金淋巴瘤

判断题

1. T 2. F 3. T 4. F 5. T 6. T 7. F 8. F 9. T 10. F
11. T 12. T 13. F 14. T 15. T 16. F 17. T 18. F 19. T 20. F
21. F 22. T 23. F 24. F 25. T

选择题

1. E 2. E 3. A 4. D 5. D 6. B 7. C 8. B 9. A 10. D
11. E 12. D 13. A 14. C 15. B 16. C 17. C 18. A 19. D 20. B
21. C 22. A 23. E 24. B 25. D 26. E 27. C 28. D 29. D 30. C
31. A 32. D 33. B 34. E 35. C 36. D 37. A 38. E 39. B 40. C
41. E 42. D 43. C 44. B 45. A 46. D 47. E 48. C 49. B 50. A
51. D 52. C 53. E 54. C 55. D 56. A 57. B 58. C 59. E 60. B
61. C 62. D 63. A 64. E 65. B 66. D 67. C 68. D 69. E 70. A
71. C 72. D 73. B 74. E 75. A 76. E 77. D 78. C 79. B 80. A
81. E 82. D 83. C 84. D 85. B 86. B 87. C 88. A 89. E 90. D
91. D 92. A 93. C 94. E 95. B 96. C 97. E 98. D 99. A 100. B
101. C 102. D 103. E 104. B 105. A 106. D 107. C 108. E 109. A 110. B
111. D 112. A 113. E 114. B 115. B 116. E 117. A 118. B 119. D

（蒲红伟　陈　晓）

第七章 心血管系统疾病

一、学习要求

1. 掌握动脉粥样硬化的概念、基本病理变化和复合性病变。
2. 掌握冠状动脉硬化性心脏病的概念、病因、病变特点及对机体的影响。
3. 掌握缓进型高血压病的发展经过及其病理变化和对机体的影响。
4. 掌握风湿病的基本病变,风湿性心脏病的病变及后果。
5. 掌握慢性心瓣膜病的发生、病理变化及血液动力学改变。
6. 熟悉主要动脉的粥样硬化的病变及对机体的影响。
7. 熟悉风湿病的病因与发病机制。
8. 熟悉风湿性心内膜炎与亚急性感染性心内膜炎的区别。
9. 了解动脉粥样硬化的病因和发病机制。
10. 了解急进型高血压病的发生及病变特点。
11. 了解风湿性关节炎及其他部位风湿病的病理变化。

二、重点知识

(一) 动脉粥样硬化

1. 概念　动脉粥样硬化是一种与血脂异常及血管壁成分改变有关的动脉疾病。其主要累及弹力型动脉和弹力肌型动脉。病变特征是血中脂质在动脉内膜沉积,引起内膜灶性纤维性增厚及其深部组织的坏死、崩解,形成粥样斑块,并使动脉壁变硬。临床上常有心、脑等重要脏器缺血性疾病。

2. 病因和发病机制　动脉粥样硬化的发生与血脂异常、高血压、吸烟等因素有关,其发病与许多因素有关,机制尚未完全阐明。

3. 病理变化　动脉粥样硬化的病变发展大致分三个阶段,即脂纹、纤维斑块、粥样斑块。粥样斑块是其特征性改变,其肉眼呈灰黄糜粥样,突出于血管腔,镜下见其主要由细胞外脂质及坏死的内膜组织组成。粥样斑块常继发出血、溃疡、血栓形成、钙化和动脉瘤等改变。

4. 冠状动脉粥样硬化可引起心绞痛、心肌梗死;脑动脉粥样硬化引起脑萎缩、脑出血和脑梗死;肾动脉粥样硬化引起肾梗死;主动脉粥样硬化可引起夹层动脉瘤和主动脉瓣膜钙化;下肢动脉粥样硬化引起下肢坏死(坏疽)。

（二）冠状动脉粥样硬化及冠状动脉粥样硬化性心脏病

1. 冠状动脉粥样硬化　病变最常见于左冠状动脉的前降支，其余依次为右主干、左主干或左旋支、后降支。病变位于心侧，呈新月形，使管腔呈偏心性狭窄，造成心肌缺血而引起冠心病。

2. 冠状动脉粥样硬化性心脏病　包括心绞痛、心肌梗死等。心绞痛是指冠状动脉供血不足和（或）心肌耗氧量骤增致使心肌急剧的、暂时性缺血缺氧所引起的临床综合征。心肌梗死是指冠状动脉供血中断所引起的心肌坏死，临床上有剧烈而较持久的胸骨后疼痛，其最好发部位为左心室前壁、心尖部、室间隔前 2/3 及前内乳头肌等处，可并发心律失常、休克或心力衰竭等。

（三）原发性高血压及高血压性心脏病

1. 概念　原发性高血压是一种原因未明的、以体循环动脉血压升高为主要表现的独立性全身性疾病，以全身细动脉硬化为基本病变，常引起心、脑、肾及眼底病变。晚期引起心肌肥大、颗粒状固缩肾和脑出血等。

2. 病因及发病机制　本病病因及发病机制尚未完全阐明，与遗传、饮食、职业和心理应急因素等引起的大脑皮质功能紊乱、肾缺血及钠水潴留等有关。

3. 类型和病理变化　分缓进型和急进型两种。缓进型高血压占多数，其病理变化分三期：①功能紊乱期：主要特征是全身细小动脉痉挛，血压增高呈波动性；②动脉系统病变期：主要特征是全身细小动脉硬化，表现为细动脉玻璃样变性及小动脉纤维化。③内脏病变期：重要脏器发生缺血性改变，包括心脏的向心性肥大及肌源性扩张、脑出血、原发性颗粒性固缩肾等。急进型高血压发病急、年龄轻，舒张压常在 130mmHg 以上，以肾细动脉坏死等为特征，常因尿毒症而死亡。

（四）风湿病

1. 概念　风湿病是与乙型溶血性链球菌感染有关的变态反应性疾病。病变主要累及全身结缔组织，以形成风湿小体为其病变特征。

2. 病因及发病机制　本病病因为 A 族乙型溶血性链球菌。发病机制尚未完全阐明，目前倾向于抗原-抗体交叉反应学说。

3. 基本病理变化　风湿病的特征性病变为肉芽肿性炎。分三期：①变质渗出期：病变特征为结缔组织黏液样变性和纤维素样坏死。②肉芽肿期：病变特征为形成典型的风湿小体，它由纤维素样坏死、成团的风湿细胞及伴随的淋巴细胞、浆细胞等共同构成。③纤维化期：以梭形瘢痕形成为特征。

4. 风湿病的各器官病变　风湿病主要累及心脏、关节、皮肤、脑等部位，但以心内膜为重。由早期的疣状心内膜炎经反复发作引起慢性风湿性心瓣膜病，主要累及二尖瓣和主动脉瓣，造成血液动力学改变而对机体带来严重危害。

（五）感染性心内膜炎

急性心内膜炎发生于正常瓣膜，亚急性心内膜炎常发生于有病变的瓣膜，常在瓣膜形成赘生物,赘生物因坏死而质脆,易脱落而造成栓塞。

(六) 其他

心肌病的常见类型有扩张型心肌病、肥厚型心肌病和限制型心肌病;常见的心肌炎有病毒性心肌炎、细菌性心肌炎。该两种心肌病变均累及心肌而造成相应心肌损害。

三、强化训练与参考答案

(一) 汉英名词对照

动脉粥样硬化　　atherosclerosis

动脉硬化　　arteriosclerosis

脂纹　　fatty streak

粥样斑块　　atheromatous plaque

高血压　　hypertension

良性高血压　　benign hypertension

动脉中膜钙化　　artery medial calcification

向心性肥大　　concentric hypertrophy

离心性肥大　　eccentric hypertrophy

风湿病　　rheumatism

风湿性肉芽肿　　rheumatic granuloma, Aschoff body

风湿性心内膜炎　　rheumatic endocarditis

疣状心内膜　　verrucous endocarditis

风湿性心肌炎　　rheumatic myocarditis

风湿性心包炎　　rheumatic pericarditis

环形红斑　　erythema annulare

皮下结节　　subcutaneous nodules

感染性心内膜炎　　infective endocarditis

亚急性感染性心内膜炎　　subacute infective endocarditis

心瓣膜病　　valvular vitium of the heart

瓣膜口狭窄　　valvular stenosis

瓣膜关闭不全　　valvular insufficiency

冠状动脉性心脏病　　coronary heart disease

心绞痛　　angina pectoris

心肌梗死　　myocardial infarction

心内膜下心肌梗死　　subendocardial myocardial infarction

环状梗死　　circumferential infarction

区域性心肌梗死　　regional myocardial infarction

附壁血栓　　mural thrombosis

冠状动脉性猝死 sudden coronary death

心肌炎 myocarditis

斑块内出血 hemorrhage in plaque

(二) 名词解释

1. 动脉粥样硬化 是一种主要累及大、中型动脉,在其动脉内膜发生脂质沉积,形成粥样斑块,造成动脉硬化的疾病。

2. 动脉硬化 一般指一组以动脉壁增厚、变硬和弹性减退为特征的动脉硬化性疾病,包括动脉粥样硬化、动脉中膜钙化和细动脉硬化。

3. 脂纹 是动脉粥样硬化的早期病变,分布于动脉的内膜表面,宽为 1~2mm,长短不一、平坦或略隆起的黄色条纹,镜下主要由吞噬了脂质的泡沫细胞构成。

4. 纤维斑块 在动脉粥样硬化时,由于脂质的沉积或刺激,局部纤维组织增生所形成的隆起于内膜表面的灰黄色斑块。随着斑块表层的胶原纤维不断增加及玻璃样变性,脂质被埋于深层,斑块乃逐渐变为瓷白色。

5. 粥样斑块 为明显隆起于动脉内膜表面的灰黄色斑块,切面,表层的纤维帽为瓷白色,深部由多量脂质和坏死崩解物质混合而成的黄色粥样物质,这种形态学改变称为动脉粥样硬化的粥样斑块或粥瘤。

6. 高血压 是一种以动脉血压持续升高为主要表现的慢性疾病,凡成人收缩压等于或高于 18.6kPa(140mmHg),舒张压等于或高于 12.0kPa(90mmHg),二者有一项即可定为高血压。高血压可分为特发性高血压(又称原发性高血压)和继发性高血压(又称症状性高血压)。

7. 特发性高血压 是指没有明显器质性疾病为原因的血压升高。

8. 良性高血压 起病隐匿,呈慢性经过,初期血压处于波动状态,其后血压呈持续性升高,系通常所指的高血压病。

9. 动脉中膜钙化 为原因不明的变质性疾病,其特点是动脉中膜发生环状的营养不良性钙化。

10. 向心性肥大 高血压时,心脏处于代偿阶段,肥大的心脏心腔不扩张,甚至略缩小,称为向心性肥大。

11. 离心性肥大 高血压晚期,左心室代偿失调,心肌收缩力降低,逐渐出现心腔扩张,称为离心性肥大。

12. 高血压脑病 是在高血压时,由于脑内细动脉的痉挛和病变所引起的一种短暂性脑动脉障碍综合征,主要表现为严重头痛、惊厥、偏瘫、失语、黑蒙、神志不清甚至昏迷等。

13. 风湿性动脉炎 可发生于冠状动脉、肾动脉、肠系膜动脉、脑动脉、主动脉和肺动脉等,急性期血管壁发生黏液样变性和纤维素样坏死,伴有炎性细胞浸润,可有 Aschoff 小体形成,后期,血管壁因瘢痕形成而呈不规则增厚,管腔狭窄。

14. 夹层动脉瘤 血流从内膜破裂处进入病理性疏松动脉血管壁的中膜,并顺血流方向将中膜纵行劈开,形成一个在动脉壁内充满血液的假血管腔,外形呈肿块状,称夹层动脉瘤。

15. 风湿病 是一种与 A 组乙型溶血性链球菌感染有关的变态反应性疾病,属于结缔组织性疾病或胶原性疾病,病变主要累及全身结缔组织,呈急性或慢性结缔组织炎症,胶原纤维发生纤维素样变性,心脏、关节和血管最常受累,急性期表现为风湿热。

16. **风湿性肉芽肿** 是风湿病病变中的一种肉芽肿性病变,病灶呈圆形或梭形结节,在显微镜下才能看见,小体内有纤维素样坏死,小体主要由 Aschoff 细胞和少量淋巴细胞等组成,对风湿病具有诊断意义。

17. **Aschoff 巨细胞** 是风湿性肉芽肿的主要组成细胞:胞质丰富、嗜碱性,核大、呈卵圆形、空泡状、染色质集中于核的中央,核的纵切面染色质状如毛虫,核的横切面状似枭眼,故又称枭眼细胞。

18. **风湿性全心炎** 指风湿病时病变累及心脏各层,即心内膜、心肌和心外膜同时受累。

19. **风湿性心内膜炎** 风湿病累及心内膜时,称风湿性心内膜炎,病变主要有浆液渗出、纤维素样变性和风湿小体形成,病变主要侵犯心瓣膜,以二尖瓣受累最多见,其特点是在瓣膜闭锁缘上形成单行排列、灰白半透明、粟粒大小的疣状赘生物,故又称疣状心内膜炎,这种疣状物显微镜下为白色血栓。

20. **风湿性心肌炎** 风湿病累及心肌时,称为风湿性心肌炎,病变主要累及心肌间质结缔组织,以形成 Aschoff 小体为其特征,如果风湿小体不能吸收,继而纤维化形成瘢痕。

21. **风湿性心包炎** 风湿病累及心包时称风湿性心包炎,病变主要累及心包脏层,呈浆液性或浆液纤维素性炎症,心外膜结缔组织可发生纤维素样变性,渗出的纤维素不能吸收时,可形成绒毛心或机化形成缩窄性心包炎。

22. **McCallum 斑** 心内膜的风湿病变机化后,使内膜增厚、粗糙和皱缩,特别是在左心房更为显著,称为 McCallum 斑。

23. **环形红斑** 风湿病时皮肤出现的环形或半环形淡红色斑,1~2 日可消退,镜下:红斑处真皮浅层血管充血,血管周围水肿及炎性细胞浸润,发生于风湿热的急性期,对急性风湿病有诊断意义。

24. **皮下结节** 风湿热时,在肘、腕、膝、踝关节附近伸侧面皮下可扪及直径为 0.5~2cm 圆形或椭圆形、质地较硬、活动、压之不痛的皮下小结节,镜下结节中央为大片纤维素样坏死物,周围为呈栅栏状排列的组织细胞和成纤维细胞,对风湿热有诊断意义。

25. **小舞蹈症** 指在风湿病时,锥体外系受累较重,患儿出现肢体的不自主运动。

26. **赘疣性血栓性心内膜炎** 是以血液凝固性过高和(或)消耗性血液凝固病为基础而引起的心内膜炎,如肿瘤崩解产物、休克、内毒素血症和恶病质而引起的心内膜炎,大多在心瓣膜闭锁缘形成血小板性血栓。

27. **感染性心内膜炎** 指由病原微生物直接侵袭心内膜而引起的炎症性疾病,在瓣膜表面形成的血栓(疣赘物)中含有病原微生物。

28. **亚急性感染性心内膜炎** 病程经过达 6 周以上,可迁延数月,甚至 1~2 年,通常由草绿色链球菌引起,常发生于已有病变的瓣膜,其特点是在原有病变的瓣膜上形成粗大的疣赘物,并常发生溃疡。

29. **心瓣膜病** 指心瓣膜受到各种致病因素损伤后或先天性发育异常所造成的器质性病变,表现为瓣膜口狭窄和(或)关闭不全,心瓣膜病大多为风湿性和感染性心内膜炎反复发作的结局。

30. **瓣膜关闭不全** 指心瓣膜关闭时不能完全闭合,使一部分血液反流,一般由于瓣膜增厚、变硬、卷曲、缩短或瓣膜裂和穿孔引起。

31. 瓣膜口狭窄　指瓣膜口在开放时不能充分张开,造成血液通过障碍,主要由瓣膜之间粘连、瓣膜增厚、弹性减弱或丧失、瓣膜环硬化和缩窄等引起。

32. 冠状动脉性心脏病　简称冠心病,是指因狭窄性冠状动脉疾病(绝大多数为冠状动脉粥样硬化)而引起的心肌缺氧(供血不足)所造成的缺血性心脏病。

33. 心绞痛　是由于心肌耗氧量和供氧量暂时失去平衡所引起的一种临床综合征,表现为心前区阵发性疼痛或紧迫感,疼痛常放射至左臂和左肩。

34. 心肌梗死　指由于绝对性冠状动脉功能不全,伴有冠状动脉供血区的持续性缺血而导致的心肌坏死。多数心肌梗死局限在左心室全层。

35. 心内膜下心肌梗死　心肌梗死的特点是坏死主要累及心室壁内层 1/3 的心肌,并波及肉柱和乳头肌,常为多发小灶状坏死,这种心肌梗死称心内膜下心肌梗死。

36. 环状梗死　是指心肌梗死灶扩大融合而成为累及整个心内膜下心肌的坏死。

37. 区域性心肌梗死　指多累及心壁三层组织的心肌梗死,大多位于左心室。

38. 心肌梗死后综合征　是指在心肌梗死后数天至 8 周内开始出现发热、胸痛、心包炎、胸膜炎与肺炎等临床症状。

39. 室壁瘤　心室梗死组织或瘢痕组织在血流压力作用下使局部心室壁向外膨出,状似肿瘤,称为室壁瘤。多见于左心室前壁近心尖处。

40. 附壁血栓　多指心肌梗死部位由于心内膜粗糙或室壁瘤处形成涡流所形成的血栓。多见于左心室。

41. 冠状动脉性猝死　由于冠状动脉粥样硬化或合并血栓形成、斑块内出血或冠状动脉痉挛、血栓栓塞及其他冠状动脉病变等原因引起的急死。

42. 心肌炎　指由各种原因引起的心肌的局限性或弥漫性炎症。

43. 病毒性心肌炎　病毒性心肌炎是由亲心肌病毒引起的原发性心肌炎症,常累及心包,引起心包心肌炎,如柯萨奇(Coxsackie)病毒性心肌炎等。

44. 细菌性心肌炎　是由细菌直接感染或细菌产生的毒素对心肌的作用,或细菌产物所致的变态反应而引起的心肌炎症,如白喉性心肌炎等。

(三) 问答题

1. 心肌梗死常见的原因,部位及范围是什么? 常见的并发症有哪些?

答:心肌梗死常见原因有:

(1) 冠状动脉粥样硬化并发血栓形成、斑块内出血等。

(2) 心肌供血不足:由冠状动脉痉挛、心动过速、休克,劳累等负荷过度造成。

心肌梗死最常见部位是左心室前臂、心尖部及室间隔前 2/3,其次是左心室后壁、室间隔后 1/3 及右心室等。

心肌梗死范围包括:①心内膜下心肌梗死;②透壁性心肌梗死(全层梗死)。

心肌梗死常见并发症有:心脏破裂、室壁瘤、附壁血栓形成、心外膜炎、心功能不全、心源性休克、机化瘢痕形成。

2. 简述风湿病的基本病变。

答:风湿病基本病变分为三期:

（1）变质渗出期:本期特征为胶原纤维的纤维素样坏死。由肿胀、继而断裂崩解的胶原与基质内蛋白多糖、免疫球蛋白、纤维蛋白等混合而成。

（2）增生期:本期特征为风湿小体形成。风湿小体为梭形小体,中央为胶原纤维的纤维素样坏死,周围围绕各种细胞:Anitschkow 细胞(胞质丰富嗜碱,核大呈空泡状,染色质聚于核中央,并向外伸出细丝,故纵切面上染色质状如毛虫,切面状似枭眼)、Aschoff 细胞(阿少夫细胞)(含 1~4 个泡状核,与 Anitschkow 细胞相似)、少量淋巴细胞。

（3）瘢痕期:本期特征为梭形小瘢痕形成。由胶原纤维及纤维细胞构成。

3. 动脉粥样硬化症和良性高血压,在脑动脉的病变和临床表现上有何不同?

答:脑动脉粥样硬化病变在 Willis 环和大脑中动脉最为显著,在动脉内膜深部形成粥样斑块,使动脉内膜不规则增厚,变硬、管腔狭窄。由于脑长期供血不足形成脑萎缩,临床上表现为智力减退;若并发血栓形成则造成脑梗死(部位多在内囊、尾状核和丘脑等处),可出现失语、偏瘫、甚至死亡,亦可并发小动脉瘤而造成脑出血。

　　良性高血压脑动脉病变以豆纹动脉最为显著,由于动脉痉挛、管壁组织增生而造成管腔变小,管壁硬化。患者血压升高,由于脑缺血亦可造成脑软化,但软化灶小,一般不至于造成严重后果。脑出血是其最严重且往往是致命性的并发症,多为大出血灶,常见于基底节、内囊处,造成突然昏迷,偏瘫等,出血波及侧脑室则常致病人死亡。另外,高血压患者由于脑细小动脉痉挛,毛细血管通透性升高而造成颅内高压,患者可有头痛、呕吐、抽搐、昏迷等高血压危象表现。

4. 风湿性心内膜炎与亚急性感染性心内膜炎在病因、病变及临床表现上有何不同?

答:风湿性心内膜炎为与 A 组乙型溶血性链球菌感染有关的变态反应性疾病。主要病变为在二尖瓣及主动脉瓣膜闭锁缘上形成赘生物(为白色血栓,灰白,粟粒大,串珠状排列,易机化不易脱落),晚期病变演变为大量纤维瘢痕而造成心瓣膜病。患者早期可表现为抗"O"增高、心悸等,晚期表现为心瓣膜病血流动力学障碍。

　　亚急性感染性心内膜炎主要由草绿色链球菌侵入心内膜(常已有病变)形成。其主要病变亦为瓣膜赘生物形成,但赘生物大小不一,质脆,灰黄,易脱落而造成栓塞。镜下见细胞菌落包于血栓内部。与风湿性心内膜炎所不同的是患者除有心脏病表现外,还常可见败血症、动脉栓塞(脑动脉等)以及免疫性合并症等。

5. 试分析高血压病时,肾脏出现原发性颗粒性固缩肾改变的原因。

答:原发性颗粒性固缩肾表现为双侧肾体积对称性减小,重量减轻,质地变硬,表面均匀弥散分布细小颗粒。病变的原因是高血压病时,肾小球入球小动脉玻璃样变性,使肾小球缺血并纤维化,所属肾小管萎缩,间质纤维组织增生及淋巴细胞浸润。纤维化的肾小球和增生的纤维组织收缩,使肾表面形成小的凹陷。相对正常的肾小球代偿肥大,肾小管扩张,使肾表面突起,形成肉眼可见的肾表面的细小颗粒。

6. 试述风湿性心内膜炎病变特点及其对机体的影响。

答:风湿性心内膜炎主要累及心瓣膜,尤其是二尖瓣,其次是主动脉瓣,腱索和左心房内膜也可受累。病变早期,瓣膜肿胀,后逐渐崩解断裂,与基质等共同形成纤维素样坏死物。典型的病变为二尖瓣闭锁缘上形成单排成串排列的疣状血栓,灰白、粟粒大,实质为白色血栓,其主要成分为血小板和纤维素,易机化,不易脱落。

　　风湿病反复发作,使心瓣膜增厚、变形、缩短,瓣叶之间发生粘连,腱索缩短增厚,而形成慢性心瓣膜病。

7. 主动脉瓣关闭不全、冠状动脉粥样硬化均可导致心绞痛,两者在发病机制上有何不同?

答:主动脉瓣关闭不全时,在舒张期,主动脉内部分血液反流入左室,使舒张压下降,导致冠状动脉供血不足,心肌缺血缺氧,引起心绞痛。冠状动脉粥样硬化时,冠状动脉管腔狭窄,特别是有血栓形成或粥样斑块内出血等继发性改变时,常可致管腔完全闭塞,导致心肌缺血缺氧,引起心绞痛、心肌梗死。

8. 简述恶性高血压病的病变特点。

答:主要是全身各脏器的细小动脉发生纤维素样坏死和闭塞性小动脉内膜炎。临床表现为起病急、进展快、预后差,血压显著升高,患者多于一年内死于急性肾功能衰竭、脑出血或心力衰竭。

9. 简述动脉粥样硬化的基本病变和粥样斑块的继发性改变

答:动脉粥样硬化的基本病变分为:脂纹、纤维斑块、粥样斑块。粥样斑块的继发性改变有:斑块内出血、斑块破裂或粥样溃疡形成、血栓形成、钙化和动脉瘤形成。

10. 简述心肌梗死的类型及病变特点。

答:类型包括心内膜下心肌梗死和区域性心肌梗死。心内膜下心肌梗死指梗死仅累及心室壁内侧 1/3 的心肌,并波及肉柱及乳头肌,多发,坏死灶小(0.5~1.5cm),不规则分布于左心室四周。区域性心肌梗死病灶较大,最大直径在 2.5cm 以上,累及心室壁全层,最多见左心室前壁、心尖部、室间隔前 2/3 及前内乳头肌。

(四) 填空题

1. 与动脉粥样硬化发病有关的因素有_____、_____、_____、_____等。
2. 动脉粥样硬化病变发展过程可分为_____期、_____期、_____期。
3. 粥样斑块的继发性改变有_____、_____、_____、_____和_____。
4. 动脉粥样硬化时,病变处两种泡沫细胞分别为_____泡沫细胞及_____泡沫细胞,它们分别由_____细胞及_____细胞吞噬_____而形成。
5. 冠状动脉粥样硬化的好发部位是_____,其次是_____。
6. 心绞痛是心肌_____、_____缺血缺氧所引起的临床综合征。
7. 心肌梗死最常见的原因是在冠状动脉_____的基础上并发_____、_____,或冠状动脉_____导致冠状动脉_____。
8. 心肌梗死最好发部位为_____、_____、_____,为_____供血区。
9. 心肌梗死的合并症有_____、_____、_____及_____。
10. 良性高血压,开始表现为全身细、小动脉_____,呈间歇性,血压亦处于_____;其后细、小动脉硬化,血压呈_____;晚期可因_____、_____或_____致死,但因肾功能衰竭致死者_____。
11. 良性高血压脑病中,_____是最严重的并发症,常发生于_____及_____,供应该区的_____直接从_____呈直角分出,受到较高的_____。
12. 恶性高血压以_____发生_____为主要病变特征。

13. 风湿病主要累及_____,最好发于_____、_____及_____,其中以_____病变最严重。

14. 风湿病病变发展过程可分为_____、_____及_____三期,其最具有诊断意义的病变为_____。

15. 风湿性心内膜炎主要累及_____,风湿性心肌炎主要累及_____,风湿性心外膜炎主要累及心包_____层,风湿性关节炎常累及_____。

16. 风湿小体主要由_____和_____及_____组成。

17. 风湿病皮肤病变表现为_____和_____。

18. 急性细菌性心内膜炎是由_____引起_____的重要并发症。

19. 急性细菌性心内膜炎大多发生在_____上,常单独侵犯_____或_____。

20. 亚急性细菌性心内膜炎常发生在_____上,最常见是在_____的基础上。

(五) 判断题

1. 风湿病是 A 族溶血性链球菌的直接感染引起。(   )

2. 风湿病患者血清中抗链球菌溶血素"O"的浓度升高。(   )

3. 风湿病的特征性病变是在病变区内阿少夫小体(风湿肉芽肿)形成。(   )

4. 风湿病不会留下后遗症。(   )

5. 风湿病不及时治疗可导致心力衰竭。(   )

6. 环形红斑常见于躯干和四肢的皮肤。(   )

7. 亚急性细菌性心内膜炎常发生在原已有病变的心脏。(   )

8. 亚急性细菌性心内膜炎的死亡原因主要是合并败血症。(   )

9. 诊断二尖瓣狭窄 X 线片中心呈球形心。(   )

10. 高血压病人是指成人收缩压为20kPa(千帕)舒张压11kPa(千帕)(150/85mmHg),即可定为高血压(   )

11. 高血压患者心脏常发生离心性肥大。(   )

12. 高血压患者的主要合并症是脑出血、脑软化。(   )

13. 动脉粥样硬化症的发生与长期膳食有关。(   )

14. 急性的暂时性心肌缺血、缺氧易引起心肌梗死。(   )

15. 心脏负荷突然增加(如运动、劳累、情绪激动)等是心绞痛的诱因。(   )

16. 心肌梗死是一种出血性梗死。(   )

17. 长期冠状动脉粥样硬化可导致心肌硬化。(   )

18. 亚急性细菌性心内膜炎时,瓣膜上的赘生物脱落常引起动脉系统栓塞。(   )

19. 室壁瘤一旦破裂,血液流入心包腔内,压迫心脏,称为心脏压塞。(   )

20. 左心衰竭病人常常出现夜间阵发性呼吸困难。(   )

(六) 选择题

【A 型题】

1. 有关风湿病的描述,哪项是正确的(   )

  A. 由乙型溶血性链球菌直接感染引起

  B. 与乙型溶血性链球菌感染有关

  C. 流感病毒直接感染引起

  D. 与流感病毒直接感染有关

  E. 由对青霉素过敏所致

2. 有关风湿病病变性质的描述,哪项是正确的( )

  A. 渗出性炎   B. 变质性炎   C. 化脓性炎

  D. 肉芽肿性炎   E. 浆液性炎

3. 风湿性心内膜炎的病变是( )

  A. 瓣膜形成较大的赘生物   B. 疣状心内膜炎   C. 瓣膜溃疡

  D. 心内膜弥漫增厚   E. 瓣膜穿孔

4. 风湿性心内膜炎的特征性病变是( )

  A. 心肌细胞萎缩   B. 心肌细胞肥大   C. 阿少夫小体形成

  D. 心肌细胞变性坏死   E. 大量慢性炎细胞浸润

5. 风湿性病变中,哪一项对机体危害最大( )

  A. 风湿性关节炎   B. 风湿性全心炎   C. 皮肤环形红斑

  D. 风湿性皮下结节   E. 风湿性动脉炎

6. 风湿病的病因和发病机制的描述中,哪一项是错误的( )

  A. 抗生素的广泛应用,降低了风湿病的发病率

  B. 患者血清抗链球菌抗体滴度明显升高

  C. 多始发于儿童

  D. 发病前多先有急性扁桃体炎和咽峡炎

  E. 多见于热带地区

7. 关于风湿病的叙述,不正确的是( )

  A. 是累及全身结缔组织的变态反应性疾病

  B. 可引起小舞蹈症

  C. 风湿性心内膜炎引起慢性心瓣膜病

  D. 风湿性关节炎常可导致关节畸形

  E. 皮下结节和环形红斑对临床诊断风湿病有帮助

8. 对风湿病最具病理诊断意义的病变是( )

  A. 风湿小体   B. 纤维素样坏死   C. 心肌变性

  D. 纤维素渗出   E. 纤维组织增生

9. 风湿病常引起( )

  A. 细动脉玻璃样变性   B. 大、中动脉粥瘤   C. 多发性栓塞性小脓肿

  D. 疣状心内膜炎   E. 瓣膜穿孔

10. 不符合风湿病病变的描述是( )

  A. 胶原纤维的纤维素样坏死

  B. 阿少夫小体形成

    C. 心外膜纤维素渗出

    D. 心肌细胞变性坏死

    E. 阿少夫细胞(风湿细胞)来源于心肌细胞

11. 不符合风湿病的病因和发病机制的描述是(　　)

    A. 抗生素的广泛应用,降低了风湿病的发病率

    B. 患者血清抗链球菌抗体滴度明显升高

    C. 链球菌直接感染引起

    D. 发病前多先有急性扁桃体炎和咽峡炎

    E. 多发生于链球菌感染盛行的区域

12. 急性风湿病最常见的死亡原因是(　　)

    A. 风湿性心包炎　　　　B. 风湿性心肌炎　　　　C. 风湿性心内膜炎

    D. 风湿性脑动脉炎　　　E. 动脉系统栓塞

13. 关于风湿性心内膜炎,下列哪项叙述是错误的(　　)

    A. 赘生物多位于瓣膜闭锁缘

    B. 其实质是白色血栓

    C. 赘生物附着牢固易机化

    D. 受累瓣膜易发生溃疡及穿孔

    E. 赘生物灰白、粟粒大、单行串珠排列

14. 下列哪项不符合风湿小体的特点(　　)

    A. 中心部位多有纤维蛋白

    B. 特征性细胞是 Aschoff(风湿)细胞

    C. 常有淋巴细胞和浆细胞浸润

    D. 多发生于心肌间质血管旁

    E. 是风湿病的特征性病变,具有诊断意义

15. 下述关于风湿性心内膜炎的叙述中,哪一项是正确的(　　)

    A. 瓣膜赘生物内有细菌

    B. 赘生物位于房室瓣心室面和动脉瓣心室面

    C. 受累的瓣以三尖瓣为最多见

    D. 赘生物干燥而质脆,易脱落而引起栓塞

    E. 瓣膜赘生物牢固粘连

16. 风湿病变中,哪一项对机体危害最大(　　)

    A. 反复发作的风湿性关节炎

    B. 风湿性皮下结节

    C. 反复发作的风湿性心内膜炎

    D. 风湿性动脉炎

    E. 反复发作的环形红斑

17. 引起急性感染性心内膜炎的最常见的病原体是(　　)

    A. 草绿色链球菌　　　　B. 金黄色葡萄球菌　　　　C. 溶血性链球菌

D. 肠球菌　　　　　　　　E. 白色念珠菌

18. 亚急性细菌性心内膜炎的赘生物脱落后最常见的栓塞部位是(　　)
 A. 心脏　　　　　　B. 皮肤　　　　　　C. 肾
 D. 脑　　　　　　　E. 脾

19. 急性感染性心内膜炎中赘生物不包括(　　)
 A. 大量肉芽组织　　　B. 大量中性粒细胞　　C. 大量坏死组织
 D. 大量血小板和纤维蛋白　E. 大量细菌

20. 二尖瓣狭窄不会引起(　　)
 A. 右心房增大　　　B. 右心室增大　　　　C. 左心房增大
 D. 肺动脉高压　　　E. 左心室增大

21. 风湿病常见的联合瓣膜损害是(　　)
 A. 二尖瓣和肺动脉瓣　B. 二尖瓣和三尖瓣　　C. 二尖瓣和主动脉瓣
 D. 主动脉瓣和肺动脉瓣　E. 主动脉瓣和三尖瓣

22. 慢性风湿性心瓣膜病最常见于(　　)
 A. 肺动脉瓣　　　　B. 二尖瓣　　　　　　C. 二尖瓣和主动脉瓣
 D. 主动脉瓣　　　　E. 三尖瓣

23. 风湿病引起急性心功能不全的最常见原因是(　　)
 A. 疣状心内膜炎　　B. 风湿性心外膜炎　　C. 风湿性关节炎
 D. 风湿性心肌炎　　E. 风湿性动脉炎

24. 关于慢性风湿性瓣膜病的描述,错误的是(　　)
 A. 瓣膜硬化　　　　B. 瓣膜粘连　　　　　C. 腱索增粗
 D. 瓣膜卷曲　　　　E. 瓣膜断裂

25. 风湿性心内膜炎疣状赘生物的成分是(　　)
 A. 血小板和纤维素　B. 纤维组织　　　　　C. 细菌团和炎细胞
 D. 肉芽组织　　　　E. 弹力纤维

26. 风湿性关节炎不引起(　　)
 A. 关节积液　　　　B. 关节红肿　　　　　C. 关节软骨破坏
 D. 关节周围风湿小结形成　E 关节疼痛

27. 风湿性心外膜炎引起(　　)
 A. 球形心　　　　　B. 绒毛心　　　　　　C. 靴形心
 D. 梨形心　　　　　E. 虎斑心

28. 二尖瓣关闭不全可引起(　　)
 A. 靴形心　　　　　B. 梨形心　　　　　　C. 绒毛心
 D. 球形心　　　　　E. 虎斑心

29. 二尖瓣狭窄可引起(　　)
 A. 球形心　　　　　B. 靴形心　　　　　　C. 绒毛心
 D. 虎斑心　　　　　E. 梨形心

30. 主动脉瓣狭窄不引起(　　)

A. 与三尖瓣病变合并　　　B. 主动脉瓣增厚、变硬　　　C. 右心衰竭

D. 靴形心　　　　　　　　E. 大脑供血不足

31. 高血压病的最主要的致病原因是(　　)

　　A. 摄盐量过多　　　　　　B. 遗传素质　　　　　　　C. 吸烟

　　D. 年龄　　　　　　　　　E. 社会心理应激因素

32. 良性高血压病的最主要的致病原因是(　　)

　　A. 小动脉壁纤维素样坏死　B. 肌型动脉中膜增厚　　　C. 细小动脉壁玻璃样变性

　　D. 肌型动脉内膜增厚　　　E. 中型动脉粥样硬化

33. 关于高血压,随着年龄的增长(　　)

　　A. 收缩压及舒张压均明显升高

　　B. 收缩压及舒张压升高均不明显

　　C. 舒张压升高明显

　　D. 收缩压升高明显

　　E. 以上都不是

34. 下述成人血压中,哪一项可诊断为高血压(　　)

　　A. 血压为 18.6/12kPa(140/90mmHg)以下

　　B. 血压为 18.6/12kPa(140/90mmHg)

　　C. 血压为 20/11kPa(150/85mmHg)

　　D. 血压为 20/12kPa(150/90mmHg)

　　E. 血压为 21.3/12.6kPa(160/95mmHg)

35. 有关高血压病的描述,错误的是(　　)

　　A. 常引起左心肥大　　　　B. 脑出血是致死原因　　　C. 引起颗粒状固缩肾

　　D. 引起视乳头水肿　　　　E. 引起联合瓣膜病

36. 恶性高血压患者死于尿毒症主要是因为(　　)

　　A. 肾小管坏死　　　　　　B. 肾小球纤维化　　　　　C. 细动脉纤维素样坏死

　　D. 肾间质出血　　　　　　E. 肾动脉内血栓形成

37. 高血压性心脏病代偿期的特征是(　　)

　　A. 左心室扩张　　　　　　B. 左心室向心性肥大　　　C. 心壁肉柱扁平

　　D. 弥漫性心肌纤维化　　　E. 左心室离心性肥大

38. 关于良性高血压,下列哪项是错误的(　　)

　　A. 进程缓慢　　　　　　　B. 早期血压呈波动性　　　C. 晚期血压持续升高

　　D. 肾衰致死者多见　　　　E. 脑出血致死多见

39. 有关原发性高血压的叙述,下列哪一项是错误的(　　)

　　A. 高血压可继发糖尿病

　　B. 高血压病常引起左心室肥大

　　C. 高血压常引起下肢坏疽

　　D. 脑出血是高血压病的主要致死原因

　　E. 高血压晚期的肾脏常为颗粒性固缩肾

40. 高血压脑出血最常见的部位是(　　)
    A. 丘脑区域　　　　　　B. 内囊及基底节区域　　　C. 小脑
    D. 桥脑　　　　　　　　E. 大脑白

41. 下列因素中,哪项与动脉粥样硬化发生关系最为密切(　　)
    A. 高脂血症　　　　　　B. 吸烟　　　　　　　　　C. 高血压
    D. 病毒感染　　　　　　E. 遗传因素

42. 动脉粥样硬化主要累及(　　)
    A. 大、中动脉的中膜　　B. 小动脉的内膜　　　　　C. 小动脉的中膜
    D. 细动脉壁　　　　　　E. 大、中动脉的内膜

43. 动脉粥样硬化病变最为严重的部位是(　　)
    A. 降主动脉　　　　　　B. 升主动脉　　　　　　　C. 腹主动脉
    D. 胸主动脉　　　　　　E. 主动脉弓

44. 动脉粥样硬化的早期病变中,最早迁入内膜的细胞是(　　)
    A. 淋巴细胞　　　　　　B. 平滑肌细胞　　　　　　C. 纤维母细胞
    D. 单核细胞　　　　　　E. 中性粒细胞

45. 动脉粥样硬化内膜中吞噬脂质的泡沫细胞主要来源于(　　)
    A. 中性粒细胞和组织细胞　B. 平滑肌细胞和单核细胞　C. 巨噬细胞和内皮细胞
    D. 平滑肌细胞和内皮细胞　E. 间质细胞和中性粒细胞

46. 下列哪种成分是粥样斑块所没有的(　　)
    A. 泡沫细胞　　　　　　B. 胆固醇结晶　　　　　　C. 红染的无定形物质
    D. 淋巴细胞　　　　　　E. 中性粒细胞

47. 粥样斑块最危险的并发症是(　　)
    A. 斑块破裂　　　　　　B. 斑块内出血　　　　　　C. 血栓形成
    D. 钙化　　　　　　　　E. 动脉瘤形成

48. 动脉粥样硬化合并血栓形成的主要原因是(　　)
    A. 血液涡流形成　　　　B. 局部血流缓慢　　　　　C. 局部血液凝固性增高
    D. 内膜损伤、胶原纤维暴露　E. 以上都不是

49. 动脉粥样硬化的危险因素不包括(　　)
    A. 血浆低密度脂蛋白(LDL)水平持续升高
    B. 家族性三酰甘油血症
    C. 甲状腺素
    D. 血浆极低密度脂蛋白(VLDL)水平持续升高
    E. 家族性高胆固醇血症

50. 抑制动脉粥样硬化症发病的因素是(　　)
    A. 胆固醇　　　　　　　B. 高密度脂蛋白　　　　　C. 低密度脂蛋白
    D. 极低密度脂蛋白　　　E. β脂蛋白

51. 动脉粥样硬化最早期的病变是(　　)
    A. 纤维斑块　　　　　　B. 粥瘤　　　　　　　　　C. 钙化

D. 溃疡形成   E. 脂纹

52. 动脉粥样硬化早期病变特点是(   )
    A. 泡沫细胞形成   B. 血栓形成   C. 纤维帽形成
    D. 坏死灶形成   E. 溃疡形成

53. 动脉粥样斑块内不会出现(   )
    A. 玻璃样变   B. 出血   C. 血栓形成
    D. 淀粉样   E. 钙化

54. 动脉粥样斑块的继发性改变不包括(   )
    A. 溃疡形成   B. 出血   C. 肉芽肿形成
    D. 血栓形成   E. 钙化

55. 冠状动脉粥样硬化最常受累的动脉分枝是(   )
    A. 右冠状动脉主干   B. 左冠状动脉前降支   C. 左冠状动脉主干
    D. 右冠状动脉后降支   E. 左冠状动脉回旋支

56. 冠状动脉粥样硬化不会引起(   )
    A. 心绞痛   B. 心肌梗死   C. 冠状动脉性猝死
    D. 心功能不全   E. 原发性心肌病

57. 冠状动脉硬化不易出现的是(   )
    A. 粥肿易发生于主动脉前壁   B. 冠状动脉前降支易受累   C. 大脑中动脉易受累
    D. 可引起固缩肾   E. 下肢动脉比上肢动脉易受累

58. 脑动脉粥样硬化时下列哪项不易发生(   )
    A. 引起脑萎缩   B. 动脉瘤形成   C. 继发脑血栓形成
    D. 引起延髓性麻痹   E. 大脑中动脉病变最重

59. 心肌梗死最常见部位是(   )
    A. 左心房
    B. 二尖瓣
    C. 左心室前壁、心尖部、室间隔前 2/3
    D. 右心房
    E. 右心室

60. 心肌梗死肉眼能辨认病灶的最早时间是(   )
    A. 1~2 小时   B. 24 小时后   C. 12 小时
    D. 6 小时   E. 4 小时后

61. 不符合心绞痛的描述是(   )
    A. 由心肌急性暂时性缺血引起
    B. 表现为心前区疼痛
    C. 不稳定性心绞痛为心肌梗死前兆
    D. 变异性心绞痛患者冠状动脉明显狭窄
    E. 稳定性心绞痛病情重

62. 对心肌梗死最有诊断意义的是(   )

A. 肌酸磷酸激酶血浓度升高 B. 血和尿中肌红蛋白升高 C. 谷草转氨酶血浓度升高
D. 乳酸脱氢酶血浓度升高 E. 丙氨酸氨基转移酶活性升高

63. 心肌梗死的最常见并发症是(　　　)
   A. 心脏破裂　　　　　　　B. 室壁瘤　　　　　　　　C. 附壁血栓形成
   D. 心功能不全　　　　　　E. 纤维素性心包炎

64. 急性心肌梗死大量中性粒细胞浸润出现在(　　　)
   A. 梗死形成后24小时　　　B. 梗死形成后第2天　　　C. 梗死形成后6小时
   D. 梗死形成后第4天　　　　E. 梗死形成后第7天

65. 心肌梗死的最常见的死亡原因是(　　　)
   A. 心脏破裂　　　　　　　B. 急性心功能不全　　　　C. 室壁瘤
   D. 附壁血栓　　　　　　　E. 传导紊乱

66. 心肌梗死室壁瘤形成最发生于(　　　)
   A. 室间隔　　　　　　　　B. 右心室　　　　　　　　C. 左心室后壁
   D. 左心室侧壁　　　　　　E. 左心室前壁近心尖处

67. 扩张型心肌病的病变特点是(　　　)
   A. 室间隔不匀肥厚　　　　B. 心肌细胞排列紊乱　　　C. 心室扩张、心肌纤维化
   D. 不伴有附壁血栓形成　　E. 心内膜下纤维组织增生

68. 肥厚型心肌病的病变特点是(　　　)
   A. 四个心腔扩张
   B. 心肌细胞异常肥大,排列紊乱
   C. 常伴有附壁血栓形成
   D. 弥漫性心肌间质纤维化
   E. 心肌细胞变性坏死

69. 限制型心肌病的病变特点是(　　　)
   A. 心肌细胞变性、坏死
   B. 心肌细胞肥大、核深染
   C. 室间隔不均匀增厚
   D. 心内膜纤维组织或弹力纤维增生
   E. 心外膜纤维化

70. 细菌毒素引起的心肌炎是(　　　)
   A. 白喉性心肌炎　　　　　B. 葡萄球菌性心肌炎　　　C. 链球菌性心肌炎
   D. 肺炎链球菌性心肌炎　　E. 脑膜炎双球菌性心肌炎

71. 病毒性心肌炎的主要诊断依据是(　　　)
   A. 心肌细胞变性坏死　　　B. 淋巴细胞浸润　　　　　C. 中性粒细胞浸润
   D. 纤维组织增生　　　　　E. 心肌活检组织病毒基因检查阳性

72. 病毒性心肌炎的常见病原体是(　　　)
   A. 腺病毒　　　　　　　　B. 巨细胞病毒　　　　　　C. 柯萨奇病毒和埃可病毒
   D. 麻疹病毒和腮腺炎病毒　E. 乙型脑炎病毒和脊髓灰质炎病毒

73. 右冠状动脉阻塞引起的梗死区域为( )
    A. 左心室侧壁及右心室
    B. 左心室后壁、室间隔后 1/3 及右心室
    C. 右心房、室
    D. 室间隔后 2/3、心尖及右心室
    E. 室间隔后 2/3 及右心房、室

74. 心肌间质中大量淋巴细胞、单核细胞浸润应考虑( )
    A. 细菌性心肌炎   B. 风湿性心肌炎   C. 心肌梗死
    D. 病毒性心肌炎   E. 心肌病

75. 下列哪种是原发性心脏病( )
    A. 克山病   B. 高血压性心脏病   C. 风湿性心脏病
    D. 肺源性心脏病   E. 动脉粥样硬化性心脏病

【B 型题】

    A. 金黄色葡萄球菌   B. 痢疾杆菌   C. 草绿色链球菌
    D. Coxsachie(柯萨奇)病毒 E. 产气杆菌

76. 引起病毒性心肌炎( )
77. 引起急性细菌性心内膜炎( )
78. 引起亚急性细菌性心内膜炎( )
79. 引起坏疽( )

    A. 心肌纤维肥大
    B. 坏死性心肌炎
    C. 心肌间质 Aschoff(阿少夫)小体形成
    D. 左心室大片缺血性心肌梗死
    E. 心肌坏死沿冠状动脉呈套袖状分布

80. 心肌梗死( )
81. 良性高血压( )
82. 风湿性心肌炎( )
83. 病毒性心肌炎( )
84. 克山病( )

    A. 瓣膜穿孔
    B. 瓣膜增厚粘连卷曲
    C. 室间隔缺损
    D. 瓣膜闭锁缘粟粒状赘生物
    E. 在已有病变的瓣膜上形成菜花状、易脱落的赘生物

85. 急性细菌性心内膜炎( )

86. 风湿性心内膜炎（　　）
87. 先天性心脏病（　　）
88. 亚急性细菌性心内膜炎（　　）
89. 慢性心瓣膜病（　　）

　A. 夹层动脉瘤　　　　　B. 细动脉壁玻璃样变性　　C. 细动脉壁纤维素样坏死
　D. 心肌梗死　　　　　　E. 引起多发性栓塞小脓肿

90. 冠心病（　　）
91. 良性高血压（　　）
92. 主动脉粥样硬化（　　）
93. 恶性高血压（　　）
94. 急性细菌性心内膜炎（　　）

　A. 球形心　　　　　　B. 靴形心　　　　　C. 梨形心
　D. 虎斑心　　　　　　E. 绒毛心

95. 良性高血压（　　）
96. 二尖瓣关闭不全（　　）
97. 风湿性心包炎（　　）
98. 严重贫血（　　）
99. 二尖瓣狭窄（　　）

　A. 疣状心内膜炎　　　B. 心瓣膜穿孔　　　C. 心内膜心肌纤维化
　D. 左心室肥大　　　　E. 左心室前壁心肌梗死

100. 风湿性心内膜炎可见（　　）
101. 急性细菌性心内膜炎可见（　　）
102. 高血压性心脏病可见（　　）
103. 冠心病可见（　　）
104. 限制性心肌病可见（　　）

（七）参考答案

填空题

1. 血脂异常　高血压　吸烟　遗传
2. 脂纹　纤维斑块　粥样斑块
3. 出血　溃疡形成　血栓形成　钙化　动脉瘤形成
4. 巨噬细胞源性　肌源性　巨噬　平滑肌　脂质
5. 左冠状动脉的前降支　右冠状动脉主干
6. 急性　暂时性
7. 粥样硬化　血栓形成　斑块内出血　持续痉挛　急性阻塞

8. 左心室前壁　心尖部　室间隔前 2/3　左前降支

9. 乳头肌功能失调　室壁瘤　心脏破裂　附壁血栓形成　急性心包炎

10. 痉挛　波动状态　持续升高　心衰　心肌梗死　脑出血　少见

11. 脑出血　基底节　内囊　豆纹动脉　大脑中动脉　血流冲击

12. 细动脉　纤维素样坏死

13. 全身结缔组织　心脏　关节　血管　心脏

14. 变质渗出期　增生期　愈合期　风湿小体

15. 二尖瓣　心肌间质　脏层　大关节

16. 胶原纤维的纤维素样坏死　Aschoff(阿少夫)细胞　炎细胞

17. 皮下结节　环行红斑

18. 致病力强的化脓菌　败血症

19. 原来正常的心内膜　主动脉瓣　二尖瓣

20. 已有病变的心内膜　风湿性心内膜炎

判断题

1. F　　2. T　　3. T　　4. F　　5. T　　6. T　　7. T　　8. F　　9. F　　10. T

11. F　12. T　13. F　14. F　15. T　16. F　17. T　18. T　19. T　20. T

选择题

1. B　　2. D　　3. B　　4. C　　5. B　　6. E　　7. D　　8. A　　9. D　　10. E

11. C　12. B　13. D　14. A　15. E　16. C　17. B　18. D　19. A　20. E

21. C　22. B　23. D　24. E　25. A　26. C　27. B　28. D　29. C　30. A

31. B　32. C　33. D　34. C　35. E　36. C　37. B　38. D　39. A　40. B

41. A　42. E　43. C　44. D　45. B　46. C　47. A　48. D　49. C　50. B

51. E　52. A　53. D　54. C　55. B　56. E　57. A　58. D　59. C　60. B

61. E　62. A　63. C　64. D　65. B　66. C　67. C　68. C　69. D　70. A

71. E　72. C　73. B　74. D　75. A　76. D　77. A　78. C　79. E　80. D

81. A　82. C　83. B　84. C　85. A　86. D　87. C　88. E　89. B　90. D

91. B　92. A　93. C　94. E　95. A　96. B　97. E　98. D　99. C　100. A

101. B　102. D　103. E　104. C

(陈　晓　蒲红伟)

第八章　呼吸系统疾病

一、学习要求

1. 慢性阻塞性肺病：要求掌握慢性支气管炎的病因、病理变化及并发症。掌握肺气肿、支气管扩张症的概念、病理特点，支气管哮喘的概念及慢性肺源性心脏病的概念及病变特点。了解慢性肺源性心脏病发病机制。

2. 肺炎：要求掌握肺炎的类型、病因、病变特点及并发症。

3. 肺尘埃沉着病：要求掌握肺硅沉着病（硅肺）的概念、病因、发病机制、病理变化及并发症。了解肺石棉沉着病（石棉肺）的概念、病因、发病机制及病理变化和并发症。

4. 呼吸窘迫综合征：要求掌握成人呼吸窘迫综合征和新生儿呼吸窘迫综合征的概念及病理变化。了解成人呼吸窘迫综合征和新生儿呼吸窘迫综合征的病因发病机制。

5. 呼吸系统常见肿瘤：要求掌握鼻咽癌、肺癌及喉癌的概念、病因及病理变化。要求掌握肺癌的转移。鼻咽癌、喉癌的临床病理联系作熟悉内容。其余作一般了解。

二、重点知识

（一）慢性阻塞性肺病

慢性阻塞性肺病（COPD）是一组以肺实质与小气道受到病理损害后，导致慢性不可逆性气道阻塞、呼气阻力增加、肺功能不全为共同特征的肺疾病的统称，主要指慢性支气管炎、肺气肿、支气管哮喘和支气管扩张症等疾病。

1. 慢性支气管炎　指气管、支气管黏膜及其周围组织的慢性非特异性炎症。

（1）临床诊断标准：反复发作咳嗽、咳痰或伴有喘息，每年至少持续 3 个月，连续两年以上。

（2）病理变化

1）呼吸道黏膜上皮的损伤与修复：黏膜上皮细胞变性、坏死、再生，杯状细胞增多，鳞状上皮化生。

2）呼吸道腺体：黏液腺增生、肥大（特征性病变），浆液腺发生黏液腺化生

3）管壁其他病变：平滑肌、弹力纤维和软骨破坏，淋巴细胞、浆细胞浸润。

（3）临床表现：咳嗽、咳痰。

（4）并发症：支气管扩张、支气管肺炎、肺气肿（最常见）。

2. 肺气肿　指末梢肺组织（呼吸性细支气管、肺泡管、肺泡囊和肺泡）因过度充气呈持久性扩张并伴有肺泡间隔破坏，以致肺组织弹性减弱，容积增大的一种病理状态。

（1）类型

1）肺泡性肺气肿（阻塞性肺气肿）：腺泡中央型、腺泡周围型、全腺泡型。

2）间质性肺气肿。

3）其他类型：代偿性肺气肿、老年性肺气肿。

（2）病理变化

肉眼：肺显著膨大，边缘钝圆，灰白色。肺组织柔软弹性差，指压痕迹不易消退。

镜下：（1）肺泡扩张，肺泡孔扩大，肺泡间隔变窄

　　　　（2）肺毛细血管明显减少，肺小动脉内膜纤维性增厚。

临床表现：①阻塞性通气障碍、缺氧症状。②桶状胸。

并发症：肺源性心脏病

3. 支气管扩张症　指肺内支气管管腔持久性扩张伴管壁纤维性增厚的一种慢性化脓性疾病。

（二）肺炎（指肺的急性渗出性炎症）

【细菌性肺炎】

1. 大叶性肺炎

（1）病因：肺炎链球菌。

（2）病理变化及临床表现：

1）充血水肿期：

肉眼：病变肺叶肿大，重量增加，暗红色。

镜下：肺泡壁：毛细血管扩张充血。

　　　　肺泡腔：大量浆液，少量红细胞、中性粒细胞，细菌（+）。

临床表现：毒血症，淡红色泡沫痰，湿啰音，淡薄均匀的阴影。

2）红色肝样变期（实变早期）：

肉眼：病变肺叶肿大，重量增加，暗红色，质实如肝。

镜下：肺泡壁：毛细血管显著扩张充血。

　　　　肺泡腔：大量红细胞、纤维素，一定量的中性粒细胞，细菌（+）。相应胸膜上有纤维素性渗出物。

临床表现：胸痛，铁锈色痰，缺氧症状，肺实变体征，大片致密阴影。

3）灰色肝样变期（实变晚期）：

肉眼：病变肺叶肿大，灰白色，质实。

镜下：肺泡壁：毛细血管狭窄、闭合。

　　　　肺泡腔：大量中性粒细胞、纤维素，细菌（—）。纤维素性胸膜炎。

临床表现：胸痛，黏液脓性痰，缺氧症状改善，肺实变体征，大片致密阴影。

4）溶解消散期：

肉眼：病变肺叶恢复正常体积，质地变软。

镜下：肺泡壁：毛细血管重新开放。

　　　　肺泡腔：纤维素逐渐溶解液化，肺泡重新充气。

临床表现:体温下降,大量稀薄痰,实变体征消失,闻湿啰音,阴影密度降低、透亮度增加。

（3）并发症:①肺肉质变;②肺脓肿、脓胸;③败血症;④感染性休克。

2. 小叶性肺炎　是主要由化脓菌感染引起,病变起始于细支气管,并向周围或末梢肺组织扩展,形成以肺小叶为单位、呈灶状散在分布的急性化脓性炎症,又称支气管肺炎。

（1）病因:多种细菌混合感染。

（2）病理变化:双肺散在灶状分布的以细支气管为中心、以肺小叶为单位的急性化脓性炎症,以肺下叶和背部多见。严重病例,病灶互相融合,呈片状分布,形成融合性小叶性肺炎。

（3）临床表现:①咳嗽、咳黏液脓性痰。②缺氧、呼吸困难。③闻湿啰音。④双肺散在灶状阴影。

（4）并发症:①呼吸衰竭;②心力衰竭;③肺脓肿;④支气管扩张症

【病毒性肺炎】

1. 病原体　腺病毒、麻疹病毒、流感病毒、呼吸道合胞病毒、巨细胞病毒。

2. 病理变化

（1）间质性肺炎。

（2）肺透明膜形成。

（3）病毒包涵体(具有诊断意义)。

【支原体肺炎】

由肺炎支原体引起的间质性肺炎。

（三）肺尘埃沉着病

由于长期吸入空气中的有害粉尘并沉积于肺内引起以粉尘结节形成和肺纤维化为主要病变的常见职业病。

肺硅沉着病:是因长期吸入大量含游离二氧化硅(SiO_2)的粉尘引起的硅结节形成和肺广泛纤维化的常见职业病。

1. 发病特点

（1）从事开矿、采石、玻璃、陶瓷工作者易患本病。

（2）是否发病取决于硅尘微粒的大小($2\sim5\mu m$)、硅尘浓度及其中 SiO_2 含量、接触时间及机体防御功能。

（3）患者多在接触硅尘 $10\sim15$ 年后才发病。

（4）脱离硅尘作业后肺部病变仍继续发展。

（5）重症或晚期可严重影响心肺功能。

2. 病理变化　基本病变是硅结节形成和肺间质广泛纤维化。

硅结节:

（1）细胞性结节:吞噬硅尘的巨噬细胞。

（2）纤维性结节：成纤维细胞+纤维细胞+胶原纤维。

（3）玻璃样结节：玻璃样变性。

3. 分期　根据肺内硅结节的数量、大小、分布范围和肺纤维化程度可分为：

Ⅰ期硅肺：硅结节主要局限在肺的淋巴系统。

Ⅱ期硅肺：硅结节数量增多、体积增大，伴有较明显的肺纤维化，病变范围不超过全肺的1/3。

Ⅲ期硅肺：硅结节密集与肺纤维化融合成团块，病变范围超过全肺的 2/3，伴肺气肿和肺不张。

4. 并发症　肺结核病、肺感染、慢性肺源性心脏病、肺气肿和自发性气胸。

（四）呼吸窘迫综合征

1. 成人呼吸窘迫综合征（ARDS）　是指在肺外或肺内的严重疾病观察中，引起的一种以进行性呼吸窘迫和难治性低氧血症的急性呼吸衰竭综合征。

2. 新生儿呼吸窘迫综合征（NRDS）　是指新生儿出生后已出现短暂（数分钟至数小时）的自然呼吸、继而发生进行性呼吸困难、发绀、呻吟等急性呼吸窘迫症状和呼吸衰竭。

（五）呼吸系统常见肿瘤

1. 鼻咽癌

（1）与 EB 病毒关系密切。

（2）以低分化鳞癌多见。

（3）常发生淋巴道转移。

（4）对放疗敏感。

2. 肺癌

（1）组织发生：支气管黏膜上皮。

（2）肉眼类型：①中央型（肺门型）：最常见；②周围型；③弥漫型

（3）组织学类型：①鳞状细胞癌：最常见；②腺癌；③小细胞癌（燕麦细胞癌）：具异位内分泌功能；④大细胞癌。

（4）临床表现：①早期症状不明显。②晚期：肿瘤压迫、阻塞和破坏组织；肺外症状。

三、强化训练与参考答案

（一）汉英名词对照

慢性支气管炎　　chronic bronchitis

肺气肿　　pulmonary emphysema

支气管扩张症　　bronchiectasis

支气管哮喘　　bronchial asthma

慢性肺源性心脏病　　chronic cor pulmonale

大叶性肺炎　　lobar pneumonia

肺肉质变　　pulmonary carnification

小叶性肺炎　　lobular pneumonia

病毒性肺炎　　viral pneumonia

支原体肺炎　　mycoplasmal pneumonia

肺硅沉着病　　silicosis

硅结节　　silicotic nodule

鼻咽癌　　nasopharyngeal carcinoma

肺癌　　carcinoma of the lung

中央型肺癌　　central carcinoma of the lungs

周围型肺癌　　peripheral carcinoma of the lungs

支气管肺泡细胞癌　　bronchioloalveolar cell carcinoma

肺神经内分泌癌　　neuroendocrine carcinoma

肺不张　　atelectasis

喉癌　　carcinoma of the larynx

（二）名词解释

1. 慢性支气管炎　　是指气管、支气管黏膜及其周围组织的慢性非特异性炎症。临床上以反复发作咳嗽、咳痰或伴有喘息症状为特征,且症状每年至少持续 3 个月,连续两年以上。病情进展可并发肺气肿和肺心病。

2. 肺气肿　　是指呼吸性细支气管、肺泡管、肺泡囊和肺泡因过度充气呈持久性扩张,伴有肺泡间隔破坏,以致肺组织弹性减弱,容积增大的一种病理状态。

3. 支气管扩张症　　是指肺内支气管管腔持久性扩张伴管壁纤维性增厚的一种慢性化脓性疾病。临床表现为慢性咳嗽、大量脓痰或反复咯血等症状。

4. 支气管哮喘　　简称哮喘,是由于肺高敏反应或其他因素引起的一种以发作性、可逆性支气管痉挛为特征的慢性支气管炎性疾病。临床表现为反复发作性伴有哮鸣音的呼气性呼吸困难、咳嗽或胸闷等症状。也被视为慢性阻塞性支气管炎的一种特殊类型。

5. 慢性肺源性心脏病　　是因慢性肺疾病、肺血管及胸廓的病变引起肺循环阻力增加、肺动脉压力升高而引起的以右心室肥厚、扩大甚至发生右心衰竭的心脏病,简称慢性肺心病。

6. 大叶性肺炎　　是主要由肺炎球菌引起的以肺泡内弥漫性纤维素渗出为主的炎症。典型者病变起始于肺泡,并迅速扩展至肺段或整个肺大叶。多见于青壮年。临床表现为起病急、寒战高热、胸痛、咳嗽、咳铁锈色痰和呼吸困难,并有肺实变体征及白细胞增高等。

7. 肺肉质变　　主要见于某些患者中性粒细胞渗出过少,其释出的蛋白酶不足以及时溶解和消除肺泡腔内的纤维素等渗出物,则由肉芽组织予以机化。

8. 小叶性肺炎　　主要由化脓菌感染引起,病变起始于细支气管,并向周围或末梢肺组织扩展,形成以肺小叶为单位、呈灶状散布的急性化脓性炎症,因其病变常以细支气管为中心故称支气管肺炎(bronchopneumonia),主要发生于小儿和年老体弱者。

9. 病毒性肺炎　　是病毒感染引起的肺炎,儿童多见,多为散发,偶为流行。常见病毒有各型流感病毒、呼吸道合胞病毒、腺病毒、副流感病毒、麻疹病毒及巨细胞病毒等,大多为双侧间质性肺炎或灶性坏死增生性肺炎或增生性渗出性肺炎,在增生支气管肺泡上皮内可见核内或胞浆内病毒包涵体(viral inclusion)。

10. 支原体肺炎　是由肺炎支原体(mycoplasma pneumoniae)引起的一种间质性肺炎。主要经飞沫感染,秋冬季节发病较多,儿童和青年发病率较高,通常为散发性,偶尔流行。患者起病较急,多有发热、头痛、咽痛及顽固的剧烈咳嗽、气促及胸痛,咳痰常不显著。听诊可闻干、湿啰音。胸透显示肺部呈节段性分布的多种形态的浸润影。白细胞计数有轻度升高,淋巴细胞和单核细胞增多,痰、鼻分泌物及咽拭能培养出肺炎支原体。

11. 肺硅沉着病　简称硅肺(曾称为矽肺),是因长期吸入大量含游离二氧化硅(SiO_2)的粉尘沉着于肺部引起的一种常见的职业病。长期从事开矿、采石、坑道作业以及在石英粉、玻璃厂、耐火材料厂、陶瓷厂等生产作业的工人易患本病。其病变以硅结节形成和广泛肺纤维化为特征。

12. 硅结节　硅结节境界清楚,直径 2~5mm,呈圆形或椭圆形,灰白色、质硬,触之有砂样感。硅结节形成的初始阶段是由吞噬硅尘的巨噬细胞聚集组成,继而成纤维细胞增生,使之发生纤维化。结节内增生的纤维组织常呈同心圆式排列。当胶原沉积较多时,则变成为同心圆状或漩涡状排列的玻璃样变的结节,结节中央往往可见内膜增厚的血管。

13. 鼻咽癌　是鼻咽部上皮组织发生的恶性肿瘤。本病可见于世界各地,但以我国南方各省发病率最高,特别是广东珠江三角洲和西江流域。本病男性患者多于女性,发病年龄多在 40~50 岁之间。临床上,患者常有涕中带血、鼻塞、鼻出血、耳鸣、听力减退、头痛、颈淋巴结肿大及脑神经受损等症状。

14. 肺癌　绝大多数起源于支气管黏膜上皮,少数起源于支气管的腺体上皮或肺泡上皮细胞。因而肺癌实为支气管源性癌,亦称支气管癌(bronchial carcinoma),包括鳞状细胞癌、腺癌、小细胞癌、大细胞癌四种主要类型。

15. 中央型肺癌　指位于近肺门中心部位的肺癌,此型肺癌常较早出现肺门淋巴结转移,且与肺门部转移淋巴结形成巨大团块。团块常围绕较大支气管及血管。并可沿支气管浸润。癌块内也可有出血坏死腔隙。中央型肺癌右肺多于左肺,上叶比中叶和下叶多见。

16. 周围型肺癌　癌发生在段以下的支气管,也称边缘型肺癌,肺癌肿块位于肺的周边近肺膜处,可根据边界是否清楚分为浸润型与非浸润型。本型较难有早期症状,肺门淋巴结转移较晚,常侵及胸膜。此型肺癌较易手术切除。

17. 支气管肺泡细胞癌　是一种特殊类型的腺癌,可能由细支气管肺泡上皮发生,组织学及细胞形态学上相似于细支气管肺泡上皮分化,肉眼上大多为周边型或多结节型或肺炎样型,生长较缓慢,常在肺内沿细支气管及肺泡扩散,较少发生血行转移

18. 肺神经内分泌癌　一般指起源于支气管黏膜或腺上皮的 Kulchitsky 细胞(APUD 细胞),含有神经内分泌颗粒,能产生多肽激素的肺癌。

19. 肺不张　是指充气肺组织失去含气状,肺泡塌陷(collapse)的一种病理状况。肺不张原因常由于支气管阻塞(内源性或外源性)、胸腔积液、气胸、肿瘤及瘢痕等压迫所致。肺不张临床上显示为实变,较大肺不张影响肺功能。

(三) 问答题

1. 哪些病因可以引起慢性支气管炎?

答:慢性支气管炎是外界环境因素侵袭和破坏机体呼吸道防御功能的结果。如理化因素:长期吸入有害气体、刺激性烟雾、粉尘、吸烟等。感染因素:病毒、奈瑟菌等。过敏因素:食物、粉尘、烟草、某些药物等过敏。

2. 简述慢性支气管炎的病变及并发症?

答:支气管黏膜粗糙、充血水肿,管腔内黏液性或脓性分泌物。镜下,黏膜上皮损害,细胞变性、坏死。黏液腺泡增生、肥大,杯状细胞增多,间质淋巴细胞浸润。气管壁损害,软骨、平滑肌变性、萎缩。可引起慢性阻塞性肺气肿、支气管扩张症、肺心病、支气管肺炎等并发症。

3. 支气管扩张症常继发于哪些病变? 为什么?

答:支气管黏膜粗糙、充血水肿,管腔内黏液性或脓性分泌物。镜下,黏膜上皮损害,细胞变性、坏死。黏液腺泡增生、肥大,杯状细胞增多,间质淋巴细胞浸润。气管壁损害,软骨、平滑肌变性、萎缩。可引起慢性阻塞性肺气肿、支气管扩张、肺心病、支气管肺炎等并发症。

4. 慢性支气管炎并发肺源性心脏病的主要机制是什么?

答:支气管炎可并发慢性阻塞性肺气肿,由于通气、换气功能障碍,动脉血氧分压降低,引起肺小动脉痉挛,加之肺毛细血管床减少,使肺循环阻力加大,形成肺动脉高压,加重右心负担,最后导致肺源性心脏病。

5. 慢性肺源性心脏病发生的主要环节是什么?

答:肺循环阻力增大,引起肺动脉高压,加重右心负荷,逐渐发生右心代偿性肥大和扩张,最后导致右心衰竭。

6. 简述慢性肺源性心脏病变及临床表现。

答:心脏重量增加,右心室代偿性肥大、扩张。心尖钝圆,肺动脉圆锥膨隆,肺动脉瓣下 2cm 处心肌壁厚超过 5mm。镜下:心肌细胞肥大,核大浓染,间质水肿。临床常咳嗽、咳痰,逐渐出现心悸、气急、发绀、下肢浮肿、肝肿大等。

7. 试述大叶性肺炎的病因及发病机制。

答:肺炎链球菌引起,部分为溶血性链球菌、肺炎杆菌等。当机体受寒、疲劳、醉酒等诱因使病菌从上呼吸道向下蔓延至肺泡,通过肺泡间孔向周围扩散而引起。

8. 大叶性肺炎病变分几期? 各期病理特点如何?

答:水肿期:肺泡壁毛细血管充血,肺泡腔内较多浆液,肺叶肿大,暗红色,切面湿润。
红色肝样变期:肺叶肿大暗红,质实如肝。切面粗颗粒状。毛细血管充血更明显,肺泡腔内大量纤维蛋白及红细胞。
灰色肝样变期:肺叶肿大,灰白、质实、干燥。肺泡壁毛细血管狭窄或闭塞。肺泡腔大量纤维蛋白网及中性粒细胞。
溶解消散期:肺叶体积缩小,质软。肺泡腔内渗出物也减少,巨噬细胞增多。

9. 大叶性肺炎并发症有哪些?

答:中毒性休克:由严重毒血症引起;肺脓肿及脓胸:病原菌毒力过强或合并其他细菌感染引起肺组织坏死、液化;败血症:严重感染病原菌入血;肺肉质变:中性粒细胞过少,蛋白溶解酶产生不足,使纤维蛋白机化。

10. 何谓小叶性肺炎？常见于哪些情况？

答：以气管、细支气管为中心并延及所属肺泡的急性化脓性炎症称为小叶性肺炎。常见于儿童、老年人及体质衰弱或久病卧床病人。急性传染病时易并发,昏迷、麻醉病人亦易并发。

11. 简述小叶性肺炎的病理变化、结局及并发症？

答：肉眼：肺内多发、散在实性病灶,灰黄色,可挤出脓性物。镜下：病灶中可见支气管管腔内充满中性粒细胞,后期渗出物质变为脓性。小叶性肺炎多能痊愈,并发症有呼吸衰竭、心力衰竭、毒血症及肺脓肿、脓胸。

12. 简述间质性肺炎的病因？

答：肺炎支原体;腺病毒、呼吸道肠道病毒、麻疹病毒、流感病毒等。

13. 简述硅肺的病因及病理变化？

答：病因：二氧化硅粉尘,$1\sim2\mu m$ 粒子致病最强。

病变：硅结节形成及肺间质弥漫性纤维组织增生。

14. 硅肺的基本病理变化是什么？

答：硅结节形成：肺及肺门淋巴结内形成硅结节,细胞性硅结节发展为胶原性硅结节。肉眼：硅结节圆形、灰白色、边界清晰质硬,砂粒感。弥漫性纤维组织增生：增生的纤维结缔组织沿血管、支气管走行,索条状。

15. 硅肺根据什么进行分期？可分几期？各期有何特点？

答：根据硅肺病变的范围及严重程度进行分期。分为三期。第一期（初期）：硅结节限于淋巴系统,两肺门淋巴结肿大,有硅结节形成。第二期（中期）：硅结节扩展到淋巴系统以外肺组织,病变范围不超过全肺的1/3。第三期（晚期）：范围超过全肺的2/3,或硅结节直径超过2cm。

16. 试述鼻咽癌的病理类型。

答：鳞状细胞癌：多为低分化鳞癌;腺癌;泡状核细胞癌：较多见,癌巢不规则,与间质界限不清,癌细胞大小不一,胞质丰富,癌细胞核圆形、卵圆形,核大,染色质少,呈空泡状,有$1\sim2$个核仁,癌细胞间可见淋巴细胞;未分化癌。

17. 阐述鼻咽癌的扩散与转移。

答：直接扩散：向上扩散侵犯颅底骨,可经破裂孔侵犯海绵窦附近组织,损伤第 Ⅱ～Ⅵ 对颅神经。向外侧侵犯耳咽管、中耳。向前侵犯鼻腔、眼眶。淋巴道转移：颈淋巴结。血道转移到肝、肺、骨。

18. 引起肺癌最常见的原因是什么？

答：吸烟：长期大量吸烟与肺癌发病有关。燃烧的烟雾中含多环碳氢化合物,如3,4-苯并芘。空气污染：含3,4-苯并芘及砷等致癌物,此外,氡、石棉、铬和铬酸盐、镍等。

19. 列出肺癌的大体类型及主要转移途径？

答：中央型,又称肺门型、周围型、弥漫型。肺癌主要经淋巴道转移,转移至肺门及纵隔淋巴结,以后转移至颈部及锁骨上淋巴结。晚期经血道转移到肝、脑、骨等。

20. 肺癌组织病理学类型分几型？各型有何特点？

答：鳞状细胞癌：以低分化型多见,多属肉眼观中央型,好发于年龄较大之男性。腺癌：多属周围型,多见于年青女性。小细胞未分化癌:癌细胞短梭形,体积小。胞质小,恶性度高。大细胞未分化癌:包括多形细胞和巨细胞癌。

(四) 选择题

【A 型题】

1. 慢性支气管炎上皮容易发生的化生是(　　)
   A. 黏液上皮化生　　　　B. 移行上皮化生　　　　C. 鳞状上皮化生
   D. 杯状上皮化生　　　　E. 肠型上皮化生

2. 慢性支气管炎患者咳痰的病变基础是(　　)
   A. 支气管黏膜上皮细胞变性、坏死脱落
   B. 腺体肥大、增生,黏膜上皮内杯状细胞增多
   C. 支气管壁淋巴细胞浸润
   D. 软骨萎缩、纤维化、钙化和骨化
   E. 支气管壁瘢痕形成

3. 不符合慢性支气管炎的描述是(　　)
   A. 可引起肺心病　　　　B. 可引起肺气肿　　　　C. 吸烟是常见的原因
   D. 可伴喘息症状　　　　E. 支气管呈囊性扩张

4. 与慢性支气管炎发病无关的是(　　)
   A. 肺孢子虫感染　　　　B. 呼吸道反复病毒感染　　　　C. 呼吸道细菌感染
   D. 大气污染　　　　E. 吸烟

5. 慢性支气管炎的主要临床表现是(　　)
   A. 肺实变　　　　B. 慢性咳嗽和咳痰　　　　C. 咳铁锈色痰
   D. 呼吸困难　　　　E. 大咯血

6. 慢性支气管炎的病变包括(　　)
   A. 支气管黏膜上皮变性、坏死增生及鳞状上皮化生
   B. 管壁慢性炎性细胞浸润及纤维化
   C. 管壁平滑肌束断裂、萎缩
   D. 软骨变性、萎缩、钙化或骨化
   E. 引起细支气管炎及细支气管周围炎

7. 慢性支气管炎的主要病变不包括(　　)
   A. 黏膜上皮纤毛脱落、倒伏　　B. 黏液腺肥大　　　　C. 肉芽肿形成
   D. 鳞状上皮化生　　　　E. 管壁淋巴细胞、浆细胞

8. 慢性支气管炎患者通气功能障碍的病理基础是(　　)
   A. 黏液腺肥大、增生　　　　B. 上皮纤毛倒伏、脱落　　　　C. 软骨变性萎缩
   D. 小气道阻塞　　　　E. 管壁平滑肌萎缩

9. 慢性支气管炎患者尸体解剖检查的可靠诊断指标是(　　)
   A. 支气管壁黏液腺体增生、肥大
   B. 支气管黏膜上皮细胞变性、坏死脱落

    C. 肺动脉硬化

    D. 支气管周围肺气肿

    E. 支气管周围纤维化

10. 慢性支气管炎的病变性质是(　　　)

    A. 慢性特异性炎症　　　　B. 慢性非特异性炎症　　　　C. 浆液性炎症

    D. 卡他性炎症　　　　　　E. 化脓性炎症

11. 慢性支气管炎的发生与哪种因素关系不密切(　　　)

    A. 细菌感染　　　　　　　B. 病毒感染　　　　　　　C. 支原体感染

    D. 有害气体　　　　　　　E. 有害粉尘

12. 慢性支气管炎最常见的并发症是(　　　)

    A. 大叶性肺炎　　　　　　B. 小叶性肺炎　　　　　　C. 肺脓肿

    D. 支气管扩张　　　　　　E. 肺气肿

13. 最常见的慢性阻塞性肺病是(　　　)

    A. 支气管扩张　　　　　　B. 支气管哮喘　　　　　　C. 硅肺

    D. 慢性支气管炎　　　　　E. 慢性空洞型肺结核

14. 引起肺心病的关键环节是(　　　)

    A. 小气道阻塞　　　　　　B. 肺部感染　　　　　　　C. 肺动脉高压

    D. 肺间质纤维组织增生　　E. 肺水肿

15. 下列疾病中,最常引起肺心病者是(　　　)

    A. 肺动脉栓塞　　　　　　B. 胸廓畸形　　　　　　　C. 硅肺

    D. 慢性肺结核　　　　　　E. 慢性阻塞性肺气肿

16. 肺气肿的病变不包括(　　　)

    A. 终末细支气管　　　　　B. 肺泡　　　　　　　　　C. 呼吸性细支气管

    D. 肺泡管　　　　　　　　E. 肺泡囊

17. 累及肺腺泡各部分的肺气肿为(　　　)

    A. 腺泡中央型　　　　　　B. 全腺泡型　　　　　　　C. 腺泡周围型

    D. 间质性肺气肿　　　　　E. 不规则型

18. 腺泡中央型肺气肿病变主要累及(　　　)

    A. 肺泡管　　　　　　　　B. 终末细支气管　　　　　C. 肺泡囊

    D. 呼吸性细支气管　　　　E. 细支气管

19. 引起肺气肿的主要原因是(　　　)

    A. 吸烟　　　　　　　　　B. 空气污染　　　　　　　C. 小气道感染

    D. 慢性阻塞性细支气管炎　E. 肺尘埃沉着病

20. 符合肺心病的描述是(　　　)

    A. 心脏增大,心尖由左心室构成

    B. 肺小动脉中膜肥厚

    C. 肺动脉瓣下 2cm 处右心室肌壁厚度超过 5mm

    D. 肺动脉高压

　　E. 右心室心肌细胞肥大

21. 引起急性上呼吸道感染的最常见原因是(　　)
　　A. 细菌　　　　　　　　B. 受凉　　　　　　　C. 支原体
　　D. 病毒　　　　　　　　E. 真菌

22. 急性上呼吸道感染属于(　　)
　　A. 纤维素性炎　　　　　B. 化脓性炎　　　　　C. 出血性炎
　　D. 肉芽肿性炎　　　　　E. 卡他性炎

23. 急性气管-支气管炎主要病因是(　　)
　　A. 感染　　　　　　　　B. 物理因素　　　　　C. 化学因素
　　D. 过敏反应　　　　　　E. 自身免疫反应

24. 引起支气管哮喘的主要因素是(　　)
　　A. 支气管黏膜内杯状细胞增多
　　B. 支气管壁平滑肌痉挛
　　C. 支气管黏膜水肿
　　D. 支气管腔内黏液增多
　　E. 支气管管壁炎细胞浸润

25. 不符合支气管哮喘的合并症的描述是(　　)
　　A. 可引起肺气肿　　　　B. 可引起支气管肺炎　　C. 可引起肺心病
　　D. 可引起支气管扩张　　E. 不引起急性死亡

26. 主要与哮喘速发性反应有关的细胞是(　　)
　　A. B 细胞与肥大细胞　　B. 嗜酸粒细胞与嗜碱粒细胞　C. T 细胞与肥大细胞
　　D. 浆细胞与嗜碱粒细胞　E. 中性粒细胞与嗜碱粒细胞

27. 支气管扩张症引起慢性肺源性心脏病的主要原因是(　　)
　　A. 炎症破坏支气管壁结构　B. 肺组织高度纤维化　　C. 支气管壁腺体肥大、增生
　　D. 慢性阻塞性细支气管炎　E. 细支气管炎及其周围炎

28. 下列哪项可诊断支气管扩张症(　　)
　　A. 肺实变体征　　　　　B. 咳大量脓痰　　　　C. 反复咳血
　　D. 肺部湿啰音　　　　　E. 支气管碘造影

29. 支气管扩张症的特点不包括(　　)
　　A. 支气管壁组织结构破坏
　　B. 支气管壁慢性化脓性炎症
　　C. 肺组织纤维化
　　D. 多在先天性支气管发育畸形的基础上发生
　　E. 并发肺脓肿和肺气肿

30. 支气管扩张症的发生最主要是由于(　　)
　　A. 支气管周围肺纤维化　B. 支气管管腔阻塞或狭窄　C. 支气管壁支撑结构破坏
　　D. 支气管周围肺组织实变　E. 先天性支气管发育畸形

31. 支气管扩张常合并(　　)

　A. 肺脓肿　　　　　　B. 肺肉质变　　　　　　C. 肺结核

　D. 弥漫性肺气肿　　　E. 肺门淋巴结结核

32. 支气管扩张症的发病基础是(　　)

　A. 支气管旁淋巴组织增生

　B. 支气管的炎症损伤和管腔阻塞

　C. 支气管发育异常

　D. 肺免疫功能障碍

　E. 以上都不是

33. 下列哪一种疾病不会引起支气管扩张症(　　)

　A. 慢性支气管炎　　　B. 肺囊性纤维化　　　C. 肺结核

　D. 大叶性肺炎　　　　E. 小叶性肺炎

34. 肺炎是指(　　)

　A. 各种细菌引起的肺的炎症

　B. 以中性粒细胞渗出为主的肺的炎症

　C. 各种致炎因子引起的肺实质的炎症

　D. 各种原因引起的肺泡的炎症

　E. 以上都不是

35. 肺炎中最常见的病原体是(　　)

　A. 病毒　　　　　　　B. 衣原体　　　　　　C. 支原体

　D. 病毒　　　　　　　E. 细菌

36. 在肺炎的诊治中,最重要的是(　　)

　A. 确定炎症的严重程度和病原体

　B. 确定炎症的部位

　C. 确定炎症的类型

　D. 确定炎症的分布特点

　E. 确定感染途径

37. 大叶性肺炎红色肝样变期的主要病变为(　　)

　A. 大量的浆液渗出　　B. 大量的纤维素渗出　　C. 大量的中性粒细胞渗出

　D. 大量的巨噬细胞渗出　E. 以上都不是

38. 大叶性肺炎红色肝样变期属于哪一种炎症(　　)

　A. 出血性炎　　　　　B. 纤维素性炎　　　　　C. 出血浆液性炎

　D. 出血纤维素性炎　　E. 出血化脓性炎

39. 下列哪一项不属于大叶性肺炎的特征(　　)

　A. 肺泡腔内充满纤维蛋白性渗出物

　B. 受累肺叶通气良好

　C. 有时肺发生纤维化

　D. 常由肺炎链球菌引起

　E. 通常一周后病变消散

40. 大叶性肺炎患者的缺氧症状出现在(　　)
    A. 充血水肿期　　　　　　B. 灰色肝样变期　　　　　C. 红色肝样变期
    D. 溶解消散期　　　　　　E. 病变恢复期

41. 大叶性肺炎患者缺氧症状的改善是在(　　)
    A. 灰色肝样变期　　　　　B. 充血水肿期　　　　　　C. 红色肝样变期
    D. 溶解消散期　　　　　　E. 病变恢复期

42. 大叶性肺炎患者咳铁锈色痰出现在(　　)
    A. 充血水肿期　　　　　　B. 红色肝样变期　　　　　C. 灰色肝样变期
    D. 溶解消散期　　　　　　E. 病变恢复期

43. 大叶性肺炎患者的铁锈色痰变成黏液脓痰是在(　　)
    A. 充血水肿期　　　　　　B. 红色肝样变期　　　　　C. 溶解消散期
    D. 病变恢复期　　　　　　E. 灰色肝样变期

44. 关于大叶性肺炎下列哪一项是错误的(　　)
    A. 红色肝样变期时,可出现胸痛
    B. 灰色肝样变期时,呼吸困难反而减轻
    C. 肺肉质变是纤维素被机化所致
    D. 溶解消散期时,咳铁锈色痰
    E. 金黄色葡萄球菌感染可引起中毒性肺炎

45. 不符合大叶性肺炎的描述是(　　)
    A. 多由肺炎链球菌感染引起
    B. 累及整个或多个大叶
    C. 属于纤维素性炎
    D. 破坏小支气管壁和肺泡壁结构
    E. 咳铁锈色痰

46. 大叶性肺炎合并金黄色葡萄球菌感染可引起(　　)
    A. 炎性假瘤　　　　　　　B. 肺脓肿　　　　　　　　C. 肺肉质变
    D. 阻塞性肺气肿　　　　　E. 肺间质纤维化

47. 大叶性肺炎的合并症不包括(　　)
    A. 肺肉质变　　　　　　　B. 中毒性休克　　　　　　C. 支气管扩张
    D. 肺脓肿　　　　　　　　E. 纤维素性胸膜炎

48. 不符合大叶性肺炎病理变化的是(　　)
    A. 肺泡腔内多量心力衰竭细胞
    B. 肺泡腔内浆液渗出
    C. 肺泡腔内纤维素渗出
    D. 肺泡腔内可有红细胞
    E. 肺泡腔内中性粒细胞渗出

49. 下列哪一种病变能反映大叶性肺炎的本质(　　)
    A. 肺泡的卡他性炎症　　　B. 肺泡的化脓性炎症　　　C. 肺泡的出血性炎症

D. 肺的肉质变   E. 肺泡的纤维素性炎症

50. 下列哪一项,不是大叶性肺炎的所发生的病变(　　)
     A. 肺肉质变   B. 肺实变   C. 肺褐色硬变
     D. 肺脓肿和脓胸   E. 纤维素性胸膜炎

51. 肺的肉质变是由于(　　)
     A. 慢性肺淤血、纤维增生   B. 肺内肉瘤细胞弥漫浸润   C. 肺内癌细胞浸润实变
     D. 肺内渗出物机化   E. 硅肺致肺弥漫纤维化

52. 男性,80 岁,直肠癌根治术后 2 周。7 天来发热(39℃)、咳嗽、咳黏液脓痰。查体:双肺下叶背侧可闻及湿啰音。X 线见双肺下叶散在不规则斑片状膜糊阴影。不符合该患者疾病的合并症的描述是(　　)
     A. 中毒性休克   B. 肺脓肿   C. 脓胸
     D. 肺栓塞   E. 心力衰竭

53. 不符合小叶性肺炎的是(　　)
     A. 病变为纤维素性炎   B. 常为其他病变的合并症   C. 病变呈灶状、小叶分布
     D. 由多种致病菌引起   E. 可导致支气管扩张

54. 小叶性肺炎的典型病变特点是(　　)
     A. 支气管急性卡他性炎症   B. 肺泡的纤维素性炎症   C. 肺泡的出血性炎症
     D. 肺间质非化脓性炎症   E. 以细支气管为中心的小叶性化脓性炎症

55. 不符合小叶性肺炎的是(　　)
     A. 小叶和小叶融合性病变
     B. 病变以肺的背部和下部较重
     C. 主要由病毒引起
     D. 可导致心力衰竭
     E. 可引起肺脓肿

56. 不符合小叶性肺炎的是(　　)
     A. 由多种细菌引起   B. 病变从细支气管开始   C. 属化脓性炎症
     D. 常咳铁锈色痰   E. 可破坏肺泡壁

57. 小叶性肺炎一般不引起(　　)
     A. 脓胸   B. 肺肉质变   C. 脓毒败血症
     D. 支气管扩张   E. 肺脓肿

58. 不属于小叶性肺炎的是(　　)
     A. 病毒性肺炎   B. 麻疹后肺炎   C. 手术后肺炎
     D. 吸入性肺炎   E. 坠积性肺炎

59. 小叶性肺炎的病变性质是(　　)
     A. 浆液性炎   B. 纤维素性炎   C. 化脓性炎
     D. 卡他性炎   E. 出血性炎

60. 关于小叶性肺炎下列哪项是错误的(　　)
     A. 可因吸入羊水引起   B. 病变起始于细支气管   C. 病灶散在分布

D. 肺实变体征明显　　　　　E. 可并发脓毒血症

61. 关于小叶性肺炎下列哪项是正确的(　　)

　　A. 常局限于一个肺小叶

　　B. 支气管及肺泡的纤维素性炎症

　　C. 可发展为大叶性肺炎

　　D. 常并发阻塞性肺气肿

　　E. 常由急性细支气管炎发展而来

62. 不是小叶性肺炎的合并症的为(　　)

　　A. 心力衰竭　　　　　　B. 肺脓肿　　　　　　C. 脓毒败血症

　　D. 呼吸衰竭　　　　　　E. 肺肉质变

63. 病毒性肺炎常为(　　)

　　A. 大叶性肺炎　　　　　B. 小叶性肺炎　　　　C. 间质性肺炎

　　D. 肺泡性肺炎　　　　　E. 吸入性肺炎

64. 肺炎时肺泡上皮细胞或巨噬细胞内包涵体常见于(　　)

　　A. 球菌性肺炎　　　　　B. 病毒性肺炎　　　　C. 杆菌性肺炎

　　D. 支原体性肺炎　　　　E. 军团菌性肺炎

65. 病毒性肺炎的特点中不包括(　　)

　　A. 多由上呼吸道病毒感染蔓延引起

　　B. 炎症主要累及肺间质

　　C. 肺泡腔内有浆液渗出

　　D. 肺组织可出现片状坏死

　　E. 细胞内可出现包涵体

66. 病毒性肺炎具有诊断价值的组织学特点是(　　)

　　A. 胞质内和胞核内出现包涵体

　　B. 肺间质中单核细胞、淋巴细胞浸润

　　C. 肺泡腔内浆液渗出

　　D. 肺泡上皮细胞增生

　　E. 细支气管上皮增生

67. 病毒性肺炎的肉眼特点是(　　)

　　A. 大叶性病变　　　　　B. 小叶性病变　　　　C. 网状或不规则斑片状病变

　　D. 小叶融合性病变　　　E. 结节状病变

68. 病毒性肺炎的确诊主要依赖于(　　)

　　A. X线检查　　　　　　B. 血清学检查　　　　C. 病毒感染流行状况

　　D. 病毒和病毒包涵体的检查　E. 年龄

69. 病毒性肺炎的最常见的病原体是(　　)

　　A. 腺病毒　　　　　　　B. 巨细胞病毒　　　　C. 副流感病毒

　　D. 鼻病毒　　　　　　　E. 流感病毒

70. 间质性肺炎的主要病变特点是(　　)

A. 间质充血水肿、单核细胞和淋巴细胞浸润

B. 间质充血水肿、淋巴细胞浸润

C. 间质充血水肿、中性粒细胞浸润

D. 间质充血水肿及出血现象

E. 间质充血水肿及结缔组织增生

71. 流感病毒常可引起( )

    A. 大叶性肺炎   B. 小叶性肺炎   C. 间质性肺炎

    D. 过敏性肺炎   E. 以上都不是

72. 确诊支原体肺炎的主要依据是( )

A. 患者多为儿童和青年

B. 起病急,多有发热、头痛、咽痛及剧烈干性呛咳

C. X 线检查肺部呈斑点、片状或网状阴影

D. 病变呈间质性肺炎,肺泡腔内可无渗出物

E. 痰、鼻黏膜和咽拭子培养出肺炎支原体

73. 确诊支原体肺炎的最重要依据是( )

A. 血清中肺炎支原体抗体 IgM 的测定

B. 起病急,多有发热头痛、咽痛及剧烈干性呛咳

C. X 线检查,肺部呈节段性分布的纹理增加及网状阴影

D. 病变呈间质性肺炎

E. 患者多为儿童和青年

74. 确诊支原体肺炎的可靠依据是( )

    A. X 线检查   B. 病原学检查   C. 组织学检查

    D. 支原体感染流行状况   E. 排除细菌性肺炎的可能

75. 不符合支原体肺炎的描述是( )

A. 可引起整个呼吸道感染

B. 多有发热、头痛、咽痛及剧烈干性呛咳

C. 肺泡不受累

D. 病变呈斑片状阴影

E. 肺间质内淋巴细胞、单核细胞浸润

76. 与慢性支气管炎发病无关的是( )

    A. 呼吸道反复病毒感染   B. 肺孢子虫感染   C. 呼吸道细菌感染

    D. 大气污染   E. 吸烟

77. 不符合慢性支气管炎的描述是( )

    A. 可引起肺心病   B. 可引起肺气肿   C. 吸烟是常见的原因

    D. 可伴喘息症状   E. 支气管呈囊性扩张

78. 符合硅肺特点的是( )

A. 二氧化硅尘粒越大,致病力越强

B. 早期病变出现在两肺下叶

C. 常引起间皮瘤

D. 硅结节具有病理诊断意义

E. 硅肺空洞是合并结核病的结果

79. 引起硅肺最主要的是（　　　）

A. 10μm 的硅尘颗粒　　　　B. 8μm 的硅尘颗粒　　　　C. 6μm 的硅尘颗粒

D. 4μm 的硅尘颗粒　　　　E. 1~2μum 的硅尘颗粒

80. 硅肺的基本病理变化是（　　　）

A. 硅结节　　　　　　　　B. 肺气肿　　　　　　　　C. 硅肺结核病

D. 肺间质弥漫性纤维化　　E. 胸膜斑

81. 不符合硅肺的病理变化的是（　　　）

A. 肺纤维化具有病理诊断意义

B. 硅结节形成

C. 肺纤维组织弥漫增生

D. 晚期硅结节可融合成团

E. 早期硅结节由巨噬细胞构成

82. 不符合硅肺各期的病变特点的是（　　　）

A. 早期病变累及周围肺组织

B. 肺门淋巴结常受累

C. Ⅰ期硅肺累及肺门部

D. Ⅱ期硅肺累及全肺 1/3 以下

E. Ⅲ期硅肺累及肺的大部分,矽结节密集融合成块

83. 不符合硅肺合并症的是（　　　）

A. 肺心病　　　　　　　　B. 肺癌　　　　　　　　C. 肺气肿

D. 自发性气胸　　　　　　E. 硅肺结核病

84. 硅肺引起肺源性心脏病主要由于（　　　）

A. 继发肺部感染　　　　　B. 硅肺性空洞形成　　　　C. 肺间质弥漫性纤维化

D. 硅肺结核病　　　　　　E. 并发肺气肿

85. 硅肺的特征性病变是（　　　）

A. 肺门淋巴结肿大　　　　B. 肺间质纤维化　　　　C. 胸膜纤维化

D. 硅结节形成　　　　　　E. 肺气肿

86. 早期硅结节中的细胞是（　　　）

A. 大量淋巴细胞　　　　　B. 大量嗜酸粒细胞　　　　C. 大量浆细胞

D. 大量成纤维细胞　　　　E. 大量巨噬细胞

87. 符合矽结节的描述是（　　　）

A. 早期是纤维结节

B. 晚期是细胞结节

C. 其发生与 T 淋巴细胞关系密切

D. 具有病理诊断意义

E. 不含免疫球蛋白

88. 硅尘微粒可引起的病变是(　　)

    A. 肺的纤维素性炎　　　　B. 肺的化脓性炎　　　　C. 肺间质纤维化

    D. 间质性肺炎　　　　　　E. 干酪性

89. 不符合鼻咽癌特征的是(　　)

    A. 多起源于鼻咽部柱状上皮　B. 多发生于鼻咽顶部　　C. 癌组织浸润能力强

    D. 可破坏颅底骨向颅内浸润　E. 晚期多经淋巴道转移

90. 最常见的鼻咽癌的组织学类型是(　　)

    A. 未分化癌　　　　　　　B. 泡状核细胞癌　　　　C. 腺泡状腺癌

    D. 低分化鳞状细胞癌　　　E. 高分化鳞状细胞癌

91. 不符合鼻咽癌的是(　　)

    A. 多发生于鼻咽黏膜上皮组织

    B. 泡状核细胞癌对放疗很敏感

    C. 与 EB 病毒感染无关

    D. 以高分化腺癌最为少见

    E. 可经淋巴道转移至颈部淋巴结

92. 鼻咽癌最常见于鼻咽的(　　)

    A. 顶部　　　　　　　　　B. 外侧壁　　　　　　　C. 咽隐窝

    D. 前壁　　　　　　　　　E. 顶部和侧壁

93. 鼻咽癌一般不侵犯(　　)

    A. 颅内　　　　　　　　　B. 口腔　　　　　　　　C. 中耳

    D. 鼻腔　　　　　　　　　E. 眼眶

94. 鼻咽癌最常见的转移部位是(　　)

    A. 双侧颈上深部淋巴结　　B. 同侧颈上深部淋巴结　C. 对侧颈上深部淋巴结

    D. 血道转移至肺　　　　　E. 血道转移至肝

95. 鼻咽癌的病因中,最重要的发病因素是(　　)

    A. 遗传因素　　　　　　　B. 亚硝胺类　　　　　　C. 多环芳烃类

    D. 激素　　　　　　　　　E. EB 病毒

96. 鼻咽癌的显著临床特点是(　　)

    A. 早期症状明显　　　　　B. 可引起脑神经破坏　　C. 可引起耳鸣、鼻塞

    D. 早期发生淋巴道转移　　E. 可有家族聚集倾向

97. 鼻咽癌最常见的肉眼类型是(　　)

    A. 溃疡型　　　　　　　　B. 菜花型　　　　　　　C. 结节型

    D. 浸润型　　　　　　　　E. 黏膜下型

98. 肺癌最常见的类型是(　　)

    A. 中央型　　　　　　　　B. 周围型　　　　　　　C. 弥漫型

    D. 管内型　　　　　　　　E. 管壁浸润型

99. 肺癌的主要组织来源是(　　)

A. 支气管上皮细胞   B. Clara 细胞   C. Kaltschitzky 细胞

D. Ⅰ型肺泡上皮细胞   E. Ⅱ型肺泡上皮细胞

100. 痰涂片阳性检出率最高的肺癌是( )

    A. 大细胞癌   B. 小细胞癌   C. 腺癌

    D. 鳞状细胞癌   E. 细支气管肺泡癌

101. 肺癌早期诊断最有价值的检查是( )

    A. 早期症状的发现   B. 纤维支气管镜活检   C. X 线检查

    D. CT 检查   E. 血液检查

102. 下列哪一项不符合肺癌( )

    A. 中央型癌块位于肺门部

    B. 鳞癌的发生与吸烟关系密切

    C. 早期可发生淋巴道转移

    D. 多起源于肺泡上皮

    E. 以上都不是

103. 下列哪一项对肺癌无早期诊断意义( )

    A. 纤维支气管镜检查   B. 痰涂片检查   C. 早期症状的发现

    D. 活组织的病理检查   E. X 线检查

104. 弥漫型肺癌多为( )

    A. 大细胞癌   B. 鳞状细胞癌   C. 细支气管肺泡癌

    D. 类癌   E. 小细胞癌

105. 肺鳞状细胞癌的特点是( )

    A. 与吸烟关系密切

    B. 常为周边型

    C. 经鳞状上皮化生、异型增生癌变而来

    D. 可呈高分化

    E. 常伴肺门淋巴结转移

106. 细支气管肺泡癌的特点为( )

    A. 常为中央型

    B. 常为周边型

    C. 常为弥漫型

    D. 起源于细支气管黏膜上皮或肺泡上皮

    E. 癌细胞呈柱状

107. 符合小细胞癌的描述是( )

    A. 常为中央型   B. 常为周边型   C. 常为弥漫型

    D. 起源于神经内分泌细胞   E. 癌细胞常为燕麦样或淋巴细胞样

108. 肺癌的肉眼形态不包括( )

    A. 散布于两肺的大小一致的多发性结节

    B. 肺门部巨大肿块

C. 肺膜下的球形结节

D. 大叶性实性病变

E. 小叶性融合性实性病变

【B 型题】

　　A. 浆液性炎　　　　　B. 纤维素性炎　　　　　C. 化脓性炎

　　D. 慢性非特异性炎　　E. 间质性肺炎

109. 小叶性肺炎(　　　)

110. 大叶性肺炎(　　　)

111. 支气管扩张症(　　　)

112. 慢性支气管炎(　　　)

113. 支原体肺炎(　　　)

114. 病毒性肺炎(　　　)

　　A. 支气管腺体肥大、增生；黏膜上皮杯状细胞增多

　　B. 肺泡扩张，肺泡壁菲薄或断裂

　　C. 肺泡上皮增生，细胞内包涵体形成

　　D. 细支气管及周围肺泡化脓性炎

　　E. 肺组织高度纤维化

115. 慢性支气管炎(　　　)

116. 慢性阻塞性肺气肿(　　　)

117. 病毒性肺炎(　　　)

118. 小叶性肺炎(　　　)

119. 硅肺(　　　)

　　A. 开放性肺气肿　　　B. 老年性肺气肿　　　　C. 代偿性肺气肿

　　D. 间质性肺气肿　　　E. 阻塞性肺气肿

120. 最常见的肺气肿(　　　)

121. 慢性支气管炎(　　　)

122. 支气管肺炎(　　　)

123. 肺组织退行性变(　　　)

(五) 填空题

1. 慢性支气管炎临床特点是_____、_____、_____和_____。

2. 慢性支气管炎晚期常见并发_____和_____。

3. 支气管腺体的_____、_____和_____是慢性支气管炎患者咳痰的病变基础。

4. 引起支气管扩张的常见肺疾病有_____、_____。

5. 按病变发展过程，大叶性肺炎可分为_____、_____、_____和_____四期

6. 大叶性肺炎是病变起始于_____并扩展至_____的_____炎症。

7. 大叶性肺炎红色肝样变期,肺泡内有大量_____、_____和少量_____、_____。

8. 大叶性肺炎灰色肝样变期,肺泡内有大量_____、_____和少量_____。

9. 大叶性肺炎的并发症有_____、_____、_____。

10. 小叶性肺炎是以_____为中心的肺组织的_____炎,故又称_____。

11. _____和_____都可引起间质性肺炎。

12. 某些病毒可引起细支气管、肺泡上皮细胞_____,形成_____,并出现核内或胞质内_____,是诊断病毒性肺炎的重要依据。

13. 硅肺的基本病变是_____和_____。诊断硅肺的主要病理学依据是_____。

14. 根据组成成分的不同,硅结节可有_____结节、_____结节、_____结节。

15. 硅肺的并发症是_____和_____。

16. 肺肉质变是由于_____肺炎_____期纤维蛋白渗出过_____或中性粒细胞渗出过_____所致。

17. 肺癌的肉眼类型有_____、_____、_____。

18. 肺癌的组织学类型有_____、_____、_____,最常见的是_____,恶性度最高的是_____。

19. 肺的鳞状细胞癌是由支气管上皮_____癌变而来,与_____关系密切。

20. 鼻咽癌与_____感染有关。

(六) 判断题

1. 慢性阻塞性肺气肿是慢性支气管炎最常见的并发症。( )

2. 肺炎是指肺组织发生的变质性炎症。( )

3. 大叶性肺炎多发生于老年人和体质虚弱者。( )

4. 大叶性肺炎红色肝样变期和灰色肝样变期的区别点在于肺泡腔内的渗出物成分不同。( )

5. 大叶性肺炎治愈后的肺泡组织的原有结构和功能不能完全恢复。( )

6. 小叶性肺炎是以细支气管为中心的急性化脓性炎症。( )

7. 小叶性肺炎往往由几种细菌混合感染所致。又是某些疾病的并发症。( )

8. 支原体肺炎的病变主要侵犯肺泡。( )

9. 病毒性肺炎多见于小儿,偶可流行。( )

10. 硅肺是由于长期吸入含有游离二氧化硅粉尘微粒引起的一种慢性职业性肺疾病。( )

11. 硅肺的主要病变为肺实质的硅结节形成和广泛纤维化。( )

12. 呼吸道的防御功能低下最易发生硅肺。( )

13. 鼻咽癌多发生于60岁以上的男性。( )

14. 鼻咽癌可能与EB病毒感染有关。( )

15. 鼻咽癌以低分化鳞状细胞癌多见。（   ）

16. 肺癌以 60 岁左右男性最多见。（   ）

17. 小叶性肺炎的临床特点之一是咳铁锈色痰。（   ）

18. 硅尘微粒直径大于 5μm(微米)时,致病力最强。（   ）

19. 肺炎双球菌是引起大叶性肺炎唯一的病原微生物。（   ）

20. 大叶性、小叶性肺炎都是化脓性炎症。（   ）

（七）参考答案

选择题

1. C	2. B	3. E	4. A	5. B	6. A	7. C	8. D	9. A	10. B
11. C	12. E	13. D	14. C	15. E	16. A	17. B	18. D	19. D	20. C
21. D	22. E	23. A	24. B	25. E	26. C	27. B	28. E	29. D	30. C
31. A	32. B	33. D	34. C	35. E	36. A	37. E	38. D	39. D	40. C
41. A	42. B	43. E	44. D	45. E	46. B	47. C	48. A	49. E	50. C
51. D	52. D	53. A	54. E	55. E	56. D	57. B	58. E	59. A	60. D
61. E	62. E	63. C	64. B	65. D	66. A	67. C	68. D	69. E	70. A
71. C	72. E	73. A	74. B	75. C	76. B	77. E	78. D	79. E	80. A
81. A	82. A	83. B	84. C	85. D	86. E	87. D	88. C	89. E	90. D
91. C	92. A	93. B	94. B	95. C	96. D	97. C	98. A	99. A	100. D
101. B	102. D	103. C	104. E	105. C	106. D	107. D	108. A	109. C	110. B
111. C	112. D	113. E	114. E	115. A	116. B	117. C	118. D	119. E	120. E
121. C	122. E	123. B							

填空题

1. 咳嗽　咳痰　喘息　反复发作

2. 肺气肿　肺源性心脏病

3. 肥大　增生　黏液腺化生

4. 慢性支气管炎　支气管肺炎　肺结核

5. 充血水肿期　红色肝样变期　灰色肝样变期　溶解消散期

6. 肺泡　肺大叶　纤维素性

7. 纤维素　红细胞　中性粒细胞　巨噬细胞

8. 纤维素　中性粒细胞　巨噬细胞　红细胞

9. 中毒性休克　肺脓肿及脓胸　败血症　肺肉质变

10. 细支气管　急性化脓性　支气管肺炎

11. 病毒　支原体

12. 增生　巨细胞　包涵体

13. 硅结节形成　弥漫性间质纤维化　硅结节

14. 细胞性　纤维性　玻璃样

15. 肺结核　肺源性心脏病

16. 大叶性肺炎　灰色肝样变期　多　少

17. 中央型　周围型　弥漫型

18. 鳞癌　小细胞癌　腺癌　大细胞癌　鳞状细胞癌　小细胞癌(燕麦细胞癌)

19. 鳞状上皮化生　吸烟

20. EB 病毒

判断题

1. T　　　2. F　　　3. F　　　4. T　　　5. F　　　6. T　　　7. T　　　8. F　　　9. T　　　10. T

11. T　　12. F　　13. F　　14. T　　15. T　　16. T　　17. F　　18. F　　19. F　　20. F

（卢晓梅　陈　晓）

第九章 消化系统疾病

一、学习要求

1. 掌握食管癌的病理变化。
2. 了解食管癌的病因、扩散与转移、临床病理联系。
3. 熟悉胃炎的概念、类型及病变特点。
4. 掌握溃疡病的概念、病理变化、结局及合并症。
5. 了解溃疡病的病因及发病机制。
6. 掌握胃癌早期和进展期的病变特点。
7. 掌握良性溃疡与恶性溃疡的区别。
8. 了解阑尾炎的病因、类型及病变特点。
9. 熟悉大肠癌的病变特点。
10. 掌握病毒性肝炎的基本病理变化、临床病理类型及主要病变特点。
11. 了解病毒性肝炎的病因、传播途径及临床病理联系。
12. 掌握肝硬化的概念,门脉性肝硬化的病理变化及临床病理联系。
13. 掌握坏死后性肝硬化的病理变化及临床病理联系。
14. 了解门脉性肝硬化和坏死后性肝硬化的病因及发病机制。
15. 掌握原发性肝癌的病理变化。
16. 掌握原发性肝癌的病理类型,了解原发性肝癌的病因、扩散转移及临床病理联系。

二、重点知识

(一) 慢性胃炎

以胃黏膜的慢性炎细胞浸润为特点。

1. 慢性浅表性胃炎　仅限于黏膜浅层的淋巴细胞、浆细胞浸润。
2. 慢性萎缩性胃炎　以黏膜固有腺体萎缩和常伴有肠上皮化生为特征。
(1) A 型:与自身免疫有关,多伴有恶性贫血,病变主要在胃体和胃底
(2) B 型:又称单纯性萎缩性胃炎,病变主要在胃窦部,与胃癌的发生有关。

(二) 消化性溃疡

1. 好发部位　十二指肠球部、胃小弯近幽门侧。
2. 病变　溃疡直径<2cm,圆形或椭圆形,边缘整齐,底部平坦,周围胃黏膜呈放射状。

溃疡底由4层组织(坏死层、炎性渗出层、肉芽组织层、瘢痕层)构成。

　　3. 合并症:出血、穿孔、幽门梗阻、癌变(十二指肠溃疡一般不癌变)。

(三) 阑尾炎

　　1. 急性阑尾炎类型:急性单纯性、急性化脓性、急性坏疽性。
　　2. 阑尾穿孔引起的急性弥漫性腹膜炎是最严重的并发症。

(四) 非特异性肠炎

慢性溃疡性结肠炎:一种原因不明的慢性结肠炎症,有癌变的可能。

(五) 消化道肿瘤

共同特点:
(1) 判断癌肿的早晚不是其面积的大小和是否有局部淋巴结转移和其浸润深度。
(2) 中晚期癌均可形成菜花状、溃疡型、浸润型,胃癌和大肠癌均有胶样癌。
(3) 淋巴道转移为主要转移途径;晚期经血道转移至肝、肺。

1. 食管癌
(1) 食管中段最多见。
(2) 早期癌:原位癌、黏膜内癌、黏膜下层癌,无淋巴结转移
(3) 组织类型鳞癌最多见,少数为腺癌。

2. 胃癌　消化道最常见的恶性肿瘤之一。
(1) 好发于胃窦部、小弯侧。
(2) 早期胃癌:癌组织仅限于黏膜层和黏膜下层。
(3) 组织学类型绝大多数为腺癌。
(4) 溃疡型胃癌与慢性胃溃疡的肉眼形态鉴别可从以下方面:
　　　外形、大小、边缘、底部、周围黏膜。
(5) 癌细胞侵犯浆膜后发生种植性转移。

3. 大肠癌
(1) 以直肠为最多。
(2) 组织学类型:高、中分化腺癌较多见。

(六) 病毒性肝炎

1. 病因　HAV、HBV、HCV、HDV、HEV、HGV。
2. 基本病变
(1) 肝细胞变性
1) 细胞水肿:肝细胞受损后细胞内水分增多。开始细胞肿大,胞质疏松呈网状,称胞质疏松化。进一步发展,细胞高度肿大呈圆球形,胞质几乎完全透明,呈气球样变。
2) 嗜酸性变:病变肝细胞胞浆因水分脱失浓缩,嗜酸性染色增强。

（2）肝细胞坏死

1）嗜酸性坏死：嗜酸性变进一步发展，胞质更加浓缩、胞核也浓缩以至消失，最后剩下深红色均匀浓染的圆形小体，即嗜酸性小体。

2）溶解性坏死：高度气球样变的肝细胞核固缩、溶解、消失，细胞膜破裂，最后细胞解体。

3）点状坏死：一个或几个肝细胞的坏死所形成的肝小叶内散在坏死灶。常见于急性普通型肝炎。

4）碎片状坏死：肝小叶周边的界板肝细胞的灶性坏死、崩解，常见于重度慢性普通性肝炎。

5）桥接状坏死：在肝小叶中央静脉与汇管区之间或两个小叶中央静脉之间或两个汇管区之间出现的肝细胞带状、融合性坏死灶，常见于中、重度慢性普通性肝炎。

（3）炎细胞浸润：汇管区和肝小叶内淋巴细胞和单核细胞浸润。

（4）肝细胞的再生。

（5）间质反应性增生：Kupffer（库普弗细胞）细胞增生、间叶细胞增生、成纤维细胞增生、细小胆管增生。

3. 临床病理类型

（1）急性普通型肝炎：最常见。以广泛的肝细胞变性为主，坏死轻微（散在点状坏死）。

（2）慢性普通型肝炎：病程超过半年。

1）轻度慢性肝炎：变性坏死轻，炎细胞浸润明显，少量纤维组织增生，肝小叶结构完整。

2）中度慢性肝炎：坏死明显（碎片状坏死、桥接坏死），纤维组织增生，肝小叶结构大部分完整。

3）重度慢性肝炎：坏死重而广泛（重度碎片状坏死、大范围桥接坏死），肝细胞结节状再生，纤维组织增生明显，纤维间隔分割肝小叶结构。

（3）重型病毒性肝炎

1）急性重型肝炎：最严重。肝细胞坏死严重而广泛，肝细胞再生现象不明显（急性黄色肝萎缩）。

2）亚急性重型肝炎：大片状肝细胞坏死，肝细胞结节状再生，纤维组织明显增生（亚急性黄色肝萎缩）。

（七）酒精性肝病

1. 脂肪肝。

2. 酒精性肝炎。

肝细胞脂肪变性；酒精透明小体；灶状肝细胞坏死伴中性粒细胞浸润。

3. 酒精性肝硬化。

（八）肝硬化

由多种原因引起肝细胞弥漫性变性坏死，继而出现纤维组织增生和肝细胞结节状再生，三种病变反复交替进行，结果使肝小叶结构和血液循环途径发生改建，使肝脏变形、变硬的一种常见慢性肝病。

1. 门脉性肝硬化　相当于小结节型肝硬化,最常见。

(1) 病因:病毒性肝炎、慢性酒精中毒、营养缺乏、毒物中毒。

肝细胞脂肪变性、坏死→胶原纤维增生→肝纤维化→肝硬化

(2) 病理变化

肉眼:肝脏体积缩小,重量减轻,质地硬。表面小结节状,切面见小结节周围有纤维组织包绕。

镜下:①正常肝小叶结构破坏,由广泛增生的纤维结缔组织将肝细胞再生结节分割包绕成大小不等、圆形或椭圆形的肝细胞团,即假小叶形成。假小叶内肝细胞排列紊乱,可见变性和再生的肝细胞。小叶中央静脉缺如、偏位或有两个以上。

②假小叶间的纤维组织间隔内有淋巴细胞、浆细胞浸润,小胆管内淤胆,小胆管增生及假胆管形成。

(3) 临床病理联系

1) 门脉高压症:肝硬化出现门脉高压症是由于肝内血管系统被破坏改建引起的。假小叶的形成及肝实质纤维化压迫小叶下静脉、小叶中央静脉及肝窦,致门静脉回流受阻;肝动脉与门静脉之间吻合支开放,肝动脉血流入门静脉,门脉压升高。

a. 脾肿大:脾功能亢进。

b. 胃肠道淤血、水肿:食欲不振、消化不良。

c. 腹水:其原因是门静脉系统淤血,引起肠及肠系膜的毛细血管内压升高,血管壁通透性增强,水分和血浆蛋白漏出;肝细胞受损,合成白蛋白减少,以及消化不良引起低蛋白血症,使血浆胶体渗透压降低;肝功能降低,抗利尿激素、醛固酮的灭活作用减弱,其血中水平升高而致钠水潴留;小叶下静脉受压和中央静脉的管腔闭塞,使肝窦内压升高,淋巴液生成增多,部分可经肝表面漏入腹腔。

d. 侧支循环形成及其并发症:

食管下段静脉丛曲张、出血:破裂引起的大呕血是常见死亡原因之一。

直肠静脉丛曲张:破裂后发生便血,可导致贫血。

脐周围静脉网曲张:"海蛇头"现象。

2) 肝功能不全:主要是肝实质长期反复受破坏的结果。

a. 睾丸萎缩、男子乳腺发育症:雌激素增多所致。

b. 蜘蛛状血管痣:雌激素增多所致。

c. 出血倾向:凝血因子减少及脾亢所致。

d. 黄疸:肝细胞性及阻塞性。

e. 肝性脑病:常见死亡原因之一。

2. 坏死后性肝硬化

(1) 大结节型及大小结节混合型肝硬化。

(2) 假小叶大小不等。

(3) 假小叶间纤维间隔较宽。

(4) 病程短、肝功能障碍明显、癌变率高。

（九）原发性肝癌

1. 肉眼类型

（1）早期肝癌：即小肝癌，指单个癌结节直径小于3cm，或结节数目不超过2个、其直径的总和在3cm以下。

（2）中晚期肝癌可分三型：①巨块型；②多结节型；③弥漫型

2. 组织学类型　①肝细胞癌；②胆管上皮癌；③混合型肝癌

（十）胰腺炎

胰腺炎是指胰腺因胰酶的自身消化作用而引起的疾病。分为急性胰腺炎和慢性胰腺炎两种类型。

（十一）胰腺癌

胰腺癌是指发生在胰腺外分泌部分腺体的癌。约90%的病例有ras基因点突变。

常见类型有：①腺癌；②未分化癌；③鳞状细胞癌

三、强化训练与参考答案

（一）汉英名词对照

早期食管癌　　early esophageal carcinoma

早期胃癌　　early gastric carcinoma

革囊胃　　linitis plastica

Meckel 憩室　　meckel diverticulum

气球样变　　ballooning degeneration

嗜酸性变　　acidophilic degeneration

嗜酸性坏死　　acidophilic necrosis

嗜酸性小体　　acidophilic body or Councilman body

点状坏死　　spotty necrosis

溶解坏死　　lytic necrosis

碎片状坏死　　piecemeal necrosis

桥接坏死　　bridging necrosis

肝硬化　　liver cirrhosis

假小叶　　pseudolobule

（二）名词解释

1. 早期食管癌　指癌组织仅限于黏膜或黏膜下层，未侵犯肌层也无淋巴结转移的食管癌。

2. 早期胃癌　指癌组织仅限于黏膜层及黏膜下层而未浸润肌层的胃癌，不论其面积大小和有无淋巴结转移。早期胃癌肉眼上分为隆起、表浅和凹陷型。

3. 革囊胃 指胃癌组织弥漫浸润致胃壁增厚、变硬,胃腔缩小,黏膜皱襞大部消失,其胃形状似皮革制成的囊袋。

4. Meckel 憩室 指发生在胚胎期脐肠管肠侧的肠憩室。

5. Zahn 梗死:又称萎缩性红色梗死 由肝内门静脉分支的一支或多支阻塞,引起以局部肝淤血为主的病变,而非真性梗死。病灶呈暗红色,境界较清楚,肝小叶中央区高度淤血并有出血及局部肝细胞萎缩、坏死或消失。

6. 气球样变 常见于肝细胞水肿,胞质疏松化进一步发展,肝细胞高度肿胀变大变圆,胞质几乎完全透明,状如气球,故称为气球样变性,常见于病毒性肝炎。

7. 嗜酸性变 是指细胞胞质水分脱失浓缩,嗜酸性染色增强,胞质颗粒性消失,如病毒性肝炎时肝细胞的嗜酸性变。

8. 嗜酸性坏死 如肝细胞嗜酸性变进一步发展,胞质更加浓缩,胞核浓缩以至消失,肝细胞坏死,这种坏死称为嗜酸性坏死。

9. 嗜酸性小体 当细胞嗜酸性变进一步发展,胞核浓缩以至消失,胞质浓缩成为密集深红染的圆形小体,称为嗜酸性小体。

10. 点状坏死 肝小叶内散在的单个至几个肝细胞的灶状坏死,同时该处伴以炎性细胞浸润,常见于病毒性肝炎。

11. 溶解坏死 如普通型病毒性肝炎时,由肝细胞高度气球样变进一步发展而来,表现为肝细胞崩解,胞核固缩、溶解、消失,最后细胞解体。重型病毒性肝炎时,肝细胞的变性往往不明显,很快就发生此种坏死。

12. 碎片状坏死 常见于慢性活动性病毒性肝炎,肝小叶周边的肝细胞界板遭到破坏,界板肝细胞呈灶状坏死、崩解,伴有炎性细胞浸润,这种坏死称为碎片状坏死。

13. 桥接坏死 常见于慢性活动性病毒性肝炎,肝小叶中央静脉与汇管区之间或两个中央静脉之间出现的肝细胞坏死带,称为桥接坏死。

14. 肝硬化 由多种原因引起,肝细胞弥漫性变性坏死,继而出现纤维组织增生和肝细胞结节状再生,这三种改变反复交错发生,导致肝小叶结构和血液循环途径逐渐被改建,假小叶形成,使肝变形、质地变硬,这种形态学的改变称为肝硬化。

15. 假小叶 由多种病因引起肝细胞变性坏死,随之纤维组织增生分割、破坏正常肝小叶,这种由纤维组织分割包绕成大小不等、圆形或椭圆形的肝细胞集团称为假小叶。假小叶的特点是:①间质内胆管增生,炎细胞浸润;②中央静脉可有可无或偏位;③假小叶内可有汇管区,肝索排列紊乱,假小叶内的肝细胞可有变性、坏死、淤胆。

(三) 问答题

1. 试述慢性萎缩性胃炎的病理变化特点及其与胃癌的关系。

答:根据慢性萎缩性胃炎发生是否与免疫有关及有无伴发恶性贫血,可分为 A、B 两型。A型胃炎的发生与自身免疫有关,多伴恶性贫血。病人血中可找到抗胃壁细胞微粒体的自身抗体。A 型胃炎病变主要发生在胃体和胃底部。B 型胃炎的发病与自身免疫无关,同时不伴有恶性贫血。B 型胃炎又称单纯性萎缩性胃炎,病变主要在胃窦部。两型胃炎病变基本相同。肉眼,病变一般在幽门部较明显,胃黏膜变薄,皱襞消失,色苍白而平滑。

长期严重的病例还可因胃小凹上皮增生,形成息肉。光镜下:①病变黏膜固有层内慢性炎细胞浸润,并且浸润可深达黏膜肌层,甚至有淋巴细胞聚集及淋巴滤泡形成。②黏膜腺体变性、萎缩,固有层内腺体数目减少,进行性消失,有时腺体呈囊性扩张。③假幽门腺化生,胃体和胃底部腺体的壁细胞和主细胞消失,被类似幽门腺的黏液分泌细胞取代。④肠上皮化生,胃黏膜腺上皮细胞中出现分泌液的杯状细胞,有刷状缘的吸收上皮细胞和帕内特(Paneth)细胞等,与小肠黏膜相似。肠上皮化生的细胞进一步发生异型增生,异型增生上皮经过轻度、中度、重度,逐步转化为癌。多数研究者认为肠上皮化生与肠型胃癌的发生关系密切。

2. 简述慢性胃溃疡的病变特点,分析溃疡病不易愈合的局部因素。

答:(1) 慢性胃溃疡的病变特点:慢性胃溃疡多位于胃小弯侧近幽门部,尤以胃窦部多见。溃疡通常只有一个,圆形或椭圆形,直径<2cm。溃疡边缘整齐,底部平坦,可深达肌层或浆膜层,周围胃黏膜皱襞向溃疡集中呈放射状。镜下,溃疡底部有四层结构:坏死层、渗出层、肉芽组织层和瘢痕层。瘢痕层内可见增殖性小动脉内膜炎或血栓形成,以及神经节细胞变性和神经纤维断裂形成的创伤性神经瘤。

(2) 慢性胃溃疡不易愈合的局部因素主要有:增殖性小动脉内膜炎引起局部血液循环障碍,妨碍组织再生。神经节细胞变性和神经纤维断裂造成神经营养障碍。局部溃疡过深影响修复,也可使溃疡不易愈合。

3. 慢性胃溃疡的合并症有哪些?试述其发生原因及其后果。

答:①出血:因溃疡底部毛细血管破裂出血可致大便潜血;如溃疡底部大血管破裂出血可出现黑粪或呕血,可威胁生命。②穿孔:深达肌层的溃疡可穿透浆膜层形成穿透性溃疡,引起腹膜炎。③幽门梗阻:主要由于瘢痕组织收缩或溃疡周围黏膜炎性水肿及幽门括约肌收缩患者引起幽门狭窄,使胃内容物通过困难,继而胃扩张,患者反复呕吐,可引起水电解质平衡紊乱、营养不良。④癌变:溃疡边缘黏膜上皮增生,可发生癌变。

4. 简述病毒性肝炎的传播途径及基本病变。

答:传播途径:甲型肝炎多经粪-口传染;乙型肝炎主要经血传染,也可经其他途径传播;丙型肝炎主要经血传染;丁型肝炎经血传播;戊型肝炎经粪-口传播。基本病变:①肝细胞变性坏死:变性表现为肝细胞胞质疏松化和气球样变、嗜酸性变;坏死表现为嗜酸性坏死和溶解坏死。②炎性细胞浸润:主要是淋巴细胞、单核细胞。③间质反应性增生及肝细胞再生。

5. 列出病毒性肝炎病理类型。

答:①急性肝炎包括急性轻型肝炎和急性重型肝炎。②慢性肝炎包括慢性轻度、中度、重度肝炎。③重型肝炎包括急性、亚急性、慢性重型肝炎。

6. 列出肝硬化的分型。

答:①门脉性肝硬化;②坏死后性肝硬化;③胆汁性肝硬化;④寄生虫性肝硬化;⑤淤血性肝硬化。

7. 简述门脉性肝硬化的病因、肉眼及镜下病变特点。

答:①病因:病毒性肝炎、慢性酒精中毒、肝脂肪变、毒物中毒。②肉眼特点:早期,肝体积可正常或略大;晚期肝体积明显缩小,硬度增加,肝表面及切面多数大小不等的结节,结节之间有狭窄、均匀的纤维间隔。③镜下特点:弥漫性肝细胞损害,正常肝小叶结构破坏,假小叶形成,纤维结缔组织广泛增生。

8. 门脉性肝硬化形成的假小叶有哪些特点?

答:①假小叶内肝细胞排列紊乱;②假小叶内肝细胞可发生变性、坏死,可见肝细胞再生结节;③假小叶内中央静脉数目和位置异常。

9. 试分析肝硬化引起门脉高压的原因。

答:①假小叶形成,使肝窦内血流受阻;②中央静脉透明变和闭塞,纤维组织增生压迫、扭曲小叶下静脉;③肝动脉与门静脉分支发生异常吻合。

10. 肝硬化晚期,腹水形成的因素有哪些?

答:①肠壁及肠系膜等处液体及血浆蛋白漏入腹腔;②血浆胶体渗透压降低;③肝淋巴液经肝表面漏入腹腔;④肝灭活激素能力下降,钠水潴留。

11. 简述肝硬化时主要的侧支循环和合并症。

答:肝硬化门静脉高压时,建立的侧支循环有:①痔静脉丛曲张:肠系膜下静脉→痔静脉→髂静脉→下腔静脉;②脐周围静脉丛曲张:脐静脉→脐周围腹壁静脉腹上静脉→乳房内静脉→上腔静脉;③食管下段静脉丛曲张:胃冠状静脉→食管静脉、奇静脉→上腔静脉。

并发症:①食管下段静脉丛曲张:食管下段静脉丛破裂,可引起致命性大出血,是肝硬化患者常见的死亡原因之一。②脐周围静脉丛曲张:脐周围的浅静脉高度扩张,形如“海蛇头”。③痔静脉丛曲张:破裂可引起便血,长期便血可引起贫血。

12. 简述早期食管癌病变特点。

答:癌组织限于黏膜层或黏膜下层,未侵及肌层,无淋巴结转移,几乎均为鳞状细胞癌。术后5年存活率90%以上。

13. 简述早期胃癌病变特点并列出分型。

答:癌组织仅限于黏膜层及黏膜下层,术后5年存活率85%以上。肉眼分3种类型:隆起型、浅表型、凹陷型。

14. 简述晚期胃癌肉眼分型及病变特点。

答:蕈伞型:肿瘤向胃腔内生长,呈结节状、息肉状。溃疡型:癌组织坏死,形成溃疡,直径多在4cm以上。浸润型:癌组织向胃壁内弥漫性浸润性生长,使胃壁增厚、变硬,甚至形成“革囊胃”。

15. 列出原发性肝癌的肉眼及镜下分型。

答:肉眼分型:巨块型、结节型、弥漫型。镜下分型:肝细胞癌、胆管上皮癌、混合细胞型肝癌。

16. 下述抗原可见于何种疾病,有何意义?

答:①乙型肝炎表面抗原(HBsAg)阳性是HBV感染的标志之一,见于乙型肝炎患者、病毒携带者和乙型肝炎肝硬化患者。②甲胎蛋白(AFP)是一种胚胎性肿瘤蛋白,常见于肝细胞癌、内胚窦瘤。可作为肝细胞癌、内胚窦瘤手术前诊断和手术后复查的辅助指标。③癌胚抗原(CEA)也是一种胚胎性肿瘤蛋白,常见于胃肠道腺癌、肺腺癌以及卵巢腺癌。可作为上述肿瘤手术前诊断和手术后复查的辅助指标。

(四) 填空题

1. 血清甲胎蛋白(AFP)检查有助于诊断_____。

2. 急性胃炎的原因可有_____、酗酒、微生物毒素所致的_____以及严重创伤、大面积烧伤、休克等产生的_____。

3. 急性胃炎的病变类型有_____、_____、_____和_____等。

4. 慢性胃炎可分_____和_____两种。

5. 慢性萎缩性胃炎分两型,A 型主要部位是_____,B 型主要部位是_____,可能发生癌变的为_____。

6. A 型慢性萎缩性胃炎的发病与自身免疫有关,血中可找到_____、_____及_____等自身抗体。

7. 溃疡病的底部结构,由内向外依次为_____、_____、_____和_____四层。

8. 溃疡病的并发症有_____、_____、_____以及_____等。

9. 急性阑尾炎根据病变特点不同,可分为_____、_____和_____等类型。

10. 病毒性肝炎是由_____引起的,以_____为主要病变的一组传染病。

11. 肝炎病毒类型多,经不同途径传播,甲型肝炎、戊型肝炎经_____传播,乙型肝炎病毒主要经_____传播;丙型肝炎、丁型肝炎病毒经_____传播。

12. 各型病毒性肝炎的基本病变是_____、_____及_____等。

13. 急性病毒性肝炎的主要病变有_____、_____、_____、_____等。

14. 病毒性肝炎的不同病理临床类型,肝细胞坏死的程度和范围不同,急性肝炎为_____、慢性活动性肝炎为_____、重型肝炎为_____。

15. 肝硬化的病因主要有_____、_____、_____、_____。

16. 肝硬化门脉高压症的主要临床表现有_____、_____、_____及_____等。

17. 肝硬化腹水的形成机制与_____、_____等有关。

18. 肝硬化门脉高压症时形成的侧支循环主要有_____、_____及_____等。

19. 肝硬化肝功能障碍的表现有_____、_____、_____以及肝性脑病等。

20. 肝硬化的常见致死原因是_____、_____以及并发_____等。

21. 消化系统常见的恶性肿瘤有_____、_____、_____及_____等。

22. 食管癌的主要发生部位为_____,其中以_____最多。

23. 中晚期食管癌的大体形态分为_____、_____、_____和_____等类型。

24. 中晚期食管癌组织学类型以_____为主,其次为_____。

25. 胃癌的好发部位是_____。

26. 早期胃癌的浸润范围是_____。

27. 早期胃癌的大体类型有_____、_____、_____等。

28. 中晚期胃癌的大体类型有_____、_____、_____和_____四型。

29. 中晚期胃癌的组织学类型以_____为主,可呈现为_____、_____、_____和未分化癌等类型。

30. 大肠癌的发病部位以_____最多见,以下依次为_____、_____、_____以及降结肠。

31. 大肠癌大体四型,即_____、_____、_____及_____。

32. 原发性肝癌发病有关因素为_____、_____、_____等。

33. 晚期肝癌的大体类型有_____、_____及_____。

34. 原发性肝癌的镜下类型有_____、_____以及_____。

（五）判断题

1. 慢性浅表性胃炎黏膜固有层胃腺体萎缩。(　　)

2. 在慢性萎缩性胃炎的某些病人血中可查到抗胃壁细胞微粒体的自身抗体。(　　)

3. 慢性萎缩性胃炎患者常有胃酸分泌减少,是合并消化性溃疡的主要因素。(　　)

4. 胃溃疡的形成是胃壁组织被胃酸和胃蛋白酶消化的结果。(　　)

5. 胃溃疡多发生于胃小弯近幽门部。(　　)

6. 胃溃疡癌变后节律性上腹部疼痛更加明显。(　　)

7. 引起阑尾炎最重要的因素是细菌存在和阑尾腔的阻塞。(　　)

8. 长期酗酒是我国引起门脉性肝硬化的最主要原因。(　　)

9. 肝硬化患者食管下段静脉丛曲张破裂是其常见的死亡原因。(　　)

10. 肝硬化腹水形成为渗出液。(　　)

11. 食管癌发生在食管的三个生理狭窄处,以中段多见。(　　)

12. 食管癌的组织学类型以鳞状细胞癌最多见。(　　)

13. 胃溃疡和溃疡型胃癌区别主要靠肉眼形态。(　　)

14. 肝细胞癌占原发性肝癌的绝大多数。(　　)

15. 肝硬化患者血中谷-丙转氨酶,谷-草转氨酶明显增加。(　　)

16. 复合性溃疡是指胃内有两个溃疡存在。(　　)

17. 病毒性肝炎时浸润的炎症细胞主要是中性粒细胞。(　　)

18. 慢性萎缩性胃炎易发展为胃癌。(　　)

19. 腹水形成后,肾血流量和滤过率下降,醛固酮和抗利尿激素分泌增多。(　　)

20. 1979 年我国病理学工作者将中晚期肝癌分为巨块型、多结节型和弥漫型。(　　)

（六）选择题

【A 型题】

1. 下列哪项对诊断慢性肥厚性胃炎是最有意义的(　　)

　A. 腺体萎缩

　B. 胃黏膜上皮细胞异性型增生

　C. 固有膜结缔组织增生

　D. 腺体肠上皮化生

　E. 黏膜增厚、腺体肥大增生,腺管延长,黏液分泌细胞增多

2. 符合 B 型慢性萎缩性胃炎的是(　　)

    A. 抗内因子抗体阳性   B. 胃酸分泌减少   C. 血清壁细胞抗体阳性

    D. 恶性贫血   E. 属自身免疫性疾病

3. 肝细胞亚大片坏死伴肝细胞结节状再生常见于(　　)

    A. 慢性持续性肝炎   B. 慢性活动性肝炎   C. 急性普通型肝炎

    D. 急性重型肝炎   E. 亚急生重型肝炎

4. 诊断浅表性胃炎时哪项有意义(　　)

    A. 黏膜腺体增生   B. 黏膜腺体减少   C. 肠上皮化生

    D. 慢性炎细胞限于黏膜浅层   E. 固有层内多量中性粒细胞浸润

5. 慢性浅表性胃炎的主要病变特点是(　　)

    A. 淋巴细胞、浆细胞浸润胃黏膜浅层

    B. 胃黏膜变薄

    C. 胃黏膜水肿

    D. 可见黏膜下血管

    E. 胃黏膜糜烂

6. 肝细胞碎片状坏死多见于(　　)

    A. 急性普通型肝炎   B. 急性重型肝炎   C. 急性较重型肝炎

    D. 慢性肝炎   E. 亚急性重型炎

7. 符合慢性萎缩性胃炎 B 型表现为(　　)

    A. 胃体部弥漫性病变   B. 胃黏膜变薄   C. 不发生癌变

    D. 血清自身抗体阳性   E. 常伴有恶性贫血

8. 慢性萎缩性胃炎的特征病变是(　　)

    A. 黏膜腺体萎缩   B. 黏膜炎症   C. 血清自身抗体阳性

    D. 肠上皮化生   E. 假幽门腺化生

9. 我国病毒性肝炎最常最的病原体是(　　)

    A. HAV   B. HBV   C. HCV

    D. HDV   E. HEV

10. 慢性胃炎的主要病因是(　　)

    A. 吸烟   B. 酗酒   C. 幽门螺杆菌感染

    D. 免疫因素   E. 胃大部切除

11. 不符合慢性萎缩性胃炎的描述是(　　)

    A. 可发生肠上皮化生   B. 可引起胃酸增高   C. 可合并胃溃疡

    D. 可引起胃泌素增高   E. 可引起恶性贫血

12. 慢性消化性溃疡的组织学改变包括(　　)

    A. 炎性渗出物   B. 坏死组织   C. 肉芽组织

    D. 瘢痕组织   E. 增殖性动脉内膜炎

13. 慢性胃炎与胃癌发生关系密切的病变是(　　)

    A. 肠上皮化生   B. 淋巴滤泡形成   C. 黏膜上皮再生

    D. 上皮异型性增生   E. 假幽门腺化生

14. 不符合 A 型慢性萎缩性胃炎的描述是( )
    A. 可发生肠上皮化生　　B. 可引起壁细胞减少　　C. 可引起 G 细胞增多
    D. 可引起恶性贫血　　　E. 可引起胃酸增高

15. 不符合慢性胃溃疡合并症的是( )
    A. 穿孔　　　　　　　　B. 幽门狭窄　　　　　　C. 癌变
    D. 出血　　　　　　　　E. 黏膜萎缩

16. 有关胃溃疡病的描述,哪项是正确的( )
    A. 好发于胃小弯近幽门处,直径在 2cm 以内
    B. 好发于胃小弯近幽门处,直径在 1cm 以内
    C. 好发于胃小弯近贲门处,直径在 1cm 以内
    D. 好发于胃小弯近贲门处,直径在 2cm 以内
    E. 好发于胃小弯近幽门处,溃疡周边不规则

17. 不符合 B 型慢性萎缩性胃炎的描述是( )
    A. 可发生肠上皮化生　　B. 可引起恶性贫血　　　C. 可引起胃酸减少
    D. 可引起假幽门腺化生　E. 常由幽门螺杆菌引起

18. 慢性消化性溃疡不具备的病理变化是( )
    A. 炎性渗出物　　　　　B. 肉芽组织　　　　　　C. 瘢痕组织
    D. 增殖性动脉内膜炎　　E. 神经纤维肿瘤性增生

19. 慢性胃溃疡病变位置最常见于( )
    A. 胃前壁　　　　　　　B. 胃后壁　　　　　　　C. 胃小弯近幽门窦部
    D. 胃大弯及胃底部　　　E. 胃大弯近幽门处

20. 慢性胃溃疡最常见的并发症是( )
    A. 穿孔　　　　　　　　B. 梗阻　　　　　　　　C. 癌变
    D. 出血　　　　　　　　E. 粘连

21. 不符合慢性十二指肠溃疡的描述是( )
    A. 多位于十二指肠球部　B. 直径多在 1cm 以内　　C. 易发生癌变
    D. 易合并穿孔　　　　　E. 易发生出血

22. 良性溃疡的大体表现通常为( )
    A. 直径 2cm 以上较浅之溃疡,边缘不整齐
    B. 直径 2cm 以上较不规则之溃疡,底布不平,有坏死
    C. 直径 2cm 以上火山口状或不规则溃疡
    D. 直径 2cm 以上圆形溃疡,幽门侧边缘耸直状
    E. 直径 2cm 以上圆形溃疡,整齐,底部平坦

23. 符合十二指肠溃疡的描述是( )
    A. 溃疡多发生在十二指肠降部
    B. 溃疡大小多在 2cm 以上
    C. 前壁之溃疡易穿孔
    D. 后壁之溃疡不易出血

    E. 容易发生癌变

24. 肝硬化时,门脉高压症的主要原因是(　　)
    A. 肝细胞索排列紊乱
    B. 小叶下静脉、中央静脉及肝血窦受压
    C. 肝动脉与肝静脉之间形成异常吻合支
    D. 胆管增生
    E. 慢性炎细胞浸润

25. 发生在哪一部位的消化性溃疡易引起大出血(　　)
    A. 胃小弯近幽门处　　　　B. 胃小弯近贲门处　　　　C. 胃大弯及胃底
    D. 十二指肠球部后壁　　　E. 十二指肠球部前壁

26. 慢性胃溃疡底部的病变不包括(　　)
    A. 肉芽组织　　　　　　　B. 脓性渗出物　　　　　　C. 纤维性渗出物
    D. 坏死组织　　　　　　　E. 瘢痕组织

27. 我国肝硬化最常见的原因是(　　)
    A. 慢性酒精中毒　　　　　B. 营养缺乏　　　　　　　C. 毒物中毒
    D. 病毒性肝炎　　　　　　E. 药物中毒

28. 十二指肠溃疡一般不会出现哪一种并发症(　　)
    A. 癌变　　　　　　　　　B. 出血　　　　　　　　　C. 穿孔
    D. 梗阻　　　　　　　　　E. 粘连

29. 幽门螺杆菌感染引起慢性胃溃疡的机制是(　　)
    A. 引起胆汁反流　　　　　B. 引起胃酸分泌增多　　　C. 引起胃排空延迟
    D. 引起免疫功能紊乱　　　E. 降低胃黏膜的防御能力

30. 慢性胃炎的主要病因是(　　)
    A. 吸烟　　　　　　　　　B. 酗酒　　　　　　　　　C. 幽门螺杆菌感染
    D. 免疫因素　　　　　　　E. 胃大部切除

31. 不符合慢性十二指肠溃疡的描述是(　　)
    A. 多位于十二指肠球部　　B. 直径多在 1cm 以内　　C. 不引起幽门梗阻
    D. 易合并穿孔　　　　　　E. 易发生出血

32. 符合十二指肠溃疡的描述是(　　)
    A. 多发生于十二指肠降部　B. 与胃酸分泌过高有关　　C. 容易发生个发生癌变
    D. 不易发生出血　　　　　E. 不易发生穿孔

33. 不符合慢性萎缩性胃炎的病变是(　　)
    A. 黏膜腺体萎缩　　　　　B. 黏膜炎症　　　　　　　C. 血清自身抗体阳性
    D. 肠上皮化生　　　　　　E. 胃体部最常见

34. 发生在哪一部位的消化性溃疡易引起穿孔(　　)
    A. 胃小弯近幽门处　　　　B. 胃小弯近贲门处　　　　C. 胃大弯及胃底
    D. 十二指肠球部前壁　　　E. 十二指肠球部后壁

35. 溃疡病穿孔后最严重的后果是(　　)

A. 穿孔后引起急性弥漫性腹膜炎

B. 穿孔后引起慢性包裹性腹膜炎

C. 穿孔后引起肠粘连

D. 穿孔后引起溃疡周围脓肿

E. 穿孔后引起急性局限性腹膜炎

36. 坏死后肝硬化的特点是(　　)

A. 结节大小不等,纤维间隔厚薄不均

B. 结节大小相仿

C. 肝脏呈深绿色

D. 纤维组织沿门静脉分支大量增生

E. 纤维间隔薄而均匀

37. 与慢性胃溃疡比较,十二指肠溃疡的特点哪项是错误的(　　)

A. 比胃溃疡小　　　　B. 比胃溃疡浅　　　　C. 比胃溃疡易出血

D. 比胃溃疡易穿孔　　E. 比胃溃疡易癌变

38. 慢性消化性溃疡最常见的好发部位是(　　)

A. 胃小弯近幽门部　　B. 十二指肠球部　　　C. 胃与十二指肠复合

D. 胃体部　　　　　　E. 十二指肠下段

39. 慢性浅表性胃炎的主要病变特点是(　　)

A. 胃黏膜变薄

B. 胃黏膜水肿

C. 可见黏膜下血管

D. 淋巴细胞、浆细胞浸润胃黏膜浅层

E. 胃黏膜糜烂

40. 复合性消化性溃疡是指(　　)

A. 胃底部和胃体部都有溃疡

B. 胃大弯和胃小弯都有溃疡

C. 胃和十二指肠都有溃疡

D. 十二指肠球部前壁和后壁都有溃疡

E. 十二指肠球部和降部都有溃疡

41. 不符合慢性胃溃疡合并症的是(　　)

A. 穿孔　　　　　　　B. 幽门狭窄　　　　　C. 癌变

D. 黏膜萎缩　　　　　E. 出血

42. 门脉性肝硬化的特点是(　　)

A. 结节大小不等

B. 结节大小相仿,纤维间隔薄而均匀

C. 肝脏呈深绿色

D. 纤维组织沿门静脉分支大量增生

E. 纤维间隔厚薄不均

43. 慢性胃溃疡最常见的合并症是(　　　)

    A. 出血　　　　　　　　B. 幽门狭窄　　　　　　C. 穿孔

    D. 癌变　　　　　　　　E. 粘连

44. 下列哪一种因素与阑尾炎的发病无关(　　　)

    A. 细菌感染　　　　　　B. 多纤维饮食　　　　　C. 阑尾腔内异物阻塞

    D. 阑尾黏膜损伤　　　　E. 阑尾平滑肌痉挛

45. 早期肝癌是指(　　　)

    A. 弥漫型肝癌　　　　　B. 巨块型肝癌　　　　　C. 多结节型肝癌

    D. 混合性肝癌　　　　　E. 直径小于3cm、结节少于2个的肝癌

46. 最易导致阑尾穿孔的阑尾炎类型有(　　　)

    A. 急性单纯性阑尾炎　　B. 急性化脓性阑尾炎　　C. 急性坏疽性阑尾炎

    D. 慢性阑尾炎　　　　　E. 慢性阑尾炎急性发作

47. 阑尾炎最严重的并发症是(　　　)

    A. 阑尾周围脓肿　　　　B. 肝脓肿　　　　　　　C. 肾脓肿

    D. 急性弥漫性腹膜炎　　E. 假黏液瘤

48. 大肠癌最常见的组织学类型是(　　　)

    A. 中分化腺癌　　　　　B. 低分化腺癌　　　　　C. 黏液腺癌

    D. 印戒细胞癌　　　　　E. 未分化癌

49. 急性单纯性阑尾炎的病变特点是(　　　)

    A. 阑尾全层弥漫性中性粒细胞浸润

    B. 阑尾壁局部坏疽

    C. 阑尾腔闭塞,远端黏液潴留

    D. 阑尾黏膜局灶坏死伴中性粒细胞浸润

    E. 阑尾壁纤维组织增生伴慢性炎细胞浸润

50. 急性蜂窝织炎性阑尾炎的病变特点是(　　　)

    A. 阑尾全层弥漫性中性粒细胞浸润

    B. 阑尾壁局部坏死

    C. 阑尾腔闭塞,远端黏液潴留

    D. 阑尾黏膜坏死伴中性粒细胞浸

    E. 阑尾壁纤维组织增生伴慢性炎细胞浸润

51. 大肠癌最常见的好发部位是(　　　)

    A. 直肠和乙状结肠　　　B. 盲肠　　　　　　　　C. 升结肠

    D. 横结肠　　　　　　　E. 降结肠

52. 慢性阑尾炎的病变特点是(　　　)

    A. 阑尾全层弥漫性中性粒细胞浸润

    B. 阑尾壁局部坏死

    C. 阑尾腔闭塞,远端黏液潴留

    D. 阑尾黏膜坏死伴中性粒细胞浸润

E. 阑尾壁纤维组织增生伴慢性炎细胞浸润

53. 引起阑尾炎的最重要原因是(　　)
　　A. 阑尾腔内细菌感染　　B. 阑尾周围炎症蔓延　　C. 阑尾腔内阻塞并感染
　　D. 阑尾黏膜损伤并感染　E. 机体抵抗力降低

54. 革囊胃是指(　　)
　　A. 息肉型胃癌　　　　　B. 浸润溃疡型胃癌　　　C. 胶样型胃癌
　　D. 弥漫浸润型胃癌　　　E. 局限溃疡型胃癌

55. 下列哪一项不是中晚期食管癌的肉眼类型(　　)
　　A. 髓质型　　　　　　　B. 隆起型　　　　　　　C. 蕈伞型
　　D. 溃疡型　　　　　　　E. 缩窄型

56. 食管癌的好发部位是(　　)
　　A. 食管中段　　　　　　B. 食管上段　　　　　　C. 食管下段
　　D. 各段之间无明显差异　E. 以上都不对

57. 恶性度最低的胃癌组织学类型是(　　)
　　A. 管状腺癌　　　　　　B. 印戒细胞癌　　　　　C. 单纯癌
　　D. 硬癌　　　　　　　　E. 未分化癌

58. 最常见的食管恶性肿瘤是(　　)
　　A. 腺癌　　　　　　　　B. 未分化癌　　　　　　C. 类癌
　　D. 鳞状细胞癌　　　　　E. 恶性黑色素瘤

59. 早期食管癌是指(　　)
　　A. 黏膜内癌　　　　　　B. 原位癌　　　　　　　C. 黏膜下癌
　　D. 无淋巴结转移　　　　E. 以上都是

60. 早期胃癌是指(　　)
　　A. 黏膜内癌　　　　　　B. 未侵及肌层的癌　　　C. 黏膜下癌
　　D. 无淋巴结转移的癌　　E. 侵及肌层的癌

61. 胃癌的癌前病变是(　　)
　　A. 慢性浅表性胃炎　　　B. 假幽门腺化生　　　　C. 慢性萎缩性胃炎
　　D. 肥厚性胃炎　　　　　E. 腐蚀性胃炎

62. 早期胃癌最多见的类型有(　　)
　　A. 隆起型　　　　　　　B. 凹陷型　　　　　　　C. 表浅型
　　D. 表浅凹陷型　　　　　E. 表浅平坦型

63. 食管癌的最常见的好发部位是(　　)
　　A. 颈段　　　　　　　　B. 上段　　　　　　　　C. 中段
　　D. 下段　　　　　　　　E. 贲门

64. 可引起胃癌的病变是(　　)
　　A. 胃腺瘤　　　　　　　B. 慢性浅表性胃炎　　　C. 假幽门腺化生
　　D. 肥厚性胃炎　　　　　E. 腐蚀性胃炎

65. 早期胃癌最多见的组织学类型是(　　)

A. 印戒细胞癌   B. 未分化癌   C. 乳头状腺癌

D. 管状腺癌   E. 黏液癌

66. 中晚期食管癌最常见的肉眼形态是(   )

A. 髓质型   B. 溃疡型   C. 蕈伞型

D. 缩窄型   E. 黏膜僵硬

67. 早期胃癌是(   )

A. 只限于黏膜内癌   B. 直径在 2cm 以内的癌   C. 无淋巴结转移的癌

D. 尚未浸润至浆膜层的癌   E. 未侵及肌层的癌

68. 以下胃癌,哪一类恶性度最高(   )

A. 乳头状腺癌   B. 未分化癌   C. 低分化腺癌

D. 管状腺癌   E. 腺鳞癌

69. 最常见的食管恶性肿瘤是(   )

A. 腺癌   B. 鳞癌   C. 水分化癌

D. 类癌   E. 恶性黑色素瘤

70. 恶性度最低的胃癌组织学类型是(   )

A. 管状腺癌   B. 印戒细胞癌   C. 单纯癌

D. 硬癌   E. 未分化癌

71. 胃癌最常见好发部位是(   )

A. 贲门   B. 胃大弯   C. 胃窦小弯侧

D. 胃体   E. 幽门

72. 肝硬化时,肝功能不全的表现有(   )

A. 出血倾向

B. 食管下段静脉曲张及破裂出血

C. 胃肠道淤血

D. 脾功能亢进

E. 腹水

73. 胃癌晚期发生血道转移,首先转移到(   )

A. 肺   B. 脑   C. 骨

D. 肝   E. 肾

74. 大肠癌的好发部位是(   )

A. 升结肠   B. 横结肠   C. 降结肠

D. 乙状结肠   E. 直肠

75. 慢性十二指肠溃疡的并发症有(   )

A. 幽门狭窄   B. 穿孔   C. 癌变

D. 出血   E. 慢性萎缩性胃炎

76. 决定胃癌预后的因素是(   )

A. 胃癌的组织学类型   B. 胃癌的分期   C. 年龄

D. 胃癌的肉眼类型   E. 胃癌的来源

77. 下列哪一型大肠癌多见于青年人,而且预后较差(　　)
    A. 胶样型　　　　　　　B. 隆起型　　　　　　　C. 溃疡型
    D. 浸润型　　　　　　　E. 息肉型

78. 慢性萎缩性胃炎的病理变化有(　　)
    A. 胃黏膜腺体减少　　　B. 胃黏膜腺淋巴细胞浸润　C. 胃黏膜中性粒细胞浸润
    D. 肠上皮化生　　　　　E. 假幽门腺化生

79. 癌变率较高的大肠病变是(　　)
    A. 炎性息肉　　　　　　B. 增生性息肉　　　　　C. 幼年性息肉
    D. 绒毛状腺瘤　　　　　E. 腺瘤性息肉

80. 直肠癌最常见的症状是(　　)
    A. 贫血　　　　　　　　B. 肠梗阻　　　　　　　C. 黏液血便
    D. 腹部肿块　　　　　　E. 大便变形

81. 肝硬化形成的主要因素是(　　)
    A. 肝细胞变性坏死　　　B. 肝细胞再生　　　　　C. 纤维结缔组织增生
    D. 小胆管增生　　　　　E. 单核淋巴细胞浸润

82. 大肠癌最常见的组织学类型是(　　)
    A. 低分化腺癌　　　　　B. 高分化和中分化腺癌　C. 黏液腺癌
    D. 印戒细胞癌　　　　　E. 未分化癌

83. 右侧大肠癌的常见肉眼类型是(　　)
    A. 隆起型　　　　　　　B. 溃疡型　　　　　　　C. 浸润型
    D. 胶样型　　　　　　　E. 早期癌

84. 不符合肝硬化肝功能不全的临床表现为(　　)
    A. 蜘蛛痣　　　　　　　B. 海蛇头　　　　　　　C. 肝细胞性黄疸
    D. 男性乳房发育　　　　E. 出血倾向

85. 左侧大肠癌的常见肉眼类型是(　　)
    A. 隆起型　　　　　　　B. 溃疡型　　　　　　　C. 胶样型
    D. 早期癌　　　　　　　E. 浸润型

86. 大肠鳞癌的好发部位是(　　)
    A. 乙状结肠　　　　　　B. 升结肠　　　　　　　C. 肛管直肠
    D. 横结肠　　　　　　　E. 降结肠

87. 符合急性普通型肝炎的描述为(　　)
    A. 可引起血清 ALT 增高　B. 可引起黄疸　　　　　C. 可引起肝细胞灶状坏死
    D. 可引起肝细胞大片坏死　E. 可引起肝细胞气球样变

88. 大肠癌的癌前病变不包括(　　)
    A. 腺瘤
    B. 家族性腺瘤性息肉病
    C. 遗传性非息肉病性大肠癌综合征
    D. 增生性息肉

E. 慢性溃疡型结肠炎

89. 下列哪一种肿瘤在胃、肠道最多见(　　　)

    A. 平滑肌瘤　　　　　　B. 腺癌　　　　　　C. 平滑肌肉瘤

    D. 鳞状细胞癌　　　　　E. 转移癌

90. 缺陷性肝炎病毒是(　　　)

    A. HAV　　　　　　　　B. HBV　　　　　　C. HCV

    D. HDV　　　　　　　　E. HEV

91. 我国病毒性肝炎最常见的病原体是(　　　)

    A. HAV　　　　　　　　B. HBV　　　　　　C. HCV

    D. HDV　　　　　　　　E. HEV

92. 经血传播的 RNA 肝炎病毒是(　　　)

    A. HAV　　　　　　　　B. HBV　　　　　　C. HCV

    D. HDV　　　　　　　　E. HEV

93. 丙型肝炎病毒(HCV)的主要传播途径是(　　　)

    A. 经血传播　　　　　　B. 经消化道传播　　　　C. 经呼吸道传播

    D. 性传播　　　　　　　E. 母婴传播

94. 乙型肝炎病毒(HBV)的主要传播途径是(　　　)

    A. 经消化道传播　　　　B. 经呼吸道传播　　　　C. 性传播

    D. 母婴传播　　　　　　E. 经血传播

95. 甲型肝炎病毒(HAV)的主要传播途径是(　　　)

    A. 经血传播　　　　　　B. 经消化道传播　　　　C. 经呼吸道传播

    D. 性传播　　　　　　　E. 母婴传播

96. 丁型肝炎病毒(HDV)主要感染(　　　)

    A. HAV 携带者　　　　　B. HBV 携带者　　　　C. HCV

    D. HEV 携带者　　　　　E. HGV 携带者

97. 可引起慢性肝炎的 RNA 病毒是(　　　)

    A. HAV　　　　　　　　B. HBV　　　　　　C. HCV

    D. HDV　　　　　　　　E. HEV

98. 病毒性肝炎的基本病变不包括(　　　)

    A. 肝细胞水肿　　　　　B. 肝细胞嗜酸性变　　　C. 肝细胞坏死

    D. 肝细胞异型增生　　　E. 小胆管增生

99. 肝细胞碎片状坏死多见于(　　　)

    A. 急性普通型肝炎　　　B. 急性重型肝炎　　　　C. 慢性肝炎

    D. 酒精性肝病　　　　　E. 亚急性重型肝炎

100. 急性轻型肝炎的病变特点是(　　　)

    A. 肝细胞广泛变性,点灶状坏死

    B. 肝细胞广泛变性,碎片状坏死

    C. 肝细胞广泛变性,桥接坏死

    D. 肝细胞大片坏死

    E. 以上都不对

101. 急性较重型肝炎的病变特点是(   )

    A. 肝细胞广泛变性,点灶状坏死

    B. 肝细胞广泛变性,碎片状坏死

    C. 肝细胞广泛变性,桥接坏死

    D. 肝细胞大片坏死

    E. 以上都不对

102. 不符合病毒性肝炎基本病变的是(   )

    A. 肝细胞变性坏死   B. 小胆管增生   C. 纤维组织增生

    D. 慢性炎细胞浸润   E. Kupffer 细胞异型增生

103. 轻度慢性肝炎的特点是(   )

    A. 肝细胞点状、轻度碎片状坏死

    B. 肝细胞桥接坏死、中度碎片状坏死

    C. 肝细胞大片坏死

    D. 肝细胞广泛桥接坏死,重度碎片状坏死,伴早期肝硬化

    E. 肝细胞亚大片状坏死,伴结节状再生

104. 中度慢性肝炎的特点是(   )

    A. 肝细胞点状、轻度碎片状坏死

    B. 肝细胞桥接坏死、中度碎片状坏死

    C. 肝细胞广泛桥接坏死,重度碎片状坏死,伴早期肝硬化

    D. 肝细胞大片坏死

    E. 肝细胞亚大片状坏死,伴结节状再生

105. 急性重型肝炎的特点是(   )

    A. 肝细胞点状、轻度碎片状坏死

    B. 肝细胞桥接坏死、中度碎片状坏死

    C. 肝细胞广泛桥接坏死,重度碎片状坏死,伴早期肝硬化

    D. 肝细胞大片坏死

    E. 肝细胞亚大片状坏死,伴结节状再生

106. 亚急性重型肝炎的特点是(   )

    A. 肝细胞点状、轻度碎片状坏死

    B. 肝细胞桥接坏死、中度碎片状坏死

    C. 肝细胞广泛桥接坏死,重度碎片状坏死,伴早期肝硬化

    D. 肝细胞大片坏死

    E. 肝细胞亚大片状坏死,伴结节状再生

107. 慢性重型肝炎的特点是(   )

    A. 肝细胞点状、轻度碎片状坏死

    B. 肝细胞桥接坏死、中度碎片状坏死

C. 肝细胞广泛桥接坏死,重度碎片状坏死,伴早期肝硬化

D. 肝细胞大片坏死

E. 肝细胞亚大片状坏死,伴结节状再生

108. 毛玻璃样肝细胞出现于(　　)

    A. HbsAg 携带者　　　　B. 急性普通性肝炎　　　　C. 急性重型肝炎

    D. 慢性持续性肝炎　　E. 慢性活动性肝炎

109. 病毒性肝炎时,肝细胞凋亡的病变是(　　)

    A. 肝细胞灶状坏死　　　　B. 肝细胞桥接坏死　　　　C. 肝细胞大片坏死

    D. 肝细胞嗜酸性坏死　　E. 肝细胞碎片状坏死

110. 不符合肝细胞气球样变的描述是(　　)

    A. 肝细胞内水分增多　　B. 肝细胞内糖原沉积　　　　C. 内质网扩张、囊泡变

    D. 线粒体肿胀、嵴消失　　E. 粗面内质网核蛋白体颗粒消失

111. 不符合病毒性肝炎肝细胞基本病变的是(　　)

    A. 气球样变　　　　　　B. 胞质疏松化　　　　　　C. 肝细胞糖原沉积

    D. 嗜酸性变　　　　E. 肝细胞溶解性坏死

112. 碎片状坏死主要见于(　　)

    A. 急性重型肝炎　　　　B. 亚急性重型肝炎　　　　C. 肝硬化

    D. 急性肝炎　　　　E. 慢性肝炎

113. 肝炎时出现的毛玻璃样肝细胞的胞质中含有大量(　　)

    A. HBsAg　　　　　　B. HBcAg　　　　　　C. HCV

    D. HAV　　　　E. HDV

114. 健康携带者多见于(　　)

    A. HCV　　　　　　　B. HBV　　　　　　C. HAV

    D. HEV　　　　E. HDV

115. 肝细胞大片坏死,伴肝细胞结节状再生常见于(　　)

    A. 轻度慢性肝炎　　　　B. 中度慢性肝炎　　　　C. 急性轻型肝炎

    D. 急性较重型肝炎　　E. 亚急性重型肝炎

116. 急性重型肝炎最常发生于(　　)

    A. HCV 感染　　　　　B. HAV 感染　　　　　C. HBV 感染

    D. HEV 感染　　　　E. 药物中毒

117. 病毒性肝炎患者血清 ALT 水平升高的原因是(　　)

    A. 淋巴细胞浸润　　　　B. 胆管上皮增生　　　　C. 肝细胞增生

    D. 肝细胞变性坏死　　E. Kupffer 细胞增生

118. 病毒性肝炎时最常见的肝细胞变性是(　　)

    A. 脂肪变性　　　　　　B. 细胞水肿　　　　　　C. 嗜酸性变性

    D. 玻璃样变性　　　　E. 黏液变性

119. 病毒性肝炎时,肝细胞的基本病变一般不包括(　　)

    A. 气球样变　　　　　　B. 嗜酸性变　　　　　　C. 脂肪变性

D. 嗜酸性坏死　　　　　　E. 溶解性坏死

120. 我国门脉性肝硬化的常见原因是(　　)
    A. 病毒性肝炎　　　　B. 慢性酒精中毒　　　　C. 营养缺乏
    D. 毒物中毒　　　　　E. 药物中毒

121. 肝硬化晚期腹水的形成原因中不包括(　　)
    A. 肝淋巴液外漏
    B. 肝细胞合成蛋白功能低下
    C. 抗利尿激素、醛固酮在血内水平升高
    D. 门静脉高压
    E. 肝细胞合成凝血酶原减少

122. 肝硬化假小叶形成的主要因素是(　　)
    A. 肝细胞变性坏死　　B. 肝细胞再生　　　　C. 纤维结缔组织增生
    D. 小胆管增生　　　　E. 淋巴细胞浸润

123. 慢性酒精中毒引起的最严重的肝脏损害是(　　)
    A. 槟榔肝　　　　　　B. 脂肪肝　　　　　　C. 肝萎缩
    D. 酒精性肝硬化　　　E. 酒精性肝炎

124. 下列哪种类型的肝硬化易发展成肝癌(　　)
    A. 门脉性肝硬化　　　B. 坏死后性肝硬化　　C. 胆汁性肝硬化
    D. 淤血性肝硬化　　　E. 酒精性肝硬化

125. 门脉性肝硬化的特点是(　　)
    A. 结节大小不等,纤维间隔厚薄不均
    B. 结节大小相仿,纤维间隔薄而均匀
    C. 肝呈深绿色
    D. 小叶中心纤维化
    E. 以上都不对

126. 坏死后肝硬化的特点是(　　)
    A. 结节大小不等,纤维间隔厚薄不均
    B. 结节大小相仿,纤维间隔薄而均匀
    C. 肝呈深绿色
    D. 小叶中心纤维化
    E. 以上都不对

127. 不符合假小叶病变特点的描述是(　　)
    A. 缺少中央静脉
    B. 中央静脉偏位或有 2 个以上
    C. 肝细胞排列紊乱
    D. 出现汇管区
    E. 肝细胞索围绕中央静脉呈放射状排列

128. 假小叶的基本病变不包括(　　)

A. 肝细胞团内中央静脉偏位或多个

B. 肝细胞团内出现汇管区

C. 肝细胞核大、深染

D. 肝细胞团被增生的纤维组织分隔包绕

E. 肝细胞索排列紊乱

129. 肝硬化时,门脉高压症的主要原因是(　　)

A. 肝细胞索排列紊乱

B. 小叶下静脉、中央静脉及肝血窦受压

C. 慢性炎细胞浸润

D. 肝动脉与肝静脉之间形成异常吻合支

E. 小胆管增生

130. 肝硬化时,肝功能不全的表现有(　　)

A. 出血倾向

B. 食管下段静脉曲张及破裂出血

C. 胃肠道淤血

D. 脾功能亢进

E. 腹水

131. 不符合门脉高压症的临床表现是(　　)

A. 脾肿大　　　　　　　B. 腹水

C. 食管静脉曲张　　　　D. 蜘蛛状血管痣

132. 不符合肝功能不全的临床表现是(　　)

A. 皮肤黏膜出血　　　B. 男性乳房发育　　　C. 食管静脉曲张

D. 蜘蛛状血管痣　　　E. 肝性脑病

133. 肝硬化形成过程中的基本病理变化不包括(　　)

A. 肝细胞结节状再生　　B. 肝细胞溶解性坏死　　C. 纤维组织增生

D. 肝细胞嗜酸性变性　　E. 肝细胞桥接坏死

134. 肝硬化门脉高压症的临床表现不包括(　　)

A. 贫血　　　　　　　B. 腹泻　　　　　　　C. 腹胀

D. 上消化道出血　　　E. 黄疸

135. 门脉性肝硬化最严重的并发症是(　　)

A. 腹腔积液　　　　　B. 肝性脑病　　　　　C. 脾肿大

D. 血小板减少　　　　E. 痔静脉曲张

136. 原发性肝癌最常见的肉眼类型是(　　)

A. 巨块型　　　　　　B. 多结节型　　　　　C. 混合型

D. 弥漫型　　　　　　E. 以上都不对

137. 原发性肝癌最常见的组织学类型是(　　)

A. 肝细胞性肝癌　　　B. 混合性肝癌　　　　C. 胆管上皮癌

D. 未分化癌　　　　　E. 以上都不对

138. 我国肝癌最常见的病因是( )
    A. 亚硝胺类化合物　　　B. 丙型肝炎　　　　　C. 黄曲霉毒素
    D. 乙型肝炎　　　　　　E. 血吸虫病
139. 下列检查对原发性肝癌诊断有意义的是( )
    A. 甲胎蛋白(AFP)阳性　B. 血清酸性磷酸酶活性增加　C. 癌胚抗原(CEA)高度阳性
    D. 谷-丙转氨酶活性增高　E. 以上都不是

【B 型题】

    A. 胃大弯　　　　　　　B. 胃小弯　　　　　　C. 胃体部
    D. 胃底部　　　　　　　E. 胃窦部
140. 慢性 B 型萎缩性胃炎( )
141. 慢性胃溃疡( )
142. 胃癌( )

    A. 固有膜腺体变性、萎缩、减少或消失,肠上皮化生及慢性炎细胞浸润
    B. 黏膜增厚,腺体肥大增生伴有淋巴细胞浸润
    C. 胃窦固有膜浅层慢性炎细胞浸润
    D. 黏膜浅层上皮细胞坏死、脱落
    E. 胃窦小弯侧椭圆形黏膜缺损,深达肌层
143. 慢性萎缩性胃炎( )
144. 溃疡病( )
145. 胃黏膜糜烂( )
146. 慢性浅表性胃炎( )
147. 慢性肥厚性胃炎( )

    A. 轻度慢性肝炎　　　　B. 急性重型肝炎　　　C. 亚急性重型肝炎
    D. 急性轻型肝炎　　　　E. 肝硬化
148. 点状坏死( )
149. 大片状坏死( )
150. 碎片状坏死( )
151. 桥接坏死及亚大片坏死( )
152. 假小叶( )

    A. 结节大小较一致,纤维间隔薄而均匀
    B. 结节大小不一,纤维间隔厚而不均
    C. 肝呈细颗粒状,黄绿色
    D. 干线型肝纤维化
    E. 右心衰竭

153. 淤血性肝硬化( )
154. 血吸虫性肝硬化( )
155. 门脉性肝硬化( )
156. 胆汁性肝硬化( )
157. 坏死后肝硬化( )

A. 引起甲型肝炎的 RNA 病毒,经粪-口传播
B. 引起乙型肝炎的 DNA 病毒,经多种途径传播
C. 引起丙型肝炎的 RNA 病毒,经血传播
D. 常与乙型肝炎病毒重复感染的缺陷病毒,经血传播
E. 引起戊型肝炎的 RNA 病毒,经粪-口传播

158. HBV( )
159. HCV( )
160. HAV( )
161. HEV( )
162. HDV( )

A. 出血   B. 穿孔   C. 梗阻
D. 癌变   E. 以上都可以

163. 慢性溃疡( )
164. 慢性萎缩性胃炎( )

(七) 参考答案

填空题

1. 肝细胞癌
2. 进食过冷、过热 食物中毒 应激反应
3. 卡他性胃炎 腐蚀性胃炎 蜂窝织性胃炎 出血性胃炎
4. 浅表性 萎缩性
5. 胃体和胃底部 胃窦部 B 型胃炎
6. 抗胃壁细胞 抗内因子 抗内因子-B_{12}复合物
7. 渗出层 坏死层 肉芽组织层 瘢痕组织层
8. 出血 穿孔 幽门梗阻 癌变
9. 急性单纯性阑尾炎 急性蜂窝织性阑尾炎 急性坏疽性阑尾炎
10. 多种嗜肝病毒 肝细胞变性坏死
11. 粪-口途径 输血或血液制品 血源为主
12. 肝细胞变性 坏死 炎细胞浸润 肝细胞再生及间质反应性增生
13. 肝细胞广泛变性 点状坏死 少数淋巴、单核细胞浸润 肝细胞再生和库普弗细胞增生

14. 点状坏死 碎片坏死和桥接坏死 大片坏死

15. 病毒性肝炎 慢性酒精中毒 营养缺乏 毒物中毒

16. 脾肿大 胃肠道淤血 腹水 侧支循环形成

17. 毛细血管压增高 血浆胶体渗透压降低 淋巴生成增多 钠、水潴留

18. 胃底和食管下端静脉丛曲张 痔静脉丛曲张 脐周围静脉丛曲张

19. 血浆蛋白变化 出血倾向 血清转氨酶增高 激素灭活功能减弱

20. 肝性脑病 上消化道出血 肝癌

21. 食管癌 胃癌 大肠癌 原发性肝癌

22. 三个生理狭窄部位 中段

23. 髓质型 蕈伞型 溃疡型 缩窄型

24. 鳞状细胞癌 腺癌

25. 胃窦部小弯侧

26. 限于黏膜层及黏膜下层

27. 隆起型 表浅型 凹陷型

28. 结节蕈伞型 溃疡型 浸润型 胶样型

29. 腺癌 分化性腺癌 实体癌 黏液癌

30. 直肠 乙状结肠 盲肠与升结肠 横结肠

31. 隆起型 溃疡型 浸润型 胶样型

32. 肝硬化 乙型肝炎病毒感染 致癌物质作用

33. 巨块型 多结节型 弥漫型

34. 肝细胞癌 胆管细胞癌 混合细胞型肝癌

判断题

1. F 2. T 3. F 4. T 5. T 6. F 7. T 8. F 9. T 10. F
11. T 12. T 13. F 14. T 15. F 16. F 17. F 18. T 19. T 20. T

选择题

1. E 2. C 3. E 4. D 5. A 6. C 7. B 8. A 9. B 10. C
11. B 12. E 13. D 14. E 15. E 16. A 17. B 18. E 19. C 20. D
21. C 22. E 23. C 24. B 25. D 26. B 27. D 28. A 29. E 30. C
31. C 32. B 33. E 34. D 35. A 36. A 37. E 38. B 39. D 40. C
41. D 42. B 43. A 44. B 45. E 46. C 47. B 48. E 49. B 50. A
51. A 52. E 53. C 54. D 55. B 56. A 57. E 58. D 59. E 60. B
61. B 62. B 63. C 64. A 65. D 66. A 67. E 68. C 69. B 70. A
71. C 72. A 73. D 74. E 75. D 76. B 77. A 78. E 79. D 80. C
81. C 82. B 83. A 84. B 85. E 86. C 87. B 88. D 89. B 90. D
91. B 92. C 93. A 94. E 95. B 96. B 97. C 98. D 99. C 100. A
101. C 102. E 103. A 104. B 105. D 106. E 107. C 108. A 109. D 110. B

111. C 112. E 113. A 114. B 115. E 116. C 117. D 118. B 119. C 120. A
121. E 122. C 123. D 124. B 125. B 126. A 127. E 128. C 129. B 130. A
131. D 132. C 133. D 134. E 135. B 136. C 137. A 138. D 139. A 140. E
141. B 142. E 143. A 144. E 145. D 146. C 147. B 148. D 149. B 150. A
151. C 152. E 153. E 154. D 155. A 156. C 157. B 158. B 159. C 160. A
161. E 162. D 163. E 164. D

（卢晓梅　买买提艾力）

第十章 淋巴造血系统疾病

一、学习要求

1. 掌握恶性淋巴瘤的概念、类型及病变特点。
2. 掌握白血病的概念。
3. 熟悉恶性组织细胞增生症的概念及病理特点。

二、重点知识

(一) 恶性淋巴瘤

概念:恶性淋巴瘤是原发于淋巴结或结外淋巴组织的一组恶性肿瘤。近年来发病率有明显上升趋势。肿瘤可以累及一个淋巴结,也可全身多处受到侵犯,包括淋巴结及结外淋巴组织。

根据肿瘤的结构将其分为霍奇金淋巴瘤和非霍奇金淋巴瘤两大类。

霍奇金淋巴瘤具有以下特点:①通常累及淋巴结,主要是颈部淋巴结;②以儿童和青年成人为主;③肿瘤细胞,即 R-S 细胞和 Hodgkin 细胞分散在丰富的反应性炎细胞和伴随细胞群之中;④肿瘤细胞通常为 T 细胞围绕,形成玫瑰花环。

非霍奇金淋巴瘤具有以下特点:①占所有淋巴瘤的 80%~90% ,其中有 2/3 原发于淋巴结,1/3 原发于淋巴结外器官或组织,如消化道、肺、皮肤、涎腺、甲状腺及中枢神经系统等;②淋巴结结构破坏;③肿瘤细胞弥漫性浸润;④多发性淋巴结无痛性肿大为主要临床表现。

(二) 白血病

白血病是一种骨髓造血干细胞克隆性增生形成的恶性肿瘤,其特征为骨髓内异常的白细胞(白血病细胞)弥漫性增生取代正常骨髓组织,常侵入周围血液,使周围血内白细胞出现量和质的改变。血液白细胞数量常明显增多,但有时亦可正常甚至减少。白血病细胞并可广泛浸润肝、脾、淋巴结等全身各组织和器官,并常导致贫血和出血。它是一种常见疾病,居儿童和青少年恶性肿瘤的首位。

白血病根据细胞分化分类:粒细胞和淋巴细胞性白血病;淋巴细胞性白血病分为:T、B和非 T、非 B 细胞性白血病。根据粒细胞的分化将粒细胞性白血病分为 M_0—M_7 型。

根据临床进展分类:急性和慢性白血病;急性以末梢血象和骨髓大量原始和幼稚的细胞增生为特点。慢性以大量幼稚和较成熟的白血病细胞增生为特点。

三、强化训练与参考答案

(一) 汉英名词对照

恶性淋巴瘤　　　malignant lymphoma
R-S 细胞　　　Reed-Sternberg cell
镜影细胞　　　"mirror image" cell
"满天星"现象　　　starry sky appearance
蕈样霉菌病　　　mycosis fungoides
白血病　　　leukemia
类白血病反应　　　leukemoid reaction
绿色瘤　　　chloroma

(二) 名词解释

1. 恶性淋巴瘤　是原发于淋巴结和结外淋巴组织等处的恶性肿瘤,可看成是被阻断在 B 细胞和 T 细胞分化过程中某一阶段淋巴细胞单克隆增生所致。根据细胞特点和瘤组织结构成分,可将其分为霍奇金淋巴瘤和非霍奇金淋巴瘤两大类。

2. R-S 细胞　是霍奇金淋巴瘤病变中一种直径 20~50μm 或更大的双核或多核的瘤巨细胞。瘤细胞呈椭圆形,胞质丰富,核呈圆形或椭圆形、有大的嗜酸性核仁。

3. 镜影细胞　在霍奇金淋巴瘤病变中的一种双核的 R-S 细胞,此种细胞的两核并列对等、等大相像形似镜中之影故称镜影细胞,有大的嗜酸性核仁,具有诊断性价值,又称诊断性 R-S 细胞。

4. "满天星"现象　见于 Burkitt 淋巴瘤,在大量弥漫分布、大小相似、形态单一的瘤细胞间散在多数吞噬各种细胞碎硝的巨噬细胞,似天空的星星,称为"满天星"现象。

5. 蕈样霉菌病　是原发于皮肤的 T 细胞淋巴瘤。多发生于 40~60 岁男性多于女性。皮肤病变早期表现为湿疹样,后期形成棕红色瘤样结节,有时可破溃。

6. 白血病　是一种骨髓造血干细胞克隆性增生形成的恶性肿瘤,其特征为骨髓内异常的白细胞(白血病细胞)弥漫性增生取代正常骨髓组织,常侵入周围血液,使周围血内白细胞出现量和质的改变。血液白血病细胞数量常明显增多,但有时亦可正常甚至减少。白血病细胞并可广泛浸润肝、脾、淋巴结等全身各组织和器官,并常导致贫血和出血。它是一种常见疾病,居儿童和青少年恶性肿瘤的首位。

7. 类白血病反应　是由于严重感染、某些恶性肿瘤、药物中毒、大量出血和溶血反应等刺激造血组织而产生的异常反应。表现为周围血中白细胞显著增多,并有幼稚细胞出现。

8. 绿色瘤　某些急性粒细胞白血病时大量病细胞(主要为原粒细胞),在骨组织、骨膜下或软组织中浸润,可聚集形成肿块并呈绿色,称为绿色瘤。

9. 恶性组织细胞增生症　是一种组织学上类似于组织细胞及其前体细胞的进行性、系统性、肿瘤性增生引起的全身性疾病。早期表现为发热、乏力、消瘦、全身淋巴结肿大、肝脾肿大和皮肤受累,晚期贫血、黄疸、白细胞、血小板减少,进行性衰竭而死亡。

(三) 问答题

1. 何谓 R-S 细胞? 其形态特点如何?

答:霍奇金淋巴瘤肿瘤组织中一种独特的多核瘤巨细胞,体积大,直径约 $20 \sim 50 \mu m$,椭圆形或不规则形;胞质丰富,双色性或呈嗜酸性;核大,可为双核或多核,染色质常沿核膜聚集成堆,核膜厚,核内有大的嗜酸性核仁,直径约 $3 \sim 4 \mu m$,周边有一透明晕,这种细胞最早由学者 Reed 和 Sternberg 进行了较详细的描述,故称为 Reed-Sternberg 细胞,它是诊断霍奇金淋巴瘤的重要依据。

2. 何谓霍奇金细胞? 其形态特点如何?

答:霍奇金淋巴瘤的肿瘤成分中,除典型的 R-S 细胞外,还有一种肿瘤细胞形态与 R-S 细胞相似,但只有一个核,内有大的核仁,这种形态特点的细胞称为霍奇金细胞。这种细胞可能是 R-S 细胞的变异型,但不能作为诊断霍奇金淋巴瘤的依据。

3. 霍奇金淋巴瘤的组织类型有哪些? 其预后如何?

答:霍奇金淋巴瘤的组织类型有四种:①淋巴细胞为主型;②混合细胞型;③结节硬化型;④淋巴细胞消减型。其预后以淋巴细胞为主型较好,混合细胞和结节硬化型次之,淋巴细胞消减型最差。

4. 什么是非霍奇金淋巴瘤? 病变特点如何?

答:是恶性淋巴瘤的一种常见类型,多发生于表浅淋巴结,以颈部最多见,也可发生于深部淋巴结及结外淋巴组织,非霍奇金淋巴瘤与霍奇金淋巴瘤不同,瘤组织成分单一,以一种细胞类型为主,常分为 B 细胞、T 细胞和组织细胞型三大类及不同的亚型,其中以 B 细胞淋巴瘤最多见。

5. 何谓伯基特淋巴瘤? 其形态特点如何?

答:是 1958 年由 Burkitt 首先描述的、发生于非洲儿童的一种淋巴瘤,世界各地均有发现,患者主要为儿童和青年人,病变特点为肿瘤常发生于颌骨、颅面骨、腹腔器官和中枢神经系统等,一般不累及外周淋巴结和脾,肿瘤由小无裂滤泡中心细胞恶性增生而来,瘤细胞弥漫增生,细胞大小相似,形态单一,胞质少,瘤细胞间散在多数吞噬各种细胞碎屑的巨噬细胞,形成所谓"满天星"图像。目前认为 EB 病毒与 Burkitt 淋巴瘤的发生有关。

6. 说明慢性粒细胞白血病的来源及临床主要症状?

答:慢性粒细胞白血病来源于多能髓样干细胞,瘤细胞的成分以幼粒细胞为主,骨髓和脾内幼稚粒细胞明显增多。但髓样干细胞仍具有分化成熟的能力,周围血内可见大量成熟的粒细胞。临床主要症状为乏力、消瘦、发热、肝脾大等。

7. 说明慢性淋巴细胞白血病的来源及特点。

答:由小淋巴细胞恶变而来,绝大多数来源于 B 细胞,T 细胞源性少见,骨髓和周围血中淋巴细胞数目明显增多,主要为成熟的小淋巴细胞,少数幼稚淋巴细胞,恶变的 B 细胞无免疫功能,不能转化为浆细胞,病人常有低丙种球蛋白血症。此种类型白血病有时与小淋巴细胞淋巴瘤不易区别。

(四) 填空题

1. 恶性淋巴瘤是一组原发于 _____ 和结外 _____ 一具有淋巴细胞分化特点的 _____ 肿瘤。

2. 恶性淋巴瘤可分为 _____ 和 _____ 两大类。

3. 根据肿瘤细胞分化及表型特点,可将非霍奇金淋巴瘤分为 _____ 和 _____ 淋巴瘤 两类。

4. 为便于临床医生使用,按瘤细胞的大小设立为 _____ 和 _____ 淋巴瘤。

5. 病因学研究表明,许多恶性淋巴瘤与 _____ 的潜伏 _____ 有关。

6. 滤泡型淋巴瘤是来源于 _____ 细胞的 _____ B 细胞肿瘤。

7. 滤泡型淋巴瘤的临床特点,表现为反复的 _____ 多个淋巴结肿大;尤其以 _____ 淋巴结受累为常见。

8. 弥漫型大细胞性 B 细胞淋巴瘤,是一组恶性程度 _____ 度镜下以 _____ 细胞弥漫浸润,细胞形态 _____ 的淋巴瘤。

9. T 细胞淋巴瘤是一组异质的肿瘤,共有的特点: _____ 肿瘤主要侵犯副 _____ ,常伴有 _____ 增生,及反应性细胞浸润。

10. 霍奇金淋巴瘤组织成分 _____ ,含有一种独特的瘤巨细胞称为 _____ 及伴有各种 _____ 浸润和组织 _____ 。

11. 典型的 R-S 细胞呈双叶核 _____ 的排列,形成所谓的 _____ 细胞,在诊断此瘤具有重要意义,也称为 _____ 性 R-S 细胞。

12. 根据肿瘤组织内瘤细胞成分与非肿瘤成分的不同比例,可将霍奇金淋巴瘤分为 _____ 型、 _____ 细胞型、淋巴细胞 _____ 型、淋巴细胞 _____ 型。

13. 霍奇金淋巴瘤的组织类型与预后有关, _____ 数量多预后较好, _____ 型预后最好, _____ 型和 _____ 型次之, _____ 型预后最差。

14. 白血病是骨髓造血 _____ 性增生形成的恶性肿瘤,也称 _____ 。在儿童和青少年恶性肿瘤中占 _____ 位。

15. 白血病的分类,根据增生异常细胞的来源可分为 _____ 细胞性和 _____ 细胞性白血病,根据病程可分为 _____ 和 _____ 白血病。

16. 急性白血病起病 _____ ,病程 _____ ,骨髓及周围血中增生的是 _____ 和 _____ 的白细胞。

17. 慢性白血病起病 _____ ,病程 _____ ,骨髓及周围血中增生的是 _____ 的白细胞。

18. 急性粒细胞白血病,周围血化验主要表现为 _____ 总数升高;同时伴有 _____ 和 _____ 减少。

19. 急性白血病的共同临床特点为 _____ 、 _____ 、 _____ 、 _____ 。

20. 慢性白血病的最显著的临床体征是 _____ 和 _____ 。

21. 类白血病反应临床一般无 _____ 和 _____ 减少。

22. 恶性组织细胞增生症是一组类似于组织细胞呈 _____ 性、 _____ 性、 _____ 性增生引起的全身性疾病。

（五）选择题

【A 型题】

1. 关于恶性组织增生症,下列叙述哪项正确(　　)
   A. 是组织细胞增生症的一种类型
   B. 又称慢性进行性组织细胞增生症
   C. 又称急性弥漫性组织细胞增生症
   D. 是 T 细胞型淋巴瘤的一种
   E. 是组织细胞及其前身细胞进行性恶性增生引起的一种全身性疾病

2. 恶性淋巴瘤的发病率在各种恶性肿瘤中居第几位(　　)
   A. 第 3 位　　　　　　　　B. 第 5 位　　　　　　　　C. 第 8 位
   D. 第 11 位　　　　　　　 E. 第 15 位

3. 急性粒细胞性白血病的骨髓病变最严重的是(　　)
   A. 股骨　　　　　　　　　B. 胫骨　　　　　　　　　C. 掌骨
   D. 指骨　　　　　　　　　E. 椎骨

4. 霍奇金淋巴瘤病变中最具有诊断价值的细胞是(　　)
   A. R-S 细胞　　　　　　　B. 镜影细胞　　　　　　　C. 陷窝细胞
   D. 多形性瘤细胞　　　　　E. 未分化型细胞

5. 下列哪种恶性肿瘤属于 B 细胞型淋巴瘤(　　)
   A. 组织细胞型淋巴瘤　　　B. Sezary 综合征　　　　 C. 曲折核淋巴细胞型淋巴瘤
   D. Burkitt 淋巴瘤　　　　 E. 恶性颗粒细胞瘤

6. 引起巨脾的白血病是(　　)
   A. 慢性淋巴细胞性白血病　B. 慢性粒细胞性白血病　　C. 急性单核细胞白血病
   D. 急性巨核细胞白血病　　E. 急性红白血病

7. 恶性淋巴瘤是(　　)
   A. 单核-吞噬细胞系统发生的肿瘤
   B. 淋巴结发生的肿瘤
   C. 淋巴结和结外淋巴组织发生的肿瘤
   D. 淋巴结窦组织细胞发生的肿瘤
   E. 淋巴结的 B 淋巴细胞发生的肿瘤

8. 典型的镜影细胞是(　　)
   A. 多核瘤巨细胞
   B. 细胞大,胞质丰富,双色性或嗜酸性
   C. 核大,核膜厚,核呈空泡状
   D. 有大的嗜酸性核仁
   E. 双核并列,有大的嗜酸性核仁,形似镜影的 R-S 细胞

9. 瘤细胞间散在多数吞噬各种细胞碎屑的巨噬细胞,形成所谓"满天星"图像的恶性肿瘤是
   (　　)

A. 脂肪肉瘤　　　　　　B. 恶性组织细胞增生症　　　C. 恶性纤维组织细胞瘤

D. 恶性巨细胞瘤　　　　E. Burkitt 淋巴瘤

10. 霍奇金淋巴瘤中预后最差的组织学类型是(　　)

A. 淋巴细胞为主型　　　B. 淋巴细胞消减型　　　　　C. 结节硬化型

D. 混合细胞型　　　　　E. 以上都不是

【A₂ 型题】

11. 关于恶性淋巴瘤的叙述,下列哪项是错误的(　　)

A. 是原发于淋巴结和结外淋巴组织的恶性肿瘤

B. 分为霍奇金淋巴瘤、非霍奇金淋巴瘤和淋巴肉瘤三大类型

C. 肉眼呈结节状,可有假包膜,切面呈"鱼肉样"

D. 淋巴组织结构破坏,瘤细胞弥散分布,瘤细胞间可有网状纤维穿插包绕

E. 青少年多见,是儿童最常见的恶性肿瘤之一

12. 下列哪项不属霍奇金淋巴瘤的类型(　　)

A. 淋巴细胞为主型　　　B. 组织细胞型　　　　　　　C. 淋巴细胞消减型

D. 结节硬化型　　　　　E. 混合细胞型

13. 关于恶性组织细胞增生症的叙述,下列哪项是错误的(　　)

A. 来源于网状细胞,所以过去称为"恶网"

B. 应用免疫组化研究,说明其来源于单核-吞噬细胞系统

C. 是一种全身性、进行性组织细胞恶性增生性疾病

D. 临床表现为不规则发热、乏力、消瘦,全身淋巴结、肝、脾肿大

E. 晚期可出现黄疸、贫血、白细胞和血小板减少及进行性衰竭

14. 下列哪项不属于急性粒细胞性白血病(FAB 分类)(　　)

A. 绿色瘤　　　　　　　B. 毛细胞白血病　　　　　　C. 急性单核细胞白血病

D. 急性红白血病　　　　E. 急性巨核细胞白血病

15. 关于白血病与类白血病反应的鉴别,下列叙述哪项不正确(　　)

A. 引起类白血病的原因去除,血象不恢复正常

B. 类白血病反应时一般无明显贫血和血小板减少

C. 类白血病反应时粒细胞有严重毒性改变,胞质内有毒性颗粒和空泡等

D. 类白血病反应时中性粒细胞的碱性磷酸酶活性和糖原皆明显增高

E. 类白血病反应时细胞内不见 Ph1 染色体

16. 在霍奇金淋巴瘤结节硬化型中不易见到的细胞是(　　)

A. 陷窝细胞　　　　　　B. 嗜酸粒细胞　　　　　　　C. 幼稚的淋巴细胞

D. R-S 细胞　　　　　　E. 成纤维细胞

17. 患者颈部淋巴结肿大时,下列哪种疾病可能性最小(　　)

A. 颅内肿瘤淋巴结转移　B. 恶性淋巴瘤　　　　　　　C. 鼻咽癌淋巴结转移

D. 甲状腺癌淋巴结转移　E. 肺癌淋巴结转移

18. 下列哪项不属白血病的主要类型(　　)

　　A. 急性粒细胞性白血病　　B. 急性淋巴细胞性白血病　　C. 慢性单核细胞白血病
　　D. 慢性粒细胞性白血病　　E. 慢性淋巴细胞性白血病

【B 型题】

　　A. 淋巴滤泡中央可见胸腺样 Hassall 小体
　　B. 大量免疫母细胞浸润
　　C. Langerhans 细胞增生
　　D. 可见 R-S 细胞
　　E. 可见"满天星"图像

19. 霍奇金淋巴瘤(　　)
20. 组织细胞增生症 X(　　)
21. 血管免疫母细胞性淋巴结病(　　)
22. 巨大淋巴结增生(　　)

　　A. B 细胞型淋巴瘤　　B. T 细胞型淋巴瘤　　C. 组织细胞型淋巴瘤
　　D. 霍奇金淋巴瘤　　E. Burkitt 淋巴瘤

23. 最常见的淋巴结增生(　　)
24. 镜影细胞是诊断上述哪各种疾病的重要依据(　　)
25. 非何杰金淋巴瘤中很少见的类型是(　　)
26. "满天星"图像是上述哪种疾病的病变特点之一(　　)
27. 蕈样霉菌病属于(　　)

（六）判断题

1. 恶性淋巴瘤是机体免疫系统的免疫细胞发生的恶性肿瘤。(　　)
2. 恶性淋巴瘤一般不会发生在消化道的胃、肠。(　　)
3. 恶性淋巴瘤可以发生在淋巴结、骨髓、脾脏和结外淋巴组织。(　　)
4. 霍奇金淋巴瘤与非霍奇金淋巴瘤的不同是有无淋巴结的破坏。(　　)
5. 白血病的肿瘤细胞浸润器官、组织,早期局部出现肿块。(　　)

（七）参考答案

填空题

1. 淋巴结　淋巴组织　恶性
2. 霍奇金淋巴瘤　非霍奇金淋巴瘤
3. T 细胞性　B 细胞性
4. 低度恶性　高度恶性
5. 病毒　感染
6. 滤泡生发中心　低恶性
7. 无性　腹股沟

8. 中　大　多样

9. 淋巴结结构破坏　皮质区　血管

10. 多样化　R-S 细胞　炎细胞　纤维化

11. 面对面　镜影　诊断

12. 结节硬化　混合　减少　为主

13. 淋巴细胞　淋巴细胞为主　结节硬化　混合细胞　淋巴细胞消减

14. 干细胞克隆　血癌　第一

15. 淋巴　粒　急性　慢性

16. 急　短　原始　幼稚

17. 缓慢　较长　较成熟

18. 白细胞　贫血　血小板

19. 发热　乏力　贫血　出血　肝脾和淋巴结肿大

20. 贫血　脾肿大

21. 贫血　血小板

22. 进行　系统　肿瘤

选择题

1. E　2. D　3. E　4. B　5. D　　6. B　7. C　8. E　9. E　10. B

11. B　12. B　13. A　14. B　15. A　　16. C　17. A　18. C　19. D　20. C

21. B　22. A　23. A　24. D　25. C　　26. E　27. B

判断题

1. T　2. F　3. T　4. F　5. F

（王文娜　顾　霞）

第十一章 泌尿系统疾病

一、学习要求

1. 掌握急性弥漫增生性肾小球肾炎和肾盂肾炎的主要病理类型、病理变化和临床病理联系。

2. 熟悉肾癌、肾母细胞瘤和膀胱癌的病理变化及临床病理联系。

3. 了解肾小球肾炎及肾盂肾炎的病因、发病机制和感染途径。

二、重点知识

（一）肾小球肾炎（CN）

1. 病因和发病机制　多数由免疫因素引起,主要机制为抗原-抗体反应引起的变态反应。抗原-抗体复合物主要通过下列两种方式引起肾炎：

（1）原位免疫复合物形成:抗体与肾小球内固有的或植入的抗原成分直接发生反应,形成复合物。

（2）循环免疫复合物沉积:由非肾小球性的内源性或外源性可溶性抗原引起,相应的抗体与之在循环中形成免疫复合物,随血流经肾小球时沉积于局部,继而引起免疫损伤,属于Ⅲ型变态反应。

2. 基本病理变化

（1）肾小球细胞增多。

（2）基膜增厚。

（3）炎性渗出和坏死。

（4）玻璃样变性和硬化。

3. 临床表现

（1）急性肾炎综合征:表现为血尿、蛋白尿、水肿、高血压。

（2）肾病综合征:表现为大量蛋白尿、全身性水肿、低蛋白血症和高脂血症。

（3）无症状血尿或蛋白尿:持续性或复发性肉眼血尿或镜下血尿,主要见于 IgA 肾病。

（4）快速进行性肾炎综合征:血尿和蛋白尿后,迅速出现少尿或无尿,伴有氮质血症,引起急性肾衰。

（5）慢性肾炎综合征:缓发的慢性肾衰,为各型肾炎终末阶段的表现。

4. 病理类型

（1）急性弥漫性增生性肾小球肾炎

1）病因和发病机制：病原微生物的感染为发病的主要因素，最常见为 A 组乙型溶血性链球菌。由循环免疫复合物引起病变。

2）病理变化

肉眼：双侧肾脏肿大，包膜紧张，表面充血，称"大红肾"；肾脏表面及切面有散在粟粒大小出血点，又称"蚤咬肾"。

镜下：①肾小球体积增大，内皮细胞及系膜细胞增生；②中性粒细胞、单核细胞浸润；③毛细血管管腔狭窄或闭塞，管腔内有纤维素沉积，严重时发生节段性纤维素样坏死；④肾小管上皮细胞变性，出现管型；⑤肾间质充血、水肿并有少量炎细胞浸润。

免疫荧光检查显示：沿 GBM 和在系膜区有散在的 IgG 和 C3 沉积，呈颗粒状荧光。

电镜：有驼峰状电子致密物沉积。

3）临床病理联系：临床表现为急性肾炎综合征。

血尿和蛋白尿：肾小球毛细血管受损。

少尿、无尿：肾小球滤过率降低所致。

水肿：①肾小球滤过率降低所致，钠水潴留；②变态反应引起的毛细血管通透性增高。

高血压：肾小球滤过率降低所致，钠水潴留，血容量增高；肾素水平正常。

4）转归：多数预后良好。

（2）快速进行性肾小球肾炎

1）病因和发病机制：根据病因分为原发性和继发性两种。根据免疫学检查结果可分为三型：

Ⅰ型：为抗肾小球基膜性疾病。

Ⅱ型：为免疫复合物性疾病。

Ⅲ型：为免疫反应不明显型。

2）病理变化

肉眼：双侧肾脏肿大，颜色苍白，称"大白肾"；皮质表面常有点状出血，又称"蚤咬肾"。

镜下：肾小球内新月体形成，其主要由增生的球囊壁层上皮细胞和渗出的单核细胞构成；肾小管上皮细胞出现变性、玻璃样变性，甚至上皮细胞萎缩、消失；肾间质水肿，炎细胞浸润。

免疫荧光：可出现线性荧光、不连续的颗粒状荧光等。

3）临床病理联系：症状与急性肾炎综合征相似，血尿明显，蛋白尿相对较轻，病人迅速出现少尿、无尿和氮质血症，导致肾衰竭。

少尿、无尿：肾小球内新月体形成，球囊腔阻塞，肾小球滤过率降低所致。

高血压：肾小球滤过率降低，肾素分泌。

4）转归：预后较差。

（3）膜性肾小球肾炎：又称膜性肾病，是引起成人肾病综合征最常见的病因。

1）病因：85% 为原发性，部分为继发性。

2）病变特点

肉眼：双肾肿大，颜色苍白，故称"大白肾"。

镜下：GBM 弥漫性增厚。

电镜:显示上皮细胞肿胀,足突消失,上皮下大量电子致密物沉积,可形成钉状突起,基膜呈虫蚀状或梳齿状。

免疫荧光:显示典型的颗粒状荧光,有 IgG 和 C3 沉积。

3) 临床病理联系:临床主要表现为肾病综合征,非选择性蛋白尿。本病病程长,对肾上腺皮质激素不敏感。

(4) 轻微病变性肾小球肾炎:又称脂性肾病,是引起儿童肾病综合征的最常见原因。

1) 病理变化

肉眼:肾脏肿胀,色苍白,切面皮质因肾小管上皮细胞内脂质沉积而出现黄白色条纹。

镜下:肾小球基本正常,近曲小管上皮细胞内出现大量脂质和玻璃样小滴。

2) 临床表现:肾病综合征,非选择性蛋白尿。

(5) 膜性增生性肾小球肾炎

病变特点:系膜细胞增生,系膜基质增多和 GBM 不规则增厚,又称系膜毛细血管性肾小球肾炎。

光镜:肾小球体积增大,细胞增多,血管球呈分叶状。银染和 PAS 染色示毛细血管壁呈双轨状。

临床表现:多数为肾病综合征。

(6) 系膜增生性肾小球肾炎

1) 病理特点:弥漫性肾小球系膜细胞增生及系膜基质增多。

2) 免疫荧光:我国为 IgG 和 C3 沉积,西方国家为 IgM 和 C3 沉积。

(7) 慢性肾小球肾炎

1) 病因及发病机制:由不同类型肾炎发展而来,又称终末期肾或慢性硬化性肾炎。多见于成人,常引起慢性肾衰竭,预后差。

2) 病理变化

肉眼:两侧肾脏对称性缩小,表面呈弥漫性细颗粒状,切面皮髓质分界不清,小动脉管壁增厚、变硬、呈哆开状,肾盂周围脂肪组织增多,称为继发性颗粒状固缩肾。

镜下:①大部分肾小球纤维化和玻璃样变性,所属肾小管萎缩或消失;②残存肾单位代偿性肥大;③间质发生明显的纤维化,细小动脉明显硬化,并有淋巴细胞浸润;④间质纤维化使病变肾小球相互靠拢、集中。

3) 临床病理联系:慢性肾衰竭。

a.多尿、夜尿、低比重尿:大量肾单位结构破坏,功能丧失,血液再通过残存的肾单位时因代偿而速度加快,肾小球滤过率增加,但肾小管重吸收功能有限,尿浓缩功能降低所致。

b.高血压:肾单位纤维化使肾组织缺血,肾素分泌增加所致。

c.贫血:肾单位破坏促红细胞生成素分泌减少,加之体内代谢产物堆积,抑制骨髓造血所致。

4) 预后:极差。

(二) 肾盂肾炎

● 概念:主要累及肾盂、肾间质和肾小管的化脓性炎症。

- 分类:急性和慢性。
- 病因和发病机制:主要由细菌感染引起,和尿路感染有关,60%~80%为大肠杆菌。
- 感染途径:

血源性(下行性)感染:少见,主要为金黄色葡萄球菌。

上行性感染:常见,病菌以大肠杆菌常见。

1. 急性肾盂肾炎

(1) 概述:是由细菌感染引起的肾间质和肾盂的急性化脓性炎症。

(2) 病理变化

肉眼:单侧或双侧,局限性或弥漫性分布,肾脏体积增大,表面可见散在稍隆起的黄白色脓肿,周围有紫红色充血带环绕;切面肾髓质内有黄色条纹,并向皮质伸展,肾盂黏膜充血水肿,黏膜表面可有脓性渗出物。

镜下:肾组织化脓性炎的改变或脓肿形成。

(3) 合并症

1) 急性肾乳头坏死。

2) 肾盂积脓。

3) 肾周围脓肿。

(4) 临床病理联系

1) 脓尿、蛋白尿、管型尿、菌尿和血尿。

2) 腰部酸痛和肾区叩击痛。

3) 膀胱刺激症状。

2. 慢性肾盂肾炎

(1) 概述:肾间质的炎症,肾组织瘢痕形成,并伴有明显的肾盂和肾盏的纤维化和变形。

(2) 病理变化

肉眼:肾脏出现不规则的瘢痕,两侧不对称;切面皮髓质界限不清,肾乳头萎缩,肾盂和肾盏变形,肾盂黏膜粗糙。

镜下:肾组织内出现分布不规则的间质纤维化和淋巴细胞、浆细胞等炎细胞的浸润,部分肾小管萎缩,部分呈甲状腺滤泡样改变,小动脉出现玻璃样变性和硬化,肾小球可发生纤维化和玻璃样变性。

(3) 临床病理联系:可逐渐发病或反复发作,晚期出现氮质血症和尿毒症。

(三) 肾和膀胱肿瘤

1. 肾细胞癌

(1) 概念:起源于肾小管上皮细胞,又称肾腺癌,最常见的肾脏恶性肿瘤。

(2) 分类和病理变化

1) 组织学分类:透明细胞型或颗粒细胞型。

2) 病理变化

肉眼:多发在肾脏的两极,呈圆形;切面肿瘤组织呈多彩性,可有假包膜形成。

镜下:透明细胞癌;乳头状癌。

（3）临床病理联系：具有诊断意义的三个典型症状是腰部疼痛、肾区包块和血尿。

2. 肾母细胞瘤

（1）概念：起源于肾内残留的后肾胚芽组织，又称肾胚胎瘤，为儿童肾脏最常见的原发性恶性肿瘤。

（2）病理变化

肉眼：多为单个实性肿物，体积大，边界清楚，可有假包膜形成，质软；切面灰白或灰红色，可有灶状出血、囊性变或坏死。

镜下：具有胚胎发育过程不同阶段的幼稚的肾小球或肾小管样结构，细胞成分可分为间叶组织、上皮样细胞和胚基的幼稚细胞。

（3）临床病理联系：主要症状为腹部包块。

3. 膀胱移行细胞癌

（1）概述：是泌尿系统最常见的恶性肿瘤，多发于50～70岁的男性，与化学物质、吸烟、病毒感染和膀胱黏膜的慢性炎症等慢性刺激有关。

（2）病理变化

肉眼：好发于膀胱侧壁和膀胱三角区近输尿管开口处，单发或多发，大小不等，分化差异较大。

镜下：根据肿瘤细胞的分化程度分为三级：

移行细胞癌Ⅰ级：具有典型的乳头状结构，细胞有一定异型性，分化好，移行上皮的特征明显，细胞层次增多，但极性无明显紊乱。

移行细胞癌Ⅱ级：细胞层次明显增多，极性消失，细胞异型性较明显，核分裂象较多，并有瘤巨细胞形成，癌细胞可侵犯上皮下固有膜结缔组织。

移行细胞癌Ⅲ级：肿瘤为菜花状，表面可有坏死和溃疡形成，细胞分化差，排列分散，核分裂象多，并有病理性核分裂象，肿瘤常浸润至深层肌组织，并可侵犯邻近脏器。

（3）临床病理联系：最常见的症状是无痛性血尿；肿瘤手术后易复发，且分化更差。预后与肿瘤的组织学分级和肿瘤浸润深度有密切关系。

三、强化训练与参考答案

（一）汉英名词对照

肾小球肾炎　　glomerulonephritis,CN
肾衰竭　　renal failure
尿毒症　　uremia
膜性肾小球肾炎　　membranous glomerulonephritis
系膜增生性肾小球肾炎　　mesangial proliferative glomerulonephritis
毛细血管内增生性肾小球肾炎　　endocapillary proliferative glomerulonephritis
新月体性肾小球肾炎　　crescentic glomerulonephritis
硬化性肾小球肾炎　　sclerosing glomerulonephritis
肾病综合征　　nephritic syndrome

大红肾　　large red kidney

颗粒状固缩肾　　granular contracted kidney

肾盂肾炎　　pyelonephritis

肾细胞癌　　renal cell carcinoma

移行细胞癌　　transitional cell carcinoma

肾母细胞瘤　　nephroblastoma

膜增生性肾小球肾炎　　membranoproliferative glomerulonephritis

隐匿性肾炎　　latent nephritis

氮质血症　　azotemia

（二）名词解释

1. 肾小球肾炎　由变态反应引起的以肾小球损害为主的非化脓性炎症,临床主要表现有蛋白尿、血尿、水肿和高血压等,晚期可引起肾功能衰竭。

2. 肾功能衰竭　患者血肌酐和尿素氮升高,表现为高血压、少尿或无尿或多尿,根据病程和临床表现分为急性和慢性肾功能衰竭。

3. 尿毒症　肾功能障碍,代谢产物不能排出体外,以致大量含氮代谢产物及其他毒性物质在体内蓄积,水电解质代谢和酸碱平衡紊乱,由此引起的自身中毒和产生的综合病症称为尿毒症。

4. 膜性肾小球肾炎　简称膜性肾炎,又称膜性肾病,以弥漫性基膜增厚,上皮下免疫复合物沉积,免疫复合物之间新生的基膜样物质形成钉状突起或链环状结构为特点。

5. 系膜增生性肾小球肾炎　以弥漫性系膜细胞增生为特征。

6. 毛细血管内增生性肾小球肾炎　感染后或链球菌感染后肾小球肾炎。多在扁桃体炎等上呼吸道感染1~2周后发病,其发病与感染,尤其是 A 族乙型溶血性链球菌感染有关。弥漫性肾小球肿胀,细胞数目显著增多是其主要特征。

7. 新月体性肾小球肾炎　此型肾炎是以肾小球内大量新月体形成为特点。

8. 硬化性肾小球肾炎　慢性硬化性肾小球肾炎不是一个独立的肾小球肾炎的病理类型,而是许多类型肾小球肾炎的终末阶段,病变特点是大量肾小球硬化。

9. 肾病综合征　临床上以大量蛋白尿、低蛋白血症、全身性水肿、高脂血症和脂质尿为特征的综合征,病理基础为基膜理化性状改变所致的通透性增加。

10. 大红肾　为急性弥漫性毛细血管内增生性肾小球肾炎肉眼观察,双肾体积增大,包膜紧张,表面光滑充血,色较红,故称"大红肾"。

11. 颗粒状固缩肾　弥漫性硬化性肾小球肾炎两侧肾单位弥漫性损害造成的纤维化和瘢痕收缩,和残留肾单位的代偿性肥大交错并存,引起肾脏体积缩小及表面细颗粒状,质地变硬,称为颗粒状固缩肾;也可见于高血压和动脉粥样硬化引起肾脏病变。

12. 肾盂肾炎　为细菌感染引起的以肾小管、肾盂、肾间质为主的化脓性炎症。

13. 肾细胞癌　发生自近端肾小管上皮的恶性肿瘤。

14. 移行细胞癌　移行细胞发生的恶性肿瘤。

15. 肾母细胞瘤　又称 Wilms 瘤,系原始肾组织来源的恶性肿瘤。

16. 肾盂积水　尿路阻塞引起的液体潴留,并进一步导致肾盂肾盏扩张和肾实质萎缩。

17. 膜增生性肾小球肾炎　其病理特点是既有基膜的增厚,又有系膜的增生。

18. 隐匿性肾炎　为一种综合征而非一种独立的疾病,患者临床上无明显症状,但表现为持续性轻度蛋白尿,或复发或持续性血尿,病程长短不一,长者可达数十年,肾功能保持良好。

19. 氮质血症　肾功能不全或衰竭时,由于肾小球滤过率下降,含氮的代谢终产物如尿素、肌酐、尿酸等在体内蓄积,因而血中非蛋白氮增加(大于286mmol/L)称为氮质血症。

(三) 问答题

1. 阐述肾小球肾炎的发病机制。

答:肾小球肾炎是以肾小球损害为主的变态反应性疾病,很多抗原可以引起肾小球肾炎,这些抗原引起抗体产生,并形成免疫复合物,常见于肾小球内,激活补体,引起炎细胞渗出,血管壁通透性增加,激活凝血和溶血系统,损害基膜,同时引起肾小球内的多种细胞成分增生,破坏肾小球的结构和功能,导致肾小球肾炎的发生。肾小球肾炎可由循环免疫复合物沉积或原位免疫复合物形成引起,前者的抗原为非肾小球性,在血液内形成抗原-抗体复合物,流经肾小球时,引起肾小球的损伤;后者的抗原为肾小球固有抗原或植入肾小球的抗原,抗体与这些抗原结合,形成原位免疫复合物,引起肾小球的损伤。

2. 简述急性弥漫性毛细血管内增生性肾小球肾炎的病理变化及临床表现。

答:它是以弥漫性肾小球系膜细胞和内皮细胞肿胀、增生为主要病变的一种急性炎,与A组乙型溶血性链球菌感染有关。

病理变化:

(1) 肉眼:大红肾、蚤咬肾。

(2) 光镜:系膜细胞和内皮细胞明显增生,中性粒细胞等炎细胞浸润;免疫荧光检查IgG和C3呈颗粒状沉积于毛细血管壁。

(3) 电镜:基膜和上皮细胞间可见驼峰状电子致密物沉积。

临床表现:多见于儿童,表现为急性肾炎综合征。

3. 简述弥漫性新月体性肾小球肾炎的病理变化及临床表现。

答:弥漫性新月体性肾小球肾炎的病理组织学特点是肾小球内大量新月体形成,这些新月体是由于从毛细血管内渗出的红细胞和纤维素刺激肾小囊外层上皮细胞大量增生,单核细胞渗出而形成的,开始为细胞性新月体,后期转化为纤维素性新月体。免疫荧光检查,大部分无IgG和C3沉积,少数可见IgG和C3沿毛细血管壁呈线条状沉积。电镜检查,基膜不规则增厚,有的可见裂孔和缺损。临床表现为血尿、少尿、无尿、氮质血症、高血压,并迅速进入肾功能不全。

4. 简述弥漫性硬化性肾小球肾炎的主要临床表现及病理变化。

答:病理变化:

(1) 肉眼:双肾呈颗粒状固缩肾。

(2) 光镜:①肾小球:病变肾小球呈不同程度体积缩小、纤维化、玻璃样变性、消失;残留的肾小球代偿肥大;②肾小管:病变的肾小管萎缩、纤维化、消失;残留的肾小管不同程度的扩张,可见透明管型;③肾间质:纤维组织明显增生;小动脉管壁增厚、硬化;伴有大量淋巴细胞和浆细胞浸润。

临床表现:多尿、夜尿、等渗或低渗尿;高血压;贫血;氮质血症和尿毒症。

5. 比较肾小球肾炎和肾盂肾炎的异同。

答:肾小球肾炎和肾盂肾炎的区别见表11-1。

表 11-1　肾小球肾炎与肾盂肾炎的区别表

	肾小球肾炎	肾盂肾炎
炎症性质	变态反应	化脓性炎
病　因	多种抗原	细菌
发病机制	循环免疫复合物沉积	下行性感染
	原位免疫复合物形成	上行性感染(为主)
病变特点	弥漫性肾小球损伤	肾盂、肾间质化脓
	双肾同时受累	双侧肾不对称性病变
临床表现	急性肾炎综合征	发热、寒战、腰痛、
	肾病综合征	脓尿、蛋白尿、菌尿、血尿
	慢性肾炎综合征	
结　局	治愈或转为弥漫性硬化性	治愈或转为慢性肾盂肾炎
	肾小球肾炎,导致肾功能不全	最终导致肾功能不全

6. 简述肾盂肾炎的病因和发病机制。

答:肾盂肾炎是由细菌感染引起的肾盂肾间质的化脓性炎,引起肾盂肾炎的细菌很多,以大肠杆菌最常见,感染有两条途径:一是上行性感染,是主要的感染途径,细菌经尿道,进入膀胱,引起尿道炎和膀胱炎,再经输尿管上行到肾盂,引起肾盂和肾间质的炎症。患者机体抵抗力下降和尿路阻塞是肾盂肾炎发生的重要条件;另一途径是血源性感染,细菌由体内感染灶侵入血流,进入肾脏,引起肾盂肾炎。

7. 简述急性肾盂肾炎的病理变化及其临床表现。

答:急性肾盂肾炎是以肾间质和肾小管为主的急性化脓性炎症;可引起全身症状,常有发热、寒战、血白细胞增多等;可引起肾脏体积增大,包膜紧张和肾脏包膜炎,可引起腰部酸痛,体检时可有肾区叩击痛;肾盂、肾盏黏膜充血水肿,表面积脓,肾盂内常有脓液,肾髓质内有化脓灶,延伸至皮质,这些肾脏的化脓性病变可引起脓尿、菌尿、管型尿及蛋白尿,炎症严重时,肾组织和肾盂有点状出血,此时可见血尿;膀胱或尿道的急性炎症引起尿频、尿急和尿痛等刺激症状,由于病灶呈不规则灶性分布,故肾功能一般不受损害,极少引起氮质血症和高血压。

8. 简述肾细胞癌的病理变化和扩散途径。

答:肾细胞癌多发生在肾脏两极,上极多见;肿瘤多呈圆形结节,与周围组织分界清楚,切面呈淡黄色。常有出血坏死。组织学上,肿瘤细胞体积大,圆形或多边形,胞质可呈透明状,胞质也可呈红染颗粒状,肿瘤也可形成乳头状或线样结构,肿瘤内血管丰富,肿瘤可直接侵犯肾上腺和肾周围组织,半数引起血道转移,最常转移到肺,经淋巴道转移至肾门、主动脉旁淋巴结。

9. 简述膀胱癌的病理变化和扩散途径。

答:膀胱癌多发生在膀胱三角区和侧壁输尿管口,肿瘤可单发,也可多发,呈菜花状或息肉状,少数呈扁平斑块状,绝大多数为移行细胞癌,少数为腺癌、鳞癌、小细胞癌。按肿瘤的分化将移行细胞癌分为三级:Ⅰ级,形成乳头,乳头被覆上皮不超过5~7层,癌细胞可侵犯固有膜;Ⅱ级,形成粗大乳头,被覆上皮可超过10层,细胞异型性增加,癌细胞可浸润肌层;Ⅲ级,多不形成乳头,癌细胞呈团块状,细胞异型性显著,难以辨认出移行上皮来源,癌组织浸润肌层。主要通过淋巴道转移到局部淋巴结,晚期可发生血道转移。

10. 简述肾结石的并发症。

答:(1) 无论是发生在肾盂-输尿管结合部或是输尿管远端的阻塞嵌顿均可引起肾盂积水,肾内压力升高,压迫肾实质引起萎缩。

(2) 感染,常由大肠杆菌,也可由其他肠道细菌引起。

(3) 肾盂被覆的尿路移行上皮鳞化,少数病例可导致该部位的鳞癌。

11. 肾病综合征的主要临床表现是什么?

答:(1) 大量蛋白尿,每天尿中蛋白量达到或超过3.5g。

(2) 全身水肿。

(3) 低蛋白血症,血浆白蛋白含量低于30g/L。

(4) 高脂血症。

12. 急性肾炎综合征的临床表现是什么?

答:起病急,常表现为明显的血尿,轻到中度的蛋白尿和水肿,并出现高血压,重症可以引起氮质血症或肾功能不全。

13. 肾小球肾炎的基本病变包括哪几项?

答:(1) 肾小球细胞增多。

(2) 基膜增厚。

(3) 炎性渗出和坏死。

(4) 肾小球玻璃样变性和硬化。

(四) 填空题

1. 肾小球肾炎是以_____损害为主的_____疾病。

2. 弥漫性毛细血管内增生性肾小球肾炎与_____感染密切相关,肾小球_____和_____增生明显。

3. 弥漫性新月体性肾小球肾炎的组织病理学特点是在肾小球内_____形成,其构成是大量增生的_____。

4. 弥漫性膜性肾小球肾炎是以肾小球上皮细胞下_____沉积导致毛细血管壁_____为特征。

5. 局灶性节段性肾小球肾炎的病理特征是肾小球发生_____。

6. 肾病综合征表现为_____，_____，_____，常有_____。

7. 肾盂肾炎是由_____引起的_____的_____炎症，以_____感染最为常见。

8. 肾盂肾炎的感染途径有_____和_____，其中以_____为主要感染途径。

9. 慢性肾盂肾炎以肾间质内_____和_____为病理特点。

10. 肾细胞癌是_____发生的恶性肿瘤，多见于肾_____，肾细胞癌的组织学类型有_____、_____和_____。

11. 肾母细胞瘤又称_____，是来源于_____的恶性肿瘤，多见于_____。

12. 膀胱癌的组织学类型可分为_____、_____、_____和_____，其中_____最多见。

13. 膀胱移行细胞癌主要通过_____转移，晚期发生_____。膀胱肿瘤最常见的症状是_____。

14. 免疫复合物主要通过_____和_____。

（五）判断题

1. 急性肾小球肾炎病变主要累及两侧肾的肾小球。（   ）

2. 急性肾小球肾炎是 A 族乙型溶血型链球菌的直接感染引起。（   ）

3. 急性毛细血管内增生性肾小球肾炎的主要病变是肾小球系膜细胞和内皮细胞肿胀、增生。（   ）

4. 急性肾小球肾炎病变严重时，肾小球毛细血管壁发生纤维素样坏死，称急性坏死性肾小球肾炎。（   ）

5. 儿童感染链球菌后患肾小球肾炎的预后较好。（   ）

6. 新月体性肾小球肾炎的病变和急性肾小球肾炎病变相同。（   ）

7. 新月体性肾小球肾炎预后极差，多在数周或数月内死于尿毒症。（   ）

8. 慢性肾小球肾炎主要病变是肾小球纤维化、玻璃样变性，所属肾小管萎缩消失，肾间质纤维组织增生，并有慢性炎细胞浸润，残存正常肾单位代偿。（   ）

9. 慢性肾小球肾炎肉眼病变肾体积缩小，表面有明显凹凸不平的大瘢痕。（   ）

10. 慢性肾小球肾炎的预后差，极少数发展为尿毒症。（   ）

11. 肾盂肾炎是肾盂和肾间质的化脓性炎症。（   ）

12. 肾盂肾炎女性的发病率约为男性的 10 倍。（   ）

13. 尿路阻塞是肾盂肾炎发生的主要诱因。（   ）

14. 尿急、尿频、尿痛是诊断肾盂肾炎的主要症状。（   ）

15. 慢性肾盂肾炎 X 线造影检查时可见肾区扩张、变形。（   ）

16. 血压升高是慢性肾小球肾炎晚期的突出症状。（   ）

17. 肾细胞癌最易发生在肾脏下极。（   ）

18. 肾细胞癌的肉眼病变呈红、黄、灰白交错的多彩性外观。（   ）

19. 膀胱癌多发生于膀胱三角区和侧壁近输尿管开口处。（   ）

20. 膀胱癌的组织学类型多为腺癌。（   ）

（六）选择题

【A 型题】

1. 肾小球肾炎属于（　　）
   A. 化脓性炎　　　　　　　　B. 纤维素性炎　　　　　　C. 肉芽肿性炎
   D. 出血性炎　　　　　　　　E. 非化脓性变态反应性炎

2. 不符合肾小球肾炎的描述是（　　）
   A. 可由细菌感染直接引起　　B. 可由原位免疫复合物引起　C. 可由肾小球固有抗原引起
   D. 可由肾小球植入抗原引起　E. 可由循环免疫复合物引起

3. 肾小球肾炎属于（　　）
   A. Ⅰ超敏反应　　　　　　　B. Ⅱ型和Ⅲ型超敏反应　　C. Ⅲ型超敏反应
   D. Ⅳ型超敏反应　　　　　　E. Ⅱ型超敏反应

4. 急性链球菌感染后肾小球肾炎属于（　　）
   A. 新月体性肾小球肾炎
   B. 膜性肾小球肾炎
   C. 弥漫性毛细血管内增生性肾小球肾炎
   D. 膜性增生性肾小球肾炎
   E. 轻微病变性肾小球肾炎

5. 与免疫复合物无关的肾小球肾炎是（　　）
   A. 膜性肾小球肾炎
   B. 新月体性肾小球肾炎
   C. 弥漫性毛细血管内增生性肾小球肾炎
   D. 微小病变性肾小球肾炎
   E. 膜性增生性肾小球肾炎

6. 绝大多数能治愈的肾炎是（　　）
   A. 膜性肾小球肾炎
   B. 新月体性肾小球肾炎
   C. 弥漫性毛细血管内增生性肾小球肾炎
   D. 膜性增生性肾小球肾炎
   E. 慢性硬化性肾小球肾炎

7. 急性链球菌感染后肾小球肾炎又称为（　　）
   A. 急性弥漫性增生性肾小球肾炎
   B. 新月体性肾小球肾炎
   C. 膜性增生性肾小球肾炎
   D. 轻微病变性肾小球肾炎
   E. 膜性肾小球肾炎

8. 急性弥漫性增生性肾小球肾炎中增生的细胞主要是（　　）
   A. 肾小囊壁层细胞　　　　　B. 肾小囊脏层细胞　　　　C. 肾小球周围的成纤维细胞

D. 肾小球间质细胞　　　　　E. 肾小球血管间质细胞及毛细血管内皮细胞

9. 急性弥漫性增生性肾小球肾炎临床表现中,哪项是错误的(　　)

　　A. 少尿　　　　　　　B. 高脂血症　　　　　C. 血尿

　　D. 蛋白尿　　　　　　E. 高血压

10. 不符合弥漫性毛细血管内增生性肾小球肾炎的是(　　)

　　A. 肾小球内皮细胞增生

　　B. 肾小球系膜细胞增生

　　C. 肾小球基膜外侧有驼峰状电子致密物

　　D. 肾小球基膜弥漫性增厚

　　E. 肾小球毛细血管壁显示 IgG 和 C3 的颗粒荧光

11. 不符合弥漫性毛细血管内增生性肾小球肾炎的描述是(　　)

　　A. 可引起大红肾　　　B. 双侧弥漫性受累　　　C. 发生于链球菌感染后

　　D. 预后极差　　　　　E. 表现为急性肾炎肾炎综合征

12. 弥漫性毛细血管内增生性肾小球肾炎电镜下病变特点是(　　)

　　A. 内皮细胞下见致密沉积物

　　B. 上皮侧见驼峰状致密沉积物

　　C. 脏层上皮细胞足突融合

　　D. 毛细血管基膜严重缺损

　　E. 毛细血管基膜内见致密沉积物

13. 下列所有的临床特征中不符合肾病综合征的是(　　)

　　A. 蛋白尿　　　　　　B. 低蛋白血症　　　　　C. 高脂血症

　　D. 水肿　　　　　　　E. 红细胞管型

14. 不符合弥漫性毛细血管内增生性肾炎尿液变化的是(　　)

　　A. 脓尿　　　　　　　B. 血尿　　　　　　　　C. 蛋白尿

　　D. 管型尿　　　　　　E. 少尿、无尿

15. 弥漫性新月体性肾小球肾炎中新月体的细胞是(　　)

　　A. 肾小囊壁层上皮细胞

　　B. 肾小囊壁层上皮细胞和单核细胞

　　C. 肾小球系膜细胞

　　D. 肾小囊脏层上皮细胞和单核细胞

　　E. 肾小球系膜细胞和内皮细胞

16. 快速进行性肾小球肾炎的病理特征为(　　)

　　A. 系膜细胞显著增生

　　B. 基膜弥漫性增厚

　　C. 基膜外侧有驼峰状免疫复合物沉积

　　D. 肾小囊壁层上皮细胞显著增生形成新月体

　　E. 肾小球大量纤维化、玻璃样变性

17. 弥漫性新月体性肾小球肾炎常见的临床症状是(　　)

A. 肾病综合征　　　　B. 急性肾炎综合征　　　C. 急进性肾炎综合征

D. 慢性肾炎综合征　　E. 隐匿性肾炎综合征

18. 常导致急性肾功能衰竭的肾小球肾炎是(　　)

A. 弥漫性新月体性肾小球肾炎

B. 弥漫性系膜增生性肾小球肾炎

C. 局灶性肾小球肾炎

D. 弥漫性膜性肾小球肾炎

E. 轻微病变性肾小球肾炎

19. 引起新月体形成的是(　　)

A. 浆细胞　　　　　　B. 淋巴细胞　　　　　C. 红细胞

D. 中性粒细胞　　　　E. 纤维素

20. 弥漫性膜性肾小球肾炎的主要的主要病理特征是(　　)

A. 肾小球系膜细胞和内皮细胞增生

B. 肾小球基膜弥漫性增厚并有突形成

C. 肾小球硬化

D. 肾小球系膜细胞增生、基膜增厚及分层

E. 肾小球无明显变化

21. 弥漫性膜性肾小球肾炎光镜病变特点是(　　)

A. 脏层上皮细胞增生

B. 内皮细胞增生

C. 毛细血管基膜弥漫性增厚

D. 毛细血管壁增厚、系膜细胞和基质增生

E. 脏层上皮细胞足突消失融合

22. 男性,38 岁,面部及下肢浮肿两月余,尿液检查蛋白(++++),肾穿刺组织光镜观察肾小球体积增大,肾小球基膜弥漫性增厚。此例肾炎的类型最可能是(　　)

A. 弥漫性膜性增生性肾小球肾炎

B. 弥漫性毛细血管内增生性肾小球肾炎

C. 弥漫性新月体性肾小球肾炎

D. 轻微病变性肾小球肾炎

E. 弥漫性膜性性肾小球肾

F. 弥漫性新月体性肾小球肾炎

23. 男性,38 岁,面部及下肢浮肿两月余,尿液检查蛋白(++++),肾穿刺组织光镜观察肾小球体积增大,肾小球基底膜弥漫性增厚。此例患者肾呈(　　)

A. 大白肾　　　　　　B. 大红肾　　　　　　C. 固缩肾

D. 蚤咬肾　　　　　　E. 以上都不是

24. 不符合弥漫性膜性肾小球肾炎的描述是(　　)

A. 起病缓慢,病程长　B. 对皮质激素治疗效果不佳　C. 晚期导致肾功能衰竭

D. 常引起肾病综合征　E. 儿童患者多见

25. 弥漫性膜性肾小球肾炎临床上常表现为(　　)
    A. 急性肾炎综合征　　　　B. 慢性肾炎综合征　　　　C. 肾病综合征
    D. 隐匿性肾炎综合征　　　E. 急进性肾炎综合征

26. 膜性增生性肾小球肾炎的特点是(　　)
    A. 形成大量的新月体
    B. 系膜细胞增生并产生大量基质
    C. 内皮细胞显著增生
    D. 肾小囊壁增厚
    E. 基底膜钉状突起

27. 弥漫性膜性增生性肾小球肾炎增生的成分是(　　)
    A. 肾小囊壁层上皮细胞　　B. 肾小囊脏层上皮细胞　　C. 系膜细胞和内皮细胞
    D. 系膜细胞和基质　　　　E. 内皮细胞

28. 不符合弥漫性膜性增生性肾小球肾炎的描述是(　　)
    A. 肾小球基膜弥漫性增厚
    B. 系膜细胞和系膜基质弥漫性增生
    C. 毛细血管壁呈车轨状
    D. 肾小球系膜区 IgG 和 C3 沉积
    E. 肾小球系膜区电子致密物

29. 不符合弥漫性膜性增生性肾小球肾炎病变特点的是(　　)
    A. 系膜细胞及基质增生　　B. 系膜区增宽　　　　　　C. 系膜硬化
    D. 毛细血管壁呈车轨状　　E. 内皮细胞和系膜细胞增生

30. 抗基膜新月体性肾小球肾炎属于(　　)
    A. 新月体性肾小球肾炎Ⅰ型
    B. 新月体性肾小球肾炎Ⅱ型
    C. 新月体性肾小球肾炎Ⅲ型
    D. 新月体性肾小球肾炎Ⅳ型
    E. 新月体性肾小球肾炎Ⅴ型

31. 引起儿童期肾病综合征最常见的肾炎类型是(　　)
    A. 弥漫性毛细血管内增生性肾小球肾炎
    B. 轻微病变性性肾小球肾炎
    C. 新月体性肾小球肾炎
    D. 弥漫性膜性增生性肾小球肾炎
    E. 弥漫性膜性性肾小球肾炎

32. 符合弥漫性膜性增生性肾小球肾炎描述的是(　　)
    A. 系膜区致密物沉积
    B. 基膜内致密物沉积
    C. 基膜和上皮细胞间驼峰状致密物沉积
    D. 基膜内和基膜内、外侧致密物沉积

  E. 无致密物沉积

33. 弥漫性系膜增生性肾小球肾炎的主要病理特点是(　　)

  A. 系膜细胞和内皮细胞增生

  B. 肾小球基膜弥漫性增厚并有钉突形成

  C. 肾小球系膜细胞和基质增生

  D. 肾小球硬化

  E. 肾小球无明显变化

34. 不符合弥漫性系膜增生性肾小球肾炎的病变是(　　)

  A. 系膜细胞和基质增生

  B. 毛细血管无明显改变

  C. 系膜区电子致密物沉积

  D. 系膜区 IgM、IgG 和 C3 沉积

  E. 系膜细胞和内皮细胞弥漫性增生

35. 不符合系膜增生性肾小球肾炎的是(　　)

  A. 常有血尿　　　　　　B. 系膜细胞和基质增生　　　C. 系膜内 IgG 和 C3 沉积

  D. 系膜硬化　　　　　　E. 系膜区增宽

36. 符合弥漫性系膜增生性肾小球炎的临床表现是(　　)

  A. 常表现为肾炎综合征

  B. 常表现为隐匿性肾炎综合征

  C. 常表现为急性肾炎综合征

  D. 常表现为急进性肾炎综合征

  E. 常表现为肾病综合征

37. 不属于肾病综合征的表现是(　　)

  A. 蛋白尿　　　　　　　B. 严重水肿　　　　　　　　C. 血尿

  D. 高脂血症　　　　　　E. 低蛋白血症

38. 轻微病变性肾小球肾炎的主要病理特点是(　　)

  A. 肾小管上皮脂肪变性　B. 肾小球系膜细胞增生　　　C. 肾小球内皮细胞增生

  D. 肾小囊壁层上皮细胞增生 E. 肾小囊脏层上皮细胞增生

39. 符合轻微病变性肾小球肾炎的临床表现是(　　)

  A. 急性肾炎综合征　　　B. 急进性肾炎综合征　　　　C. 肾病综合征

  D. 隐匿性肾炎综合征　　E. 慢性肾炎综合征

40. 符合轻微病变性肾小球肾炎的病因发病的描述是(　　)

  A. 由 T 细胞介导引起　　B. 由循环免疫复合物引起　C. 属抗基膜肾小球肾炎

  D. 由植入性非肾性抗原引起 E. 以上都不是

41. 与免疫复合物无关的肾小球肾炎是(　　)

  A. 弥漫性膜性肾小球肾炎

  B. 弥漫性新月体性肾小球肾炎

  C. 轻微病变性肾小球肾炎

    D. 弥漫性毛细血管内增生性肾小球肾炎

    E. 慢性硬化性肾小球肾炎

42. 轻微病变性肾小球肾炎光镜下的病变是（　　）

    A. 肾小球毛细血管基膜增厚

    B. 肾小管上皮细胞内大量脂质沉积

    C. 肾小球系膜细胞及基质增生

    D. 肾小球内皮细胞和系膜细胞增生

    E. 以上都不是

43. 不符合轻微病变性肾小球肾炎的是（　　）

    A. 引起肾病综合征

    B. 上皮细胞足突融合

    C. 肾小管上皮细胞内大量脂质沉积

    D. 儿童患者多见

    E. 肾小球系膜区 IgG 和 C3 沉积

44. 硬化性肾小球肾炎的主要病变特点是（　　）

    A. 肾呈大瘢痕性萎缩

    B. 肾皮质增宽

    C. 间质内大量淋巴细胞浸润

    D. 大部分肾小球硬化、肾小管萎缩

    E. 入球小动脉玻璃样变性

45. 不符合硬化性肾小球肾炎的是（　　）

    A. 部分肾单位代偿肥大　　B. 肾盂扩张　　　　　　C. 大部分肾单位硬化和萎缩

    D. 颗粒状固缩肾　　　　　E. 肾间质纤维化

46. 慢性硬化性肾小球肾炎特征性的尿变化是（　　）

    A. 蛋白尿　　　　　　　　B. 少尿、无尿　　　　　C. 多尿、夜尿

    D. 管型尿　　　　　　　　E. 血尿

47. 很少发展为慢性硬化性肾小球肾炎的是（　　）

    A. IgA 肾病　　　　　　　B. 膜性增生性肾小球肾炎　C. 新月体性肾小球肾炎

    D. 系膜增生性肾小球肾炎　E. 毛细血管内增生性肾小球肾炎

48. 慢性硬化性肾小球肾炎的肾呈（　　）

    A. 颗粒状固缩肾　　　　　B. 大红肾　　　　　　　C. 大白肾

    D. 蚤咬肾　　　　　　　　E. 大瘢痕性固缩肾

49. 不符合慢性硬化性肾小球肾炎的描述是（　　）

    A. 可由膜性肾小球肾炎发展而来

    B. 很少由毛细血管内增生性肾小球肾炎发展而来

    C. 可由新月体性肾小球肾炎发展而来

    D. 可由脂性肾病发展而来

    E. 可由膜型增生性肾小球肾炎发展而来

50. 慢性硬化性肾小球肾炎引起肾功能衰竭的主要原因是(　　)
    A. 肾小球代偿性肥大　　　B. 大部分肾小球纤维化　　　C. 肾间质慢性炎细胞浸润
    D. 肾间质纤维化　　　E. 肾小动脉硬化

51. 不符合慢性硬化性肾小球肾炎的描述是(　　)
    A. 可引起贫血　　　B. 可引起高血压　　　C. 可引起严重的蛋白尿
    D. 可引起水电解质紊乱　E. 可引起氮质血症

52. 慢性硬化性肾小球肾炎的肾小球的变化主要是(　　)
    A. 肾小球纤维化、玻璃样变性
    B. 肾小球周围纤维化,肾小囊壁增厚
    C. 入球小动脉玻璃样变性,肾小球萎缩
    D. 肾小球毛细血管内皮增生,肾小球缺血
    E. 肾小囊脏层上皮细胞明显增生

53. 慢性硬化性肾小球肾炎临床表现是(　　)
    A. 急性肾炎综合征　　　B. 隐匿性肾炎综合征　　　C. 急进性肾炎综合征
    D. 肾病综合征　　　E. 慢性肾炎综合征

54. 不引起尿毒症的疾病是(　　)
    A. 慢性硬化性肾小球肾炎　B. 肾细胞癌　　　C. 肾结核
    D. 高血压肾硬化　　　E. 肾盂肾炎

55. 引起尿毒症的病理基础是(　　)
    A. 肾小球代偿肥大　　　B. 肾间质纤维化　　　C. 肾间质慢性炎细胞浸润
    D. 大部分肾单位破坏　　E. 肾小动脉硬化

56. 引起尿毒症的主要代谢产物是(　　)
    A. 肌酐　　　B. 酚类及其代谢产物　　　C. 尿素
    D. 肌酸　　　E. 胍类及其代谢产物

57. 肾小球集中现象是下列哪项的组织学特征(　　)
    A. 急性弥漫性毛细血管内增生性肾小球肾炎
    B. 弥漫性系膜增生性肾小球肾炎
    C. 新月体性肾小球肾炎
    D. 弥漫性膜性肾小球肾炎
    E. 弥漫性硬化性肾小球肾炎

58. 肾盂肾炎主要累及(　　)
    A. 肾小管、肾间质和肾盂　B. 肾小管　　　C. 肾小球
    D. 肾盂　　　E. 肾间质

59. 肾盂肾炎最常见的病原体是(　　)
    A. 变形杆菌　　　B. 大肠杆菌　　　C. 葡萄球菌
    D. 产气杆菌　　　E. 链球菌

60. 不符合肾盂肾炎的病因发病的描述是(　　)
    A. 多为上行性感染　　　B. 多为大肠杆菌感染　　　C. 多为血源性感染

D. 与尿路阻塞有关　　　　E. 多发生于女性

61. 上行性感染的急性肾盂肾炎最先累及(　　)
　　A. 肾小球　　　　　　　B. 肾小管　　　　　　C. 集合管
　　D. 肾盂黏膜　　　　　　E. 肾乳头

62. 血源性感染引起的急性肾盂肾炎的病变特点是(　　)
　　A. 肾盂黏膜充血水肿　　B. 肾小管内充满脓细胞　　C. 肾小球纤维化
　　D. 肾乳头坏死　　　　　E. 肾散在的多发性小脓肿

63. 急性肾盂肾炎的基本病变属于(　　)
　　A. 化脓性炎症　　　　　B. 纤维素性炎症　　　　C. 卡他性炎
　　D. 急性增生性炎　　　　E. 肉芽肿性炎

64. 急性肾盂肾炎的合并症不包括(　　)
　　A. 急性坏死性乳头炎　　B. 肾结石　　　　　　C. 肾盂积脓
　　D. 肾周围脓肿　　　　　E. 急性膀胱炎

65. 慢性肾盂肾炎与慢性硬化性肾小球肾炎的肉眼区别主要是(　　)
　　A. 体积缩小　　　　　　B. 质地变硬　　　　　C. 肾内小动脉硬化
　　D. 颜色苍白　　　　　　E. 表面有不规则的凹陷性瘢痕

66. 急性肾盂肾炎一般不引起(　　)
　　A. 发热、寒战、白细胞增高　B. 腰痛　　　　　　C. 尿毒症
　　D. 脓尿、菌尿、蛋白尿　　E. 尿频、尿急、尿痛

67. 慢性肾盂肾炎的基本病变属于(　　)
　　A. 纤维素性炎　　　　　B. 肉芽肿性炎　　　　C. 卡他性炎
　　D. 慢性化脓性炎　　　　E. 增生性炎

68. 慢性肾盂肾炎的主要病因是(　　)
　　A. 尿路阻塞和反流　　　B. 变态反应　　　　　C. 血液循环障碍
　　D. 先天性发育异常　　　E. 代谢障碍

69. 慢性肾盂肾炎的主要病变特点是(　　)
　　A. 肾小球硬化　　　　　B. 肾小球新月体形成　　C. 肾小管坏死
　　D. 肾间质纤维化　　　　E. 肾间质慢性化脓性炎

70. 符合慢性肾盂肾炎临床症状的是(　　)
　　A. 肾病综合征　　　　　B. 蛋白尿、脓尿、菌尿　　C. 急性肾炎综合征
　　D. 慢性肾炎综合征　　　E. 急进性肾炎综合征

71. 慢性肾盂肾炎的肾呈(　　)
　　A. 凹陷性瘢痕伴脓肿形成　B. 颗粒状固缩肾　　C. 大白肾
　　D. 蚤咬肾　　　　　　　E. 大瘢痕性固缩肾

72. 支持慢性肾盂肾炎尿变化的是(　　)
　　A. 血尿　　　　　　　　B. 蛋白尿　　　　　　C. 管型尿
　　D. 细菌尿　　　　　　　E. 多尿

73. 不符合慢性肾盂肾炎描述的是(　　)

A. 常反复发作　　　　　 B. 可引起肾功能衰竭　　　 C. 可引起高血压

D. 可出现脓尿和菌尿　　 E. 常出现慢性肾炎综合征

74. 膀胱癌最常见的组织学类型是(　　)

A. 腺癌　　　　　　　　 B. 鳞癌　　　　　　　　　 C. 移行细胞癌

D. 未分化癌　　　　　　 E. 腺鳞癌

75. 膀胱癌的早期临床症状是(　　)

A. 无痛性血尿　　　　　 B. 菌尿　　　　　　　　　 C. 管型尿

D. 脓尿　　　　　　　　 E. 蛋白尿

76. 移行细胞癌最常见的好发部位是(　　)

A. 膀胱前壁　　　　　　 B. 输尿管　　　　　　　　 C. 肾盂

D. 膀胱三角区和侧壁　　 E. 膀胱颈部

77. 膀胱癌不引起(　　)

A. 肾盂积水　　　　　　 B. 肾小球肾炎　　　　　　 C. 尿频、尿急、尿痛

D. 血尿　　　　　　　　 E. 肾盂肾炎

78. 预后较好的膀胱癌是(　　)

A. 移行细胞癌Ⅰ级　　　 B. 移行细胞癌Ⅱ级　　　　 C. 移行细胞癌Ⅲ级

D. 鳞癌　　　　　　　　 E. 未分化癌

79. 预后最好的膀胱癌是(　　)

A. 黏膜下癌　　　　　　 B. 侵及膀胱浅肌层的癌　　 C. 原位癌

D. 侵及膀胱深肌层的癌　 E. 累及膀胱周围器官的癌

80. 肾最常见的肿瘤是(　　)

A. 肾盂乳头状瘤　　　　 B. 血管平滑肌脂肪瘤　　　 C. 肾母细胞瘤

D. 肾细胞癌　　　　　　 E. 肾腺瘤

81. 肾细胞癌来源于(　　)

A. 移行上皮　　　　　　 B. 鳞状上皮　　　　　　　 C. 肾集合管上皮

D. 肾小球壁层上皮　　　 E. 肾小管上皮

82. 肾细胞癌最常见的扩散途径是(　　)

A. 沿腹膜后静脉转移到肝

B. 沿肾静脉转移到肺

C. 沿淋巴道转移到主动脉旁淋巴结

D. 种植转移到盆腔

E. 以上都不是

83. 肾细胞癌最常见的组织学类型是(　　)

A. 透明细胞癌　　　　　 B. 乳头状癌　　　　　　　 C. 未分化癌

D. 移行细胞癌　　　　　 E. 以上都不是

84. 肾细胞癌危险因素不包括(　　)

A. 吸烟　　　　　　　　 B. 肥胖　　　　　　　　　 C. 遗传

D. 糖尿病　　　　　　　 E. 高血压

85. 肾母细胞瘤起源于(　　)
 A. 肾小管 　　　　　　　B. 移行上皮 　　　　　　C. 原始肾组织
 D. 肾小囊壁层上皮 　　　E. 肾间质

86. 儿童肾常见的肿瘤是(　　)
 A. 肾盂乳头状瘤 　　　　B. 血管平滑肌脂肪瘤 　　C. 肾母细胞瘤
 D. 肾细胞癌 　　　　　　E. 肾腺瘤

87. 肾母细胞瘤最常见的临床症状是(　　)
 A. 血尿 　　　　　　　　B. 高血压 　　　　　　　C. 水肿
 D. 蛋白尿 　　　　　　　E. 腹部肿块

88. 肾母细胞瘤的肉眼特点是(　　)
 A. 淡黄色,质软,边界清楚 　B. 鱼肉状,边界清楚 　　C. 灰白,质硬,边界不清
 D. 鱼肉状,边界不清 　　　E. 淡黄色,质软,边界不清

89. 不符合肾母细胞瘤描述的是(　　)
 A. 起源于肾小管上皮细胞 　B. 儿童患者多见 　　　　C. 肿瘤呈鱼肉状
 D. 可经血道和淋巴道转移 　E. 肿瘤细胞有多方向分化潜能

90. 符合肾母细胞瘤描述的是(　　)
 A. 成人患者多见
 B. 肿瘤呈灰白、质硬的结节
 C. 引起肾病综合征
 D. 最常见的临床症状是腹部肿块
 E. 肿瘤由癌细胞团和硬化的纤维间质构成

【B 型题】

 A. 系膜区及基膜下有沉积物
 B. 系膜区有沉积物
 C. 基膜和脏层上皮细胞间有驼峰状沉积物
 D. 基膜和脏层上皮细胞间有小丘状沉积物使基膜钉状增厚
 E. 肾小球内无沉积

91. 弥漫性毛细血管内增生性肾小球肾(　　)
92. 弥漫性膜性肾小球肾炎(　　)
93. 弥漫性膜性增生性肾小球肾炎(　　)
94. 微小病变性肾小球肾炎(　　)
95. 弥漫性系膜增生性肾小球肾炎(　　)

 A. 弥漫性系膜细胞和基质增生
 B. 弥漫性肾小球内皮细胞及系膜细胞增生
 C. 肾小球壁层上皮细胞增生
 D. 肾小球系膜细胞和基质增生,基膜增厚

　　E. 肾小球毛细血管基膜增厚
96. 弥漫性膜性增生性肾小球肾炎(　　)
97. 弥漫性系膜增生性肾小球肾炎(　　)
98. 弥漫性毛细血管内增生性肾小球肾炎(　　)
99. 弥漫性膜性肾小球肾炎(　　)
100. 弥漫性新月体性肾小球肾炎(　　)

　　A. 血尿、蛋白尿、少尿、水肿及高血压
　　B. 蛋白尿、低蛋白血症、水肿及高血压
　　C. 多尿、夜尿、尿比重低及氮质血症
　　D. 血尿、蛋白尿、脓尿及菌尿
　　E. 无痛性血尿、尿液中可见肿瘤细胞
101. 膀胱癌(　　)
102. 急性肾炎综合征(　　)
103. 肾盂肾炎(　　)
104. 慢性肾炎综合征(　　)
105. 肾病综合征(　　)

　　A. 肾小球新月体形成
　　B. 部分肾小球节段性硬化
　　C. 肾小球毛细血管壁弥漫性增厚
　　D. 肾小球系膜增生、系膜基质增多、IgA 系膜区沉淀
　　E. 大部分肾小球纤维化,小部分肾小球代偿肥大
106. 弥漫性硬化性肾小球肾炎(　　)
107. IgA 肾病(　　)
108. 局灶性节段性肾小球硬化(　　)
109. 弥漫性膜性肾小球肾炎(　　)
110. 弥漫性新月体性肾小球肾(　　)

　　A. 绝大多数患者可治愈
　　B. 多数病人数周或数月内发展为肾功能衰竭
　　C. 症状严重,但预后较好,10 年生存率达 90% 以上
　　D. 糖皮质激素治疗效果好,儿童和青少年多在 2~4 周蛋白尿消失
　　E. 多呈慢性进行性,约 50%~70% 的病例在 10 年内发展为肾功能衰竭
111. 弥漫性膜性增生性肾小球肾炎(　　)
112. 轻微病变性肾小球肾炎(　　)
113. 弥漫性新月体性肾小球肾炎(　　)
114. 弥漫性毛细血管内增生性(　　)

115. 弥漫性肾小球肾炎(　　)

(七) 参考答案

填空题

1. 肾小球　变态反应
2. A 族乙型溶血性链球菌　系膜细胞　内皮细胞
3. 大量新月体形成　肾小球壁层上皮细胞
4. 免疫复合物　弥漫性增厚
5. 节段性硬化
6. 大量蛋白尿　严重水肿　低蛋白血症　高脂血症
7. 细菌感染　肾盂、肾间质　化脓性　大肠杆菌
8. 下行性感染　上行性感染　上行性感染
9. 慢性炎症　纤维化
10. 肾小管上皮细胞　两极　透明细胞癌　嫌色细胞癌　未分化癌
11. 肾母细胞瘤　原始肾组织　1~4 岁的小儿
12. 移行细胞癌　鳞状细胞癌　腺癌　未分化小细胞癌　移行细胞癌
13. 淋巴道转移　血道转移　无痛性血尿
14. 原位免疫复合物形成　循环免疫复合物沉积

判断题

1. T　2. F　3. T　4. T　5. T　6. F　7. T　8. T　9. F　10. F
11. T　12. T　13. T　14. F　15. T　16. T　17. F　18. T　19. T　20. F

选择题

1. E　2. A　3. B　4. C　5. D　6. C　7. A　8. E　9. B　10. C
11. D　12. E　13. E　14. A　15. B　16. D　17. C　18. A　19. E　20. B
21. C　22. D　23. A　24. E　25. C　26. C　27. D　28. A　29. E　30. A
31. B　32. D　33. C　34. E　35. A　36. C　37. D　38. E　39. D　40. A
41. C　42. B　43. E　44. D　45. B　46. C　47. E　48. A　49. D　50. B
51. C　52. A　53. E　54. B　55. C　56. C　57. E　58. A　59. B　60. C
61. D　62. E　63. A　64. B　65. E　66. C　67. C　68. A　69. E　70. B
71. A　72. D　73. E　74. C　75. A　76. D　77. B　78. A　79. C　80. D
81. E　82. B　83. A　84. D　85. C　86. E　87. E　88. B　89. A　90. D
91. A　92. C　93. A　94. A　95. B　96. C　97. C　98. B　99. E　100. C
101. E　102. A　103. D　104. C　105. B　106. E　107. D　108. B　109. C　110. A
111. E　112. D　113. B　114. A　115. C

(热沙来提·艾米多　陈　晓)

第十二章 生殖系统和乳腺疾病

一、学习要求

1. 掌握慢性子宫颈炎的主要病变:纳博特囊肿、宫颈息肉、真性糜烂、假性糜烂,了解慢性子宫颈炎的发病原因。

2. 掌握 CIN 的分级,了解并非所有的子宫颈癌均由非典型性增生—原位癌—浸润癌发展而来。HPV 感染是恶变的促进因素。

3. 掌握子宫颈癌与 HPV 的关系,各种病变类型,主要转移方式,了解临床分期。

4. 了解子宫内膜增生症的发病年龄,与雌激素关系。三种类型病变特点及癌变率。

5. 掌握子宫腺肌病和子宫内膜异位症的病变特点,了解其来源学说。

6. 掌握子宫平滑肌瘤、子宫平滑肌肉瘤、子宫内膜癌的病变特点,子宫平滑肌瘤与子宫平滑肌肉瘤的鉴别要点。了解女性生殖器官中最常见的良性肿瘤是什么,子宫内膜癌的临床分期。

7. 了解葡萄胎、侵蚀性葡萄胎、绒毛膜癌的临床表现、发病率、恶变率、染色体异常、发病年龄及相互关系。掌握完全性葡萄胎和不完全性葡萄胎、侵蚀性葡萄胎、绒毛膜癌、胎盘部位滋养层细胞肿瘤的细胞来源、病变特点。

8. 了解乳腺纤维囊性变的发病年龄、部位、临床表现,与雌激素的关系,掌握其病变特点。掌握乳腺增生性病变与乳腺纤维囊性变的病变区别,三种类型与癌的关系。

9. 了解乳腺癌的发病年龄、部位,掌握其特征性的临床表现,病变特点及最多见的病理类型,ER、PR 与预后的关系。

二、重点知识

(一) 子宫颈疾病

1. 慢性子宫颈炎 生育期妇女最常见的疾病,常由细菌引起,病变包括纳博特囊肿、宫颈息肉、真性糜烂、假性糜烂。

2. 子宫颈上皮非典型增生和原位癌 CIN 分为三级,Ⅰ 级相当于轻度非典型增生,Ⅱ 级相当于中度非典型增生,Ⅲ 级相当于重度非典型增生和原位癌,但并非所有的子宫颈癌均由非典型增生—原位癌—浸润癌发展而来。HPV 感染是恶变的促进因素。子宫颈鳞状上皮、柱状上皮交界处是恶变的好发地带,阴道涂片巴氏染色、醋酸试验、阴道镜检查可发现早期病变,但确诊需病理组织学检查。

3. 子宫颈癌　与 HPV 感染有关,多为鳞状细胞癌,可分为早期浸润癌(<基膜 5 mm),浸润癌(>基膜下 5 mm)两种。其次为腺癌,多为子宫颈管内膜腺癌。以直接浸润和淋巴道转移为主。临床分期:Ⅰ、Ⅱ、Ⅲ、Ⅳ期。

(二) 子宫体疾病

1. 子宫内膜增生症　多见于青春期、更年期妇女,与雌激素过多有关。其厚度常超过 5mm,可分为单纯型(轻度、囊性增生、无细胞异型性,恶变率为 1%)、复杂型(中度、腺瘤性增生,无细胞异型性,恶变率为 3%)、非典型性增生(癌前病变、有细胞异型性,恶变率 1/3)。

2. 子宫内膜异位症　包括两种,一为子宫腺肌病(育龄期妇女,子宫肌壁内出现子宫内膜腺体及间质,又称为腺肌瘤,诊断依据为子宫内膜基底层以下至少 1 个低倍镜视野深处出现……,对雌激素有反应,常呈增生期改变,可能来自子宫内膜基底层),二为子宫内膜异位症,(子宫内膜腺体及间质出现于子宫以外,如巧克力囊肿—卵巢,子宫直肠窝紫褐色结节)。其来源假说:种植学说、移植学说、体腔上皮化生学说。

3. 子宫肿瘤　子宫平滑肌瘤是女性生殖器官中最常见的良性肿瘤,切面呈编织状,而子宫平滑肌肉瘤来自于间质细胞,其区分标准为核分裂象> 10 个/10HPF,有细胞异型性,有浸润性。子宫内膜癌多发生 55~60 岁,与雌激素有关,最常见的病理类型为子宫内膜样腺癌、腺棘皮癌(腺癌中有良性鳞状上皮)、腺鳞癌(腺癌+恶性鳞状上皮)。临床分为 1~4 期。

(三) 妊娠滋养层细胞疾病

1. 葡萄胎　多发于 20~30 岁,临床表现为闭经、阴道流血或排出水泡状物。完全性葡萄胎仅见水肿绒毛,无胎儿成分, 10% 恶变为侵蚀性葡萄胎, 2%~3% 的恶变为绒癌;而不完全性葡萄胎仅部分绒毛水肿,绒毛间质可有血管,还可见胎儿成分,一般不恶变。两者均有染色体异常。

2. 侵蚀性葡萄胎　侵蚀能力强,在子宫腔内可见水泡状物,子宫表面可见紫蓝色结节,也可转移至阴道、外阴、肺、脑。

3. 绒毛膜癌　多发生于葡萄胎后,以血道转移为主。病变以出血坏死样外观为特点,癌细胞呈癌巢分布,无血管。

4. 胎盘部位滋养层细胞肿瘤　少见,多发生于生育期妇女。细胞来源于中间型滋养层细胞,切面呈紫红或棕褐色,常浸润宫壁深肌层,无绒毛。

(四) 乳腺疾病

1. 乳腺纤维囊性病　多发生于 20~40 岁妇女,与雌激素增多有关,可见小导管扩张,大汗腺样化生,小叶腺泡增生,间质纤维化。

2. 乳腺增生性病变　增生性纤维囊性变:导管上皮乳头状增生伴有纤维囊性变;非典型性小叶增生:小叶腺泡及末梢导管增生伴细胞异型性,易恶化;硬化性腺病:小叶腺泡及小叶导管增生,间质纤维组织增生,与癌关系不大。

　　3. 乳腺癌　多发生于乳腺外上象限。其次为乳腺中央区,其最多见的类型为浸润性导管癌,可见乳头下陷、橘皮样外观;浸润性小叶癌常多见于老年妇女单侧乳房;原位癌包括导管内原位癌(粉刺癌和非粉刺型导管内癌)和小叶内原位癌。

三、强化训练与参考答案

(一) 汉英名词对照

子宫颈上皮不典型增生　　cervical epithelial dysplasia
纳博特囊肿　　nabothian cyst
子宫颈糜烂　　erosion of cervix
子宫颈息肉　　cervical polyp
巧克力囊肿　　chocolate cyst
子宫颈癌　　carcinoma of the cervix
子宫内膜异位症　　endometriosis
子宫腺肌瘤　　adenomyoma
葡萄胎　　mole
侵蚀性葡萄胎　　invasive mole
绒毛膜癌　　choriocarcinoma
纤维腺瘤　　fibroadenoma
乳腺癌　　breast carcinoma
子宫颈原位癌　　carcinoma in situ of cervix
子宫内膜癌　　endometrial carcinoma
子宫内膜增生症　　endometrial hyperplasia
子宫腺肌瘤　　adenomyoma
乳腺纤维囊性病　　fibrocystic chang of the breast
乳腺腺病　　adenosis
乳腺囊肿病　　cystic disease of breast

(二) 名词解释

1. 子宫颈上皮不典型增生　属癌前病变,表现在子宫颈上皮层内出现异型性细胞:细胞大,大小不一;形状不规则,染色加深,细胞核大、浓染、染色质增粗、核大小不一,形状不规则,核分裂象增多,极性紊乱等,可分为三级:Ⅰ级(轻度),异型细胞局限于上皮层的下1/3区;Ⅱ(中度),增生的异型细胞占上皮层下部的1/3~2/3;Ⅲ(重度),增生的异型细胞超过全层的2/3。后者进一步发展则表现为原位癌甚至浸润癌。不典型增生亦可自行消退。

2. 纳博特囊肿　慢性子宫颈炎时,子宫颈黏膜腺腔被黏液或鳞状上皮堵塞,腺体扩大或囊状,形成子宫颈腺囊肿,又称纳博特囊肿。

3. 子宫颈糜烂　多出现于慢性子宫颈炎时,包括真性糜烂和假性糜烂,其中真性糜烂是指子宫颈阴道部的鳞状上皮因炎症或损伤坏死、脱落,形成表浅的缺损;而假性糜烂是指子宫颈阴道的鳞状上皮被子宫颈管内单层柱状上皮取代,使上皮下血管易暴露而呈红色,看上去像糜烂。

4. **子宫颈息肉** 慢性子宫颈炎时,子宫颈黏膜、腺体和间质纤维结缔组织局限性增生而形成带蒂的息肉状物,恶变率很低。

5. **巧克力囊肿** 发生于卵巢的子宫内膜异位症,随月经反复出血,在卵巢表面局部形成的子宫内膜异位囊肿。

6. **子宫颈癌** 是子宫颈上皮发生的恶性肿瘤。

7. **子宫内膜异位症** 子宫内膜异位于子宫以外的组织及器官内,如卵巢、子宫直肠窝、输卵管、直肠、膀胱等处。好发于年轻妇女及不孕症妇女。

8. **子宫腺肌瘤** 指局灶性子宫腺肌病形成的肿块。子宫呈不规则增大,多见于子宫后壁,肿块呈球型增大。切面可见异位的子宫内膜腺体或间质及散在大小不等的小腔,有些小腔内含血性浆液或巧克力样液有时可见棕色含铁血黄素沉着。小腔隙周围可见平滑肌纤维呈漩涡状排列,与平滑肌瘤相似,故称腺肌瘤。但与周围肌层分界不如平滑肌瘤明显。

9. **葡萄胎** 是滋养层细胞增生所形成的良性病变,致使胎盘绒毛呈葡萄状水泡,故又称水泡状胎块。

10. **侵蚀性葡萄胎** 又称恶性葡萄胎,多继发于葡萄胎之后,与良性葡萄胎的区别是水泡状绒毛较深地侵入子宫肌层,破坏子宫壁。

11. **绒毛膜癌** 简称绒癌,是滋养叶细胞来源的高度恶性肿瘤。

12. **子宫颈原位癌** 异型增生的细胞累及子宫颈黏膜上皮全层,但病变局限于上皮层内,未突破基膜。原位癌的癌细胞可由表面沿基膜通过宫颈腺口蔓延进入子宫颈腺体内,取代腺上皮的部分或全部,但仍未突破腺体的基膜,称为子宫颈原位癌累及腺体,仍属于原位癌。

13. **子宫内膜增生症** 由于卵巢雌激素分泌过多而孕酮缺乏等因素,致子宫内膜过度增生。肉眼观:子宫内膜普遍增厚,可达 $0.5 \sim 1cm$,表面光滑、柔软,也可呈不规则型或息肉状;镜下可分为 4 种类型,即:单纯型、囊腺型、腺瘤样型及不典型增生型。其中后两型为癌前病变,不及时治疗可转化为子宫内膜癌。此病患者临床表现为:功能性子宫内膜出血,主要症状为月经不规则、经期延长和月经量过多。

14. **子宫腺肌病** 指子宫肌壁内出现子宫内膜腺体及间质,在异位的腺体及间质周围有增生肥大的平滑肌纤维,多发生于育龄妇女,尤其是经产妇。主要临床表现子宫增大、痛经及月经过多。

15. **子宫内膜癌** 又称子宫体癌,指子宫内膜被覆上皮和腺体发生的恶性肿瘤。为较为常见的女性生殖道恶性肿瘤,多发生于 50 岁以上绝经期和绝经后妇女。主要临床表现为不规则阴道出血。肉眼观:子宫内膜呈不规则增厚或息肉状。常见出血、坏死和溃疡形成。癌组织浸润肌层,深浅不一。镜下多数为高分化腺癌,少数为分化差的癌及少见形态的癌(如腺棘癌、腺鳞癌等)。

16. **纤维腺瘤** 乳腺内由纤维组织和腺上皮构成的一种最常见的良性肿瘤。

17. 乳腺癌 是由乳腺上皮组织发生的恶性肿瘤,女性最常见的癌瘤之一。

18. 乳腺纤维囊性病 又称乳腺结构不良,是妇女最常见的乳腺疾病。可发生于青春期后任何年龄,以 35~40 岁最多见。目前认为,由于卵巢内分泌失调,使性激素不平衡。主要是黄体酮减少而雌激素分泌过多,刺激乳腺组织过多增生所致。

19. 乳腺腺病 是乳腺结构不良的一种类型。以小叶腺泡末梢导管和结缔组织增生为特征的乳腺病变、其小叶结构基本保存,依其不同发展阶段的不同组织学变化,大致可分为三型:①小叶增生型:主要特点是小叶数目增多和小叶内腺泡数目增多,小叶增大。②纤维腺病型:主要特点是小叶内除末梢导管和腺泡增生外,间质纤维结缔组织也有明显增生。③小叶纤维化型:主要特点为小叶内间质纤维化和腺泡萎缩。

20. 乳腺囊肿病 是乳腺结构不良的一种类型。以乳腺小叶末梢导管和腺泡高度扩张成囊为特征,囊腔大小不等,多少不一,直径在 500~700μm 以上者,称为囊肿病。囊内衬立方或柱状上皮及肌上皮细胞,部分囊腔上皮萎缩,部分上皮增生,甚至成筛网状或乳头状瘤样增生,往往可见上皮大汗腺化生,它是一种癌前病变。

(三) 问答题

1. 慢性子宫颈炎时宫颈糜烂均为假性吗?

答:慢性子宫颈炎时,子宫颈糜烂有两种情况,一种为真性糜烂,一种为假性糜烂,即子宫颈管内柱状上皮外移取代了子宫颈阴道部的鳞状上皮,使上皮下血管暴露而呈红色,看上去像糜烂,实际上上皮未缺损。

2. 何谓 CIN?

答:子宫颈上皮内瘤变(CIN)是指子宫颈上皮非典型增生至原位癌这一系列癌前病变的连续发展过程,分为Ⅰ、Ⅱ、Ⅲ级,Ⅰ级相当于轻度非典型增生,Ⅱ级相当于中度非典型增生,Ⅲ级相当于重度非典型增生和原位癌,但并非所有的子宫颈癌一定发展为浸润癌。

3. 葡萄胎、侵蚀性葡萄胎与绒癌的病变特点。

答:葡萄胎可分为完全性葡萄胎和不完全性葡萄胎,前者仅见水肿绒毛(绒毛间质内无血管),无胎儿成分。而不完全性葡萄胎既有绒毛水肿(绒毛间质也可有血管),还可见胎儿成分,两者均可在子宫腔内找到水泡状物。侵蚀性葡萄胎在子宫腔内及壁层中均可找到水泡状物。子宫绒毛膜癌时,肿瘤细胞排列成巢状,无绒毛状结构,无间质和血管,以出血坏死为特点。

4. 子宫平滑肌瘤与子宫平滑肌肉瘤的细胞起源及镜下区别的三个标准?

答:子宫平滑肌瘤起源于平滑肌细胞,而子宫平滑肌肉瘤起源于间质细胞,镜下区别的三个标准为:①核分裂象在最活跃区是否大于 10 个/10HPF;②有无细胞异型性;③有无浸润。

5. 试述乳腺癌时乳头下陷的原因。

答:多见于浸润导管癌,位于乳头下的肿瘤如累及大导管又伴有大量纤维组织增生时,由于纤维组织收缩,使乳头下陷。

6. 为什么乳腺癌时皮肤出现橘皮样外观?

答:多见于浸润性导管癌,癌组织在真皮淋巴管内扩散,可堵塞淋巴管,导致皮肤水肿,毛囊汗腺处的皮肤因受皮肤附件牵引而相对下陷,造成橘皮样外观。

7. 子宫颈上皮不典型性增生、子宫颈原位癌、子宫颈早期浸润癌在组织学上有什么区别?

答:子宫颈上皮不典型增生是指子宫颈上皮层内有异型细胞增生,轻度(小于1/3)、中度(1/3~2/3)、重度(2/3至小于1),子宫颈原位癌是指子宫颈上皮层内增生的异型细胞弥漫全层,但未突破基膜,子宫颈早期浸润癌是指肿瘤细胞增生突破基膜,但浸润深度不超过基膜下3~5mm,超过基膜下5mm时称为子宫颈浸润癌,这是一个连续性发展过程。

8. 根据葡萄胎的组织学特点,联系它在临床上可能产生哪些变化?

答:由于滋养层细胞增生,尿中HCG增多,妊娠试验强阳性。由于绒毛水肿,子宫明显增大,超过同月份正常妊娠子宫大小。由于增生的滋养层细胞有较强破坏血管的能力,导致阴道出血。由于绒毛血管减少或消失,胎儿多死亡,临床上无胎儿存活的体征。

9. 卵巢肿瘤按其组织发生可分为哪三个类型?各举一例。

答:卵巢上皮性肿瘤:有体腔上皮发生,如黏液性肿瘤,大小不一,常为单侧,表面光滑灰白色,切面囊性,壁光滑,少有乳头,充满灰白、半透明黏稠的黏液,上皮高柱状。

性腺间质性肿瘤:颗粒细胞瘤,常为单侧,切面实性,黄白色,瘤细胞圆形,腺腔样排列。

生殖细胞肿瘤:无性细胞瘤,常为单侧,类圆形,切面实性,细胞大而圆,与精原细胞瘤相似,间质内有结核样肉芽肿反应。

10. 绒毛膜癌为何易发生血道转移?

答:绒毛膜癌镜下有两种滋养层细胞组成。细胞呈片状分布,无绒毛、间质、血管。肿瘤细胞靠侵入周围组织破坏血管生存,故易发生血道转移。

(四) 填空题

1. 尖锐湿疣是_____起的良性疣状物,多经_____传播,在棘细胞层内可见多少不等的具有诊断意义的_____。

2. 慢性子宫颈炎可出现_____、_____和_____。

3. 子宫颈癌的组织学类型有_____、_____和_____,以_____最多见。

4. 中晚期子宫颈癌肉眼类型可分为_____、_____和_____。

5. 葡萄胎的镜下病理变化主要有_____、_____和_____。

6. 恶性葡萄胎以水泡状绒毛侵入_____特征性病变。

7. 畸胎瘤是_____来源的肿瘤,肿瘤一般含有_____胚层组织,根据组织成熟程度分为_____和_____两大类。

8. 乳腺增生症又称_____,是由于雌激素水平高而引起的乳腺_____和_____增生所致。

9. 乳腺癌是乳腺的_____和_____发生的恶性肿瘤,以_____为最常见。

10. 子宫平滑肌瘤为_____肿瘤,界限_____,_____包膜。

11. 子宫平滑肌肉瘤质地_____,呈_____状,常有_____。

(五) 判断题

1. 子宫颈管黏膜弥漫性增生,形成单个或多个带蒂的结节状小肿物,称为子宫颈息肉。

（　　）

2. 子宫颈肥大是由于炎性充血、水肿所致。（　　）

3. 急性子宫内膜炎常发生于分娩及流产后感染。（　　）

4. 子宫内膜感染后可引起急性腹膜炎。（　　）

5. 子宫内膜增生症属于无排卵型功能性子宫出血性疾病。（　　）

6. 子宫内膜增生症是癌前病变。（　　）

7. 子宫内膜出现内膜组织以外的部位称为子宫内膜增生症。（　　）

8. 子宫内膜在子宫肌层内呈良性侵入并伴有平滑肌增生，称为子宫腺肌瘤。（　　）

9. 慢性子宫颈炎时，腺体有分泌亢进，但分泌物不能排出，而积聚于腺腔内。称为子宫颈腺体囊肿。（　　）

10. 诊断子宫颈原位癌或早期浸润癌做细胞学检查即可诊断。（　　）

11. 目前认为水泡状胎块可能是胎盘绒毛的一种变性，不是肿瘤。（　　）

12. 水泡状胎块中的绒毛和滋养层细胞浸润到子宫肌层可诊断为绒毛膜上皮癌。（　　）

13. 绒毛膜上皮癌是来自胎盘绒毛滋养层细胞的恶性肿瘤。（　　）

14. 绒毛膜上皮癌最易发生淋巴道转移。（　　）

15. 纤维囊性乳腺病不是癌前病变。（　　）

16. 乳腺癌与雌激素分泌增多有关。（　　）

17. 乳头凹陷、皮肤呈橘皮样外观应考虑为乳腺癌的可能。（　　）

18. 子宫颈癌最多见的组织学类型是未分化癌。（　　）

（六）选择题

【A 型题】

1. 生育期妇女最常见的疾病是（　　）
   A. 卵巢癌　　　　　B. 子宫颈癌　　　　　C. 子宫平滑肌瘤
   D. 乳腺癌　　　　　E. 慢性子宫颈炎

2. 慢性子宫颈炎最常见病因（　　）
   A. G⁺细菌感染　　　B. G⁻细菌感染　　　C. 厌氧菌感染
   D. 兼氧菌感染　　　E. 真菌感染

3. 子宫颈假性糜烂是指（　　）
   A. 柱状上皮被鳞状上皮取代　B. 鳞状上皮被柱状上皮取代　C. 柱状上皮鳞状化生
   D. 鳞状上皮柱状化生　　　E. 鳞状上皮脱落

4. 纳博特囊肿见于（　　）
   A. 卵巢畸胎瘤　　　B. 子宫内膜异位症　　　C. 慢性子宫颈炎
   D. 卵巢囊肿　　　　E. 绒癌卵巢转移

5. 不符合慢性子宫颈炎的描述是（　　）
   A. 多发生于流产分娩后
   B. 子宫颈上皮可有不同程度的增生、化生
   C. 子宫颈腺囊肿

　　D. 宫颈息肉,其恶变率较高

　　E. 间质内常无明显炎症现象

6. 女性生殖系统结核最常见于(　　)

　　A. 子宫内膜　　　　　　B. 输卵管　　　　　　　C. 卵巢

　　D. 子宫颈　　　　　　　E. 外阴

7. 不符合女性生殖系统感染的描述是(　　)

　　A. 可引起下生殖道炎症　　B. 可引起盆腔炎　　　　C. 可引起败血症

　　D. 可引起不孕症　　　　　E. 不导致胎儿宫内感染

8. 属于性传播性疾病的阴道炎是(　　)

　　A. 念珠菌阴道炎　　　　　B. 细菌性阴道炎　　　　C. 老年性阴道炎

　　D. 滴虫性阴道炎　　　　　E. 幼女性阴道炎

9. 急性盆腔炎多由(　　)

　　A. 血道感染引起

　　B. 腹腔脏器感染直接蔓延引起

　　C. 慢性盆腔炎急性发作

　　D. 性传播引起

　　E. 产后、流产后、宫腔内手术后感染引起

10. 尖锐湿疣的病因是(　　)

　　A. HPV 感染　　　　　　B. HSV 感染　　　　　　C. CMV 感染

　　D. 衣原体感染　　　　　　E. 细菌感染

11. 外阴尖锐湿疣属于(　　)

　　A. 炎症性病变　　　　　　B. 癌前病变　　　　　　C. 良性疣状物

　　D. 早期浸润性癌　　　　　E. 原位癌

12. 外阴尖锐湿疣较具特征的病变是(　　)

　　A. 棘细胞层增生　　　　　B. 凹空细胞　　　　　　C. 角化过度

　　D. 乳头状增生　　　　　　E. 基底细胞增生

13. 最常见的女性外阴恶性肿瘤是(　　)

　　A. 黑色素瘤　　　　　　　B. 基底细胞癌　　　　　C. 鳞状细胞癌

　　D. 前庭大腺癌　　　　　　E. 以上都不是

14. 不符合女性外阴癌的描述是(　　)

　　A. 多发生于老年女性　　　B. 可呈白斑状　　　　　C. 可呈菜花状

　　D. 多为鳞状细胞癌　　　　E. 多为腺癌

15. 与外阴尖锐湿疣关系最大的病毒是(　　)

　　A. 人乳头瘤病毒 6.11 型　B. EB 病毒　　　　　　C. 乙型肝炎病毒

　　D. 丙型肝炎病毒　　　　　E. 以上都不是

16. 外阴上皮内肿瘤并合并感染的病毒是(　　)

　　A. CMV　　　　　　　　B. HSV　　　　　　　　C. HPV

　　D. HIV　　　　　　　　　E. HBV

17. 子宫颈鳞状上皮非典型性增生,是指(　　)
　　A. 鳞状上皮细胞出现角化
　　B. 鳞状上皮细胞增生并具有异型性
　　C. 鳞状上皮细胞增厚
　　D. 子宫颈出现内膜组织
　　E. 子宫颈出现柱状上皮

18. 子宫颈原位癌累及腺体,是指(　　)
　　A. 子宫颈腺体癌变
　　B. 子宫颈原位癌影响腺体分泌物排出
　　C. 子宫颈鳞状上皮及腺上皮均癌变
　　D. 子宫颈原位癌沿基膜伸入腺体内
　　E. 以上都不是

19. 宫颈早期浸润癌是指(　　)
　　A. 癌穿过基膜,深度在 1mm 以内
　　B. 癌穿过基膜,深度在 2mm 以内
　　C. 癌穿过基膜,深度在 3mm 以内
　　D. 癌穿过基膜,深度在 4mm 以内
　　E. 癌穿过基膜,深度在 5mm 以内

20. 子宫颈癌开始最常发生于(　　)
　　A. 子宫颈外口　　　　B. 子宫颈内口　　　　C. 子宫颈前唇
　　D. 子宫颈后唇　　　　E. 子宫颈管

21. 慢性子宫颈炎的病变不包括(　　)
　　A. 子宫颈息肉　　　　B. 子宫颈糜烂　　　　C. 子宫颈上皮内肿瘤
　　D. 子宫颈鳞状上皮化生　E. 子宫颈腺囊肿

22. 子宫颈癌常见的组织学类型是(　　)
　　A. 原位癌　　　　　　B. 鳞状细胞癌　　　　C. 早期浸润癌
　　D. 高分化腺癌　　　　E. 透明细胞癌

23. 不符合子宫颈癌描述的是(　　)
　　A. 鳞状上皮不典型性增生是癌前病变
　　B. 原位癌可以治愈
　　C. 淋巴道转移多见
　　D. 高分化腺癌可引起黏液分泌增多
　　E. 原位癌累及腺体是早期浸润癌

24. 不符合子宫颈癌描述的是(　　)
　　A. 与 HPV 感染有关　　B. 与多胎生产有关　　C. 与早婚有关
　　D. 与慢性细菌感染有关　E. 与性生活紊乱有关

25. 子宫颈早期浸润癌是指(　　)
　　A. 癌浸润深度不超过 1mm　B. 癌浸润深度不超过 2mm　C. 癌浸润深度不超过 5mm

    D. 癌浸润深度不超过 8mm   E. 癌浸润深度不超过 8mm～10mm

26. 影响子宫颈癌预后的主要因素是(　　)

    A. 肿瘤的肉眼类型　　　　B. 肿瘤角化珠的多少　　　　C. 肿瘤的腺体排列

    D. 肿瘤的临床病理分期　　E. 肿瘤细胞的分化程度

27. 不符合子宫颈癌扩散途径描述的是(　　)

    A. 首先转移到髂总淋巴结　B. 可直接侵犯直肠　　　　C. 晚期可发生血道转移

    D. 可直接侵犯膀胱　　　　E. 以淋巴道转移为主

28. 符合子宫颈鳞状上皮异型增生的描述是(　　)

    A. 鳞状上皮细胞变成癌细胞,但基膜完整

    B. 鳞状上皮细胞大小、形状不一,核深染

    C. 鳞状上皮增厚,钉突延长

    D. 鳞状上皮细胞不典型性增生Ⅰ级最易癌变

    E. 子宫颈柱状上皮被鳞状上皮代替

29. 子宫颈上皮内新生物是指(　　)

    A. 鳞状上皮化生　　　　　B. 浸润癌　　　　　　　　C. 鳞状上皮增生

    D. 腺上皮增生　　　　　　E. 鳞状上皮不典型性增生和原位癌

30. 与子宫颈癌发生关系最密切的病毒是(　　)

    A. EBV　　　　　　　　　B. HBV　　　　　　　　　C. HPV

    D. CMV　　　　　　　　　E. HSV

31. 子宫颈真性糜烂是指(　　)

    A. 黏膜上皮坏死脱落　　　B. 柱状上皮取代鳞状上皮　C. 重度不典型性增生

    D. 囊肿形成　　　　　　　E. 鳞状上皮化生

32. 子宫腺肌病是指子宫内膜异位于(　　)

    A. 卵巢　　　　　　　　　B. 输卵管　　　　　　　　C. 腹壁

    D. 子宫肌层　　　　　　　E. 盆腔组织

33. 子宫外子宫内膜异位症最常见于(　　)

    A. 子宫圆韧带　　　　　　B. 卵巢　　　　　　　　　C. 腹壁

    D. 阴道壁　　　　　　　　E. 外阴

34. 卵巢巧克力囊肿是指(　　)

    A. 输卵管卵巢囊肿　　　　B. 卵巢黏液性囊腺瘤　　　C. 卵巢子宫内膜异位囊肿

    D. 卵巢囊性畸胎瘤　　　　E. 卵巢黄体血肿

35. 不符合子宫内膜增生症描述的是(　　)

    A. 多发生于更年期和青春期

    B. 表现为月经不规则、经期延长、月经量过多

    C. 与卵巢雌激素分泌过多有关

    D. 多由卵巢滤泡不排卵引起

    E. 子宫内膜单纯增生易发生癌变

36. 子宫内膜不典型增生的特点是(　　)

A. 腺体和间质增生

B. 增生的腺体呈囊性扩张

C. 增生的腺体密集排列

D. 增生的腺体密集排列,伴腺上皮异型性

E. 腺体密集伴腺上皮异型性显著,间质浸润

37. 与长期雌激素刺激有密切关系的肿瘤为(　　)

A. 子宫体腺癌　　　　　B. 子宫颈鳞状细胞癌　　　　C. 绒毛膜上皮癌

D. 子宫颈腺癌　　　　　E. 恶性葡萄胎

38. 与子宫内膜癌关系密切的是(　　)

A. 老年子宫内膜　　　B. 子宫内膜非典型性增生　C. 子宫内膜单纯性增生

D. 子宫内膜腺囊性增生　E. 子宫内膜腺瘤样增生

39. 诊断子宫平滑肌肉瘤的主要依据是(　　)

A. 肿瘤细胞密集　　　　B. 肿瘤黏液变性　　　　C. 肿瘤组织坏死、核分裂象多见

D. 肿瘤组织发生囊性变　E. 以上多不是

40. 子宫内膜癌最常见的组织学类型是(　　)

A. 中分化腺癌　　　　　B. 低分化腺癌　　　　　C. 腺鳞癌

D. 高分化腺癌　　　　　E. 鳞癌

41. 不符合葡萄胎描述的是(　　)

A. 胎盘绒毛间质水肿

B. 绒毛间质血管消失

C. 滋养层细胞增生,具有一定的异型性

D. 伴有卵巢黄素囊肿

E. 绒毛常侵犯子宫壁深肌层

42. 不符合子宫内膜癌描述的是(　　)

A. 多发生于青年妇女

B. 与雌激素长期持续作用有关

C. 生长较缓慢

D. 主要是淋巴道转移

E. 常引起阴道出血

43. 子宫体最常见的肿瘤是(　　)

A. 平滑肌肉瘤　　　　　B. 子宫内膜癌　　　　　C. 平滑肌瘤

D. 子宫内膜间质肿瘤　　E. 鳞癌

44. 不符合子宫内膜癌描述的是(　　)

A. 可沿子宫内膜蔓延　　B. 肿瘤生长迅速　　　　C. 可侵犯子宫壁

D. 可沿淋巴道转移　　　E. 可沿血道转移

45. 不符合子宫内膜癌描述的是(　　)

A. 可呈结节状　　　　　B. 可呈息肉状　　　　　C. 可呈弥漫型

D. 多为低分化腺癌　　　E. 可为腺鳞癌

46. 子宫体最常见的肉瘤为(　　)
    A. 平滑肌肉瘤　　　　　B. 葡萄状肉瘤　　　　　C. 癌肉瘤
    D. 纤维肉瘤　　　　　　E. 子宫内膜间质肉瘤

47. 恶性葡萄胎与良性葡萄胎的相同点在于(　　)
    A. 明显的出血坏死　　　B. 侵犯肌层　　　　　　C. 发生阴道结节
    D. 可有远隔脏器转移　　E. 可见胎盘绒毛组织

48. 不符合葡萄胎病理变化的是(　　)
    A. 胎盘绒毛高度水肿　　B. 绒毛间质血管消失　　C. 绒毛常侵犯子宫壁深肌层
    D. 滋养层细胞增生　　　E. 子宫增大超出正常妊娠月份

49. 恶性葡萄胎的特征性病理变化是(　　)
    A. 胎盘绒毛水肿
    B. 滋养层细胞增生,并有异型性
    C. 绒毛消失
    D. 绒毛侵犯子宫壁深肌层
    E. 绒毛间质血管消失

50. 恶性葡萄胎与绒毛膜癌的主要区别是(　　)
    A. 浸润子宫深肌层
    B. 有绒毛结构
    C. 血道转移
    D. 细胞明显增生和具有异型性
    E. 出血坏死

51. 符合葡萄胎病理变化的是(　　)
    A. 浸润子宫深肌层
    B. 由分化不良的两种滋养层细胞构成
    C. 有绒毛结构
    D. 血道转移
    E. 出血坏死

52. 符合葡萄胎病因描述的是(　　)
    A. 与病毒感染有关　　　B. 与染色体异常有关　　C. 与雌激素水平过高有关
    D. 与胚胎早期死亡有关　E. 与营养缺乏有关

53. 恶性葡萄胎与葡萄胎的主要区别是(　　)
    A. 形成转移结节　　　　B. 浸润性生长　　　　　C. 滋养层细胞增生
    D. 有绒毛结构　　　　　E. 以上都不是

54. 绒毛膜癌最常转移到(　　)
    A. 阴道　　　　　　　　B. 肝　　　　　　　　　C. 肠
    D. 脑　　　　　　　　　E. 肺

55. 绒毛膜癌可以产生(　　)
    A. 雌激素　　　　　　　B. 雄激素　　　　　　　C. 催乳素

D. 绒毛膜促性腺激素　　E. 生长激素

56. 青年女性,半年前刮宫诊断为葡萄胎,近10天出现咳嗽咯血,胸透发现两肺有团块状阴影,血清HCG升高,穿刺活检可见异型性显著的两种滋养层细胞,无间质,无绒毛结构。该患者应诊断为(　　　)

　　A. 绒毛膜癌肺转移　　　B. 肺小细胞癌　　　　C. 肺鳞状细胞癌

　　D. 恶性葡萄胎肺转移　　E. 肺腺癌

57. 绒毛膜癌的病理特点是(　　　)

　　A. 有纤维组织性癌间质　　B. 有丰富的毛细血管　　　C. 有丰富的淋巴细胞

　　D. 形成绒毛样结构　　　　E. 肿瘤由合体滋养层细胞样和细胞滋养层样细胞构成

58. 不符合绒毛膜癌描述的是(　　　)

　　A. 与葡萄胎有关　　　　B. 与不完全流产无关　　　C. 无胎盘绒毛样结构

　　D. 可产生绒毛膜促性腺激素　E. 转移癌比原发癌明显

59. 青年女性,停经3个月,近来发现阴道结节,镜检在血凝块中发现胎盘绒毛和增生的滋养层细胞,最大可能性是(　　　)

　　A. 宫外孕　　　　　　　B. 葡萄胎　　　　　　　C. 绒毛膜癌

　　D. 恶性葡萄胎　　　　　E. 以上都不是

60. 输卵管卵巢囊肿是(　　　)

　　A. 慢性炎症性病变　　　B. 真性肿瘤　　　　　　C. 错构瘤

　　D. 子宫内膜异位　　　　E. 囊腺瘤

61. 异位妊娠最常见的部位是(　　　)

　　A. 卵巢　　　　　　　　B. 输卵管　　　　　　　C. 子宫颈

　　D. 盆腔　　　　　　　　E. 腹腔

62. 输卵管妊娠的最常见原因是(　　　)

　　A. 输卵管发育异常　　　B. 输卵管闭塞　　　　　C. 慢性输卵管炎

　　D. 受精卵发育异常　　　E. 输卵管肿瘤

63. 输卵管妊娠最常见的合并症是(　　　)

　　A. 葡萄胎　　　　　　　B. 阴道出血　　　　　　C. 胚胎钙化

　　D. 腹腔出血　　　　　　E. 肠粘连

64. 输卵管妊娠的好发部位是(　　　)

　　A. 输卵管伞端　　　　　B. 输卵管狭部　　　　　C. 输卵管间质部

　　D. 输卵管壶腹部　　　　E. 以上都不是

65. 低度恶性的上皮性肿瘤是(　　　)

　　A. 浆液性囊腺瘤　　　　B. 黏液性囊腺瘤　　　　C. 浆液性囊腺癌

　　D. 黏液性囊腺癌　　　　E. 交界性浆液性囊腺瘤

66. 不符合浆液性囊腺瘤的是(　　　)

　　A. 单房或多房性囊肿　　B. 囊内清亮液体　　　　C. 被覆上皮呈复层结构

　　D. 囊内壁乳头形成　　　E. 被覆上皮为浆液性

67. 不符合浆液性囊腺癌的是(　　　)

    A. 多囊性   B. 多无包膜和间质浸润   C. 囊内实性菜花状突起

    D. 上皮复层排列   E. 上皮细胞异型性明显

68. 不符合交界性黏液性囊腺瘤的是(   )

    A. 囊性肿物   B. 浓稠黏液   C. 多量乳头形成

    D. 被覆上皮呈2~3层   E. 多有包膜和间质浸润

69. 不符合良性畸胎瘤的描述是(   )

    A. 多为囊性   B. 囊内含毛发油脂   C. 囊壁可见骨、软骨

    D. 囊壁可见神经组织   E. 肿瘤来源于性索间质

70. 不符合恶性畸胎瘤的描述是(   )

    A. 又称成熟型畸胎瘤   B. 常有出血坏死   C. 囊壁可见幼稚的软骨

    D. 囊壁可见胚胎性组织   E. 囊壁可见未成熟的神经组织

71. 未成熟畸胎瘤的最常见的恶性成分是(   )

    A. 皮肤及其附属器   B. 软骨组织   C. 脑组织

    D. 原始神经组织   E. 平滑肌

72. 卵巢浆液性囊腺癌与交界性浆液性囊腺瘤的主要区别是(   )

    A. 乳头多   B. 上皮复层   C. 细胞有异型性

    D. 可见核分裂象   E. 包膜与间质有浸润

73. 乳腺癌多见于乳腺的(   )

    A. 外上象限   B. 外下象限   C. 内上象限

    D. 内下象限   E. 乳晕部

74. 可引起橘皮样外观的乳腺疾病是(   )

    A. 纤维腺瘤   B. 乳腺囊肿病   C. 小叶原位癌

    D. 浸润性导管癌   E. 以上都不是

75. 乳腺原位癌是(   )

    A. 髓样癌   B. 硬癌   C. 导管内癌

    D. 黏液癌   E. 单纯癌

76. 与长期雌激素刺激有关的肿瘤是(   )

    A. 子宫颈鳞状上皮癌   B. 子宫颈腺癌   C. 绒毛膜癌

    D. 乳腺癌   E. 卵巢乳头状囊腺癌

77. 外上象限乳腺癌最常转移到(   )

    A. 同侧腋窝淋巴结   B. 同侧锁骨上淋巴结   C. 同侧锁骨下淋巴结

    D. 同侧内乳淋巴结   E. 同侧肌间淋巴结

78. 不符合乳腺癌描述的是(   )

    A. 肿瘤灰白、质硬   B. 呈浸润性生长   C. 最易发生血道转移

    D. 皮肤可呈橘皮样改变   E. 可出现乳头回缩现象

79. 乳腺硬癌的特点是(   )

    A. 癌细胞局限于小叶腺泡内

    B. 纤维间质丰富,癌细胞少

C. 癌细胞局限于导管内

D. 细胞丰富,间质少

E. 癌细胞与间质大致相等

80. 乳腺髓样癌的特点是(　　　)

A. 癌细胞局限于小叶腺泡内　B. 癌细胞局限于导管内　　　C. 癌细胞与间质大致相等

D. 纤维间质丰富,癌细胞少　　E. 细胞丰富,间质少

81. 乳腺实性癌的特点是(　　　)

A. 癌细胞局限于小叶腺泡内　B. 癌细胞局限于导管内　　　C. 纤维间质丰富,癌细胞少

D. 癌细胞与间质大致相等　　E. 细胞丰富,间质少

82. 乳腺小叶原位癌的特点是(　　　)

A. 癌细胞局限于小叶腺泡内　B. 癌细胞局限于导管内　　　C. 纤维间质丰富,癌细胞少

D. 癌细胞与间质大致相等　　E. 细胞丰富,间质少

83. 乳腺导管原位癌的特点是(　　　)

A. 癌细胞局限于小叶腺泡内　B. 癌细胞局限于导管内　　　C. 纤维间质丰富,癌细胞少

D. 癌细胞与间质大致相等　　E. 细胞丰富,间质少

84. 妇女最常见的乳腺良性肿瘤是(　　　)

A. 乳腺腺瘤　　　　　　　B. 导管内乳头状瘤　　　　　C. 乳腺纤维瘤

D. 脂肪瘤　　　　　　　　E. 以上都不是

85. 不符合乳腺癌描述的是(　　　)

A. 多来源于导管上皮细胞　B. 多发生于外上象限　　　　C. 多数为实性癌

D. 以鳞癌多见　　　　　　E. 以淋巴道转移多见

【B 型题】

A. 囊壁被覆单层柱状上皮,肿瘤细胞分泌黏液

B. 囊壁被覆单层立方上皮,肿瘤细胞分泌浆液

C. 囊壁被覆上皮形成乳头,上皮呈 2~3 层,细胞异型性明显,核分裂象易见,无间质浸润,肿瘤细胞分泌浆液

D. 囊壁被覆上皮形成乳头,上皮呈 2~3 层,细胞中度异型性,无间质浸润,肿瘤细胞分泌黏液

E. 囊壁被覆上皮层以上,形成乳头或实性团,细胞异型性明显,伴包膜及间质浸润,可见砂粒体

86. 浆液性乳头状囊腺癌(　　　)

87. 浆液性囊腺癌(　　　)

88. 交界性浆液性囊腺瘤(　　　)

89. 黏液性囊腺瘤(　　　)

90. 交界性黏液性囊腺瘤(　　　)

A. 乳腺小叶增生,纤维组织增生,导管、腺泡囊肿形成

  B. 由纤维组织和腺组织两种成分构成的肿瘤

  C. 癌细胞在导管内生长,基膜完整

  D. 癌细胞在小叶腺泡和导管内生长,基膜完整

  E. 癌细胞分泌大量黏液

91. 乳腺黏液性癌( )

92. 乳腺导管内癌( )

93. 乳腺小叶原位癌( )

94. 乳腺增生症( )

95. 乳腺纤维瘤( )

  A. 子宫平滑肌发生的良性肿瘤

  B. 子宫平滑肌发生的恶性肿瘤

  C. 子宫内膜腺上皮发生的恶性肿瘤

  D. 子宫颈鳞状上皮发生的恶性肿瘤

  E. 绒毛滋养层细胞发生的恶性肿瘤

96. 绒毛膜上皮癌( )

97. 子宫体癌( )

98. 子宫颈癌( )

99. 子宫平滑肌瘤( )

100. 子宫平滑肌肉瘤( )

(七) 参考题答案

填空题

1. 人乳头瘤病毒 性接触 凹空细胞

2. 子宫颈糜烂 子宫颈息肉 子宫颈囊肿

3. 鳞状细胞癌 腺癌 腺鳞癌 鳞状细胞癌

4. 糜烂型 内生浸润型 外生菜花型

5. 绒毛间质高度水肿 绒毛间质血管减少 滋养层细胞不同程度增生

6. 子宫肌层

7. 生殖细胞 两个以上 成熟型 未成熟型

8. 纤维囊性乳腺病 上皮 间质

9. 导管上皮 腺泡上皮 导管上皮

10. 良性 清楚 无

11. 软 鱼肉 出血坏死

判断题

1. T 2. F 3. T 4. T 5. T 6. T 7. F 8. T 9. T 10. F

11. T 12. F 13. T 14. F 15. F 16. T 17. T 18. F

选择题

1. E 2. A 3. B 4. C 5. D   6. B 7. E 8. D 9. E 10. A
11. C 12. B 13. D 14. E 15. A   16. C 17. B 18. D 19. E 20. A
21. C 22. B 23. E 24. D 25. C   26. D 27. A 28. B 29. E 30. C
31. A 32. D 33. B 34. C 35. E   36. D 37. A 38. B 39. C 40. D
41. E 42. A 43. C 44. B 45. D   46. A 47. E 48. C 49. D 50. B
51. C 52. B 53. A 54. E 55. D   56. A 57. E 58. B 59. D 60. A
61. B 62. C 63. D 64. D 65. E   66. C 67. B 68. E 69. E 70. A
71. D 72. E 73. A 74. D 75. C   76. D 77. A 78. C 79. B 80. E
81. D 82. A 83. B 84. C 85. D   86. E 87. B 88. C 89. A 90. D
91. E 92. C 93. D 94. A 95. B   96. E 97. C 98. D 99. A 100. B

（热沙来提·艾米多　蒲红伟）

第十三章 内分泌系统疾病

一、学习要求

1. 掌握单纯性甲状腺肿和毒性甲状腺肿的病理变化及区别。
2. 了解甲状腺肿瘤的组织学类型。

二、重点知识

非毒性甲状腺肿、毒性甲状腺肿、甲状腺炎、甲状腺腺瘤、甲状腺癌均可导致甲状腺肿大。非毒性甲状腺肿与缺碘有关,甲状腺可呈弥漫性或结节状(多于3个)增生。毒性甲状腺肿伴有甲状腺功能亢进,是一种自身免疫性疾病。甲状腺刺激球蛋白引起的甲状腺上皮增生呈柱状,形成乳头。滤泡内类胶质少,并出现吸收空泡。亚急性甲状腺炎又称肉芽肿性甲状腺炎,滤泡破坏,形成类结核样肉芽肿。慢性淋巴细胞性甲状腺炎也是一种自身免疫性疾病,以滤泡上皮萎缩、嗜酸性变和大量淋巴细胞浸润为特点。甲状腺腺瘤是常见的甲状腺良性肿瘤,多为单发,甲状腺内形成境界清楚的单一结节。甲状腺癌形成边界不清的结节,质硬,增长快。以乳头状癌最多见,恶性度低,淋巴道转移为主。滤泡性癌和髓样癌恶性度较高,而未分化癌恶性度最高。

糖尿病分为胰岛素依赖型(1型)和非胰岛素依赖型(2型)。两型均有显著遗传倾向。1型多见于青少年,与病毒感染、免疫有关,胰岛内B细胞明显减少。2型多见于老年肥胖者,与胰岛素抵抗有关。胰岛内B细胞无明显减少。两型糖尿病患者晚期均可出现动脉粥样硬化、肾小球硬化、视网膜病、糖尿病性昏迷等病症。

散在于体内多器官的神经内分泌细胞具有摄取胺的前体物脱羧形成多肽类激素的功能,称为APUD细胞,由APUD细胞发生的肿瘤称为APUD瘤。

三、强化训练与参考答案

(一) 汉英名词对照

弥漫性非毒性甲状腺肿　　　diffuse nontoxic goiter

亚急性甲状腺炎　　　subacute thyroiditis

慢性淋巴细胞性甲状腺炎　　　chronic lymphocytic thyroiditis

甲状腺腺瘤　　thyroid adenoma

糖尿病　　diabetes mellitus

(二) 名词解释

1. 弥漫性非毒性甲状腺肿　亦称单纯性甲状腺肿(simple goiter),是由于缺碘、使甲状腺素分泌不足,促甲状腺素(TSH)分泌增多,甲状腺滤泡上皮增生,滤泡内胶质堆积而使甲状腺肿大。不伴有甲状腺功能亢进。其中以地方性缺碘引起的地方性甲状腺肿为多见。单纯性甲状腺肿按其发展过程可分为三期:①增生期;②胶质储积期;③结节期。

2. 糖尿病　是一种体内胰岛素相对或绝对不足,或靶细胞对胰岛素敏感性降低,或胰岛素本身存在结构上的缺陷,而引起的碳水化合物、脂肪和蛋白质代谢紊乱的一种慢性疾病。其主要特点是高血糖、糖尿。临床上表现为多饮、多食、多尿和体重减轻,可使一些组织或器官发生形态结构改变和功能障碍,并发酮症酸中毒、肢体坏疽、多发性神经炎、失明和肾功能衰竭等。

(三) 问答题

1. 阐述毒性甲状腺肿的病因、发病机制及主要病理变化。

答:毒性甲状腺肿是指伴有甲状腺功能亢进的甲状腺肿。患者表现为甲状腺中度弥漫性肿大,基础代谢率升高,甲状腺素水平升高,常有眼球突出,因而又叫突眼性甲状腺肿。本病是一种自身免疫性疾病,患者血清中可检出抗甲状腺的抗体,特别是甲状腺刺激免疫球蛋白能与甲状腺滤泡上皮的促甲状腺激素受体结合,刺激甲状腺素的产生和释放,刺激滤泡上皮增生。组织学检查,滤泡上皮增生呈柱状,并形成乳头突入腔内。滤泡内胶质稀薄或缺如,并在上皮缘出现吸收空泡。间质内淋巴细胞浸润,并有淋巴滤泡形成。

2. 阐述非毒性甲状腺肿的病因、发病机制及主要病理变化。

答:非毒性甲状腺肿又称单纯性甲状腺肿。是由于缺碘、致甲状腺肿因子或酶缺陷等引起的代偿性甲状腺肿大,不伴有甲状腺功能亢进。其中以地方性缺碘引起的地方性甲状腺肿为多见。单纯性甲状腺肿按其发展过程可分为三期:①增生期:甲状腺弥漫性肿大,无结节。滤泡上皮增生呈立方或柱状,并伴有小滤泡增生;②胶质储积期:大部分滤泡增大,滤泡内胶质储积,上皮受压而呈扁平状;此时甲状腺弥漫肿大明显,但无结节形成;③结节期:肿大的甲状腺呈多结节状,结节大小不一,包膜不完整,并有出血、囊性变、钙化和骨化。组织学检查,滤泡可见增生和复旧,变化混杂。

3. 阐述甲状腺癌的病理组织学类型与预后的关系。

答:乳头状腺癌是甲状腺最常见的恶性肿瘤(约占50%)。癌组织形成多级乳头,被覆上皮呈立方或柱状,核呈空泡状。恶性度较低,多发生淋巴道转移,预后较好,5年存活率达80%。滤泡腺癌较少见,癌组织由滤泡构成。高分化者,与甲状腺瘤不易区别;分化差者,滤泡上皮异型性较明显,浸润包膜、血管是此型肿瘤的诊断依据。此型癌恶性度高于乳头状腺癌,多发生血道转移,预后较差,5年存活率约30%~50%。未分化癌较少见,是分化程度差、恶性度高的肿瘤,患者多在3年内死亡,可分为巨细胞癌、梭形细胞癌、小细胞癌三种亚型。髓样癌较少见,由甲状腺滤泡旁细胞发生,属APUD瘤。癌细胞排列成簇状、条索状,间质内血管丰富,并有淀粉样物沉积。肿瘤产生降钙素等激素。恶性度高于滤泡腺癌,多经淋巴道转移。

4. 比较两类糖尿病的异同。

答:胰岛素依赖型糖尿病(1 型)与非胰岛素依赖型糖尿病(2 型)的异同

	胰岛素依赖型糖尿病(1 型)	非胰岛素依赖型糖尿病(2 型)
年龄	青少年	中老年
	遗传因素	肥胖
发病机制	病毒感染	脂肪细胞及肌细胞胰岛素受体减少
	自身免疫反应	胰岛 P 细胞本身缺陷
抗胰岛细胞抗体	(+)	(−)
血胰岛素水平	明显降低	相对不足
	胰岛数目减少	胰岛数目正常或轻度减少
胰岛病变	B 细胞明显减少	B 细胞早期无变化,后期轻度减少
	淋巴细胞浸润	间质内淀粉样变
临床表现	两型均以三多一少、高糖血症和糖尿为特征,晚期均可引起动脉粥样硬化、肾小球硬化、视网膜病、糖尿病性昏迷及感染	

(四) 填空题

1. 甲状腺肿根据是否伴有甲状腺功能亢进,将其分为_____和_____。
2. 亚急性甲状腺炎可能由_____感染引起,病变的特点是形成_____,故称_____。
3. 慢性淋巴细胞性甲状腺炎又名_____,是一种_____疾病。
4. 甲状腺髓样癌来源于_____,是_____瘤,癌组织可分泌_____等多种激素。
5. 糖尿病是一种_____绝对或相对缺乏引起的、以持续性_____升高和尿中排出_____为特征的内分泌代谢障碍性疾病。按其病因、发病机制、病变、临床表现分为_____和_____两型。
6. 糖尿病临床上常表现_____、_____、_____和_____的"三多一少"症状。
7. APUD 细胞的共同特点是摄取_____,经_____合成_____。
8. APUD 细胞形成的肿瘤统称为 APUD 瘤。甲状腺_____、肺_____和胃肠道的_____均为 APUD 瘤。

(五) 选择题

【A 型题】

1. 关于结节性甲状腺肿的描述,以下哪一项是错误的(   )
   A. 结节具有完整的包膜
   B. 结节对周围甲状腺组织无明显压迫作用
   C. 可见纤维组织增生
   D. 结节内常有出血

　　E. 年轻女性多发
2. 关于慢性淋巴细胞性甲状腺炎,下列哪项是错误的(　　　)
　　A. 多见于中年女性　　　　B. 甲状腺中度增大　　　　C. 晚期可发生甲状腺功能低下
　　D. 属自身免疫性疾病　　　E. 可见肉芽肿样病变
3. 甲状腺恶性肿瘤中,哪一种恶性度低,预后较好(　　　)
　　A. 滤泡腺癌　　　　　　　B. 乳头状腺癌　　　　　　C. 髓样癌
　　D. 小细胞癌　　　　　　　E. 巨细胞癌
4. 关于单纯性甲状腺肿的描述,下列哪项是正确的(　　　)
　　A. 男性显著多于女性
　　B. 年龄越大发病者越多
　　C. 甲状腺呈结节状
　　D. 一般不伴有功能亢进或功能低下
　　E. 属良性肿瘤
5. 关于地方性甲状腺肿,下列哪一项是错误的(　　　)
　　A. 病区多为山区、半山区　　B. 女性显著多于男性　　　C. 可压迫气管
　　D. 当地居民均患有甲状腺肿　E. 碘化食盐可预防本病
6. 关于亚急性甲状腺炎,下列哪一项是错误的(　　　)
　　A. 女性多于男性
　　B. 病因可能是病毒感染
　　C. 易转变为慢性甲状腺炎
　　D. 病变为滤泡破坏,形成有巨细胞肉芽肿
　　E. 甲状腺肿大、疼痛
7. 关于慢性淋巴细胞性甲状腺炎,下列哪一项是错误的(　　　)
　　A. 女性多　　　　　　　　B. 甲状腺肿大、质硬　　　C. 甲状腺滤泡上皮增生
　　D. 常与其他自身免疫病并存　E. 甲状腺功能正常或低下
8. 关于慢性纤维性甲状腺炎,下列哪一项是错误的(　　　)
　　A. 甲状腺质硬如木样　　　B. 可不侵犯全部甲状腺组织　C. 甲状腺内纤维增生显著
　　D. 没有疼痛和发热　　　　E. 周围器官不受累
9. 下列甲状腺癌,哪一种最常出现砂砾体(　　　)
　　A. 滤泡性癌　　　　　　　B. 乳头状腺癌　　　　　　C. 髓样癌
　　D. 未分化癌　　　　　　　E. 鳞状细胞癌
10. 下列哪种肿瘤不是 APUD 瘤(　　　)
　　A. 类癌　　　　　　　　　B. 肺小细胞癌　　　　　　C. 甲状腺髓样癌
　　D. 乳头状癌　　　　　　　E. 嗜铬细胞癌
11. 下述哪项不符合 1 型糖尿病(　　　)
　　A. 多为青少年患者　　　　B. 胰岛 P 细胞明显减少　　C. 血胰岛素水平明显降低
　　D. 有遗传倾向　　　　　　E. 与自身免疫反应无关
12. 下述哪项不符合 2 型糖尿病(　　　)

A. 多为中老年患者　　　B. 无抗胰岛细胞抗体　　　C. 胰岛数目正常或轻度减少

D. 血胰岛素水平明显降低　　E. 肥胖是重要因素

【B 型题】

A. 结节性甲状腺肿　　　B. 慢性淋巴细胞性甲状腺炎　C. 乳头状癌

D. 髓样癌　　　　　　　E. 亚急性甲状腺炎

1. 缺碘(　　)

2. 自身免疫性疾病(　　)

3. 甲状腺最常见的恶性肿瘤(　　)

4. APUD 肿瘤(　　)

5. 肉芽肿性甲状腺炎(　　)

A. 甲状腺内多量类似结核结节肉芽肿

B. 甲状腺内大量淋巴细胞浸润

C. 甲状腺内纤维组织广泛浸润,并累及周围器官

D. 甲状腺内单一包膜完整的结节,结节内单一形态滤泡增生

E. 甲状腺内有 3 个以上的结节,结节包膜不完整

6. 甲状腺腺瘤(　　)

7. 结节性甲状腺肿(　　)

8. 亚急性甲状腺炎(　　)

9. 桥本甲状腺炎(　　)

10. 纤维性甲状腺炎(　　)

A. 甲状腺内由多级乳头构成的肿瘤,上皮呈柱状,核呈空泡状

B. 甲状腺内滤泡构成的肿瘤,肿瘤组织浸润血管

C. 甲状腺内由异型性明显的巨细胞构成的肿瘤

D. 甲状腺内由异型性明显的梭形细胞构成的肿瘤

E. 甲状腺内由 C 细胞发生的癌

11. 梭形细胞癌(　　)

12. 髓样癌(　　)

13. 乳头状腺癌(　　)

14. 滤泡性腺癌(　　)

15. 巨细胞癌(　　)

(六) 判断题

1. 单纯性甲状腺肿时,甲状腺呈弥漫性对称性增大,同时常伴有甲状腺功能亢进。(　　)

2. 亚急性甲状腺炎由于部分滤泡被破坏,胶质外溢,引起类似结核结节的肉芽肿形成,但无干酪样坏死。(　　)

3. 桥本甲状腺炎有甲状腺实质组织广泛破坏、萎缩,大量淋巴细胞浸润,淋巴滤泡形成及纤维组织增生。(　　)

4. 甲状腺腺瘤是滤泡上皮发生的良性肿瘤,可并发出血、囊性变、钙化和纤维化,并且有不完整的包膜。(　　)

5. 乳头状腺癌是甲状腺癌中最常见的类型,肿瘤生长慢,恶性程度较低,预后较好。(　　)

(七) 参考答案

填空题

1. 毒性甲状腺肿　非毒性甲状腺肿
2. 病毒　类似结核结节的肉芽肿　肉芽肿性甲状腺炎
3. 桥本病　自身免疫性
4. 滤泡旁细胞　APUD　降钙素
5. 胰岛素　血糖　葡萄糖　胰岛素依赖型　非胰岛素依赖型
6. 多饮　多食　多尿　消瘦
7. 胺前身物质　脱羧反应　多肽激素
8. 髓样癌　小细胞癌　类癌

选择题

【A 型题】

1. A　2. E　3. B　4. D　5. D　　6. C　7. C　8. E　9. B　10. D
11. E　12. D

【B 型题】

1. A　2. B　3. C　4. D　5. E　　6. D　7. E　8. A　9. B　10. C
11. D　12. E　13. A　14. B　15. C

判断题

1. F　2. T　3. T　4. F　5. T

(王文娜　陈　晓)

第十四章 传 染 病

一、学 习 要 求

1. 掌握结核病的基本病理变化及转归。
2. 掌握原发性肺结核病和继发性肺结核病各型的病变特点。
3. 掌握伤寒、细菌性痢疾的病理变化及临床病理联系。
4. 熟悉结核病的概念、病因及发病机制。
5. 熟悉肺外器官结核病的病变特点。
6. 了解淋病、梅毒及尖锐湿疣的病变特点。
7. 了解继发性免疫缺陷病的病变特点及病因、发病机制。
8. 了解淋病、尖锐湿疣、梅毒、艾滋病的病因、发病机制及传播途径。

二、重 点 知 识

结核病

(一) 概述

结核病是由结核杆菌引起的一种慢性肉芽肿病。其典型病变特点是有结核结节形成伴有不同程度的干酪样坏死。

1. 病因和发病机制　结核病的病原菌是结核分枝杆菌,主要为人型和牛型。呼吸道是重要的传播途径。

2. 基本病变

(1) 渗出性病变:出现在结核病变的早期或机体免疫力低下、菌量多、毒力强或变态反应较强时,表现为浆液性或浆液纤维素性炎。

(2) 增生性病变:机体免疫力较强、菌量较少、毒力较弱时,则发生增生性炎,形成结核结节。结核结节是在细胞免疫的基础上形成的,中间是上皮样细胞、朗汉斯巨细胞加上外周集聚的淋巴细胞和少量反应性增生的成纤维细胞构成。典型的结核结节中央有干酪样坏死。

(3) 坏死性病变:见于机体免疫力低下、菌量多、毒力强或变态反应较强时,渗出性病变和增生性病变可以转变为坏死性病变。病变部位由于含脂质成分较多而呈现淡黄色,均匀细腻,质地较实,状似奶酪,故称为干酪样坏死。

以上三种病理变化可以常常同时存在,相互之间可以互相转化。

3. 结核病基本病理变化的转化规律　结核病病变的发展及结局取决于机体抵抗力与

致病力之间的对比关系。当机体抵抗力增强时病变则转向愈合,逐渐吸收消散、纤维包裹和钙化;反之则转向恶化,表现为病灶扩大和溶解扩散。

(二) 肺结核病

结核病主要经呼吸道而感染,所以肺为最常见的感染部位。结核病由于初次感染与再次感染导致的病变不同,所以又将其分为原发性与继发性肺结核病两类。

1. 原发性肺结核病 初次感染结核杆菌所引起的肺结核病称为原发性肺结核,因其多见于儿童,所以又称儿童型肺结核病。

(1) 病变特点:其好发部位为通气较好的右肺上叶下部或下叶上部靠近胸膜处。肉眼观,原发灶常呈圆形,直径 1cm 左右。结核杆菌极易侵入淋巴管并通过淋巴回流到所属肺门淋巴结,引起结核性淋巴管炎和淋巴结炎。肺的原发灶、淋巴管炎和肺门淋巴结结核称为原发综合征,是原发性肺结核病的病变特点。X 线片呈哑铃状阴影。

(2) 传播途径:①经淋巴道传播;②经血道传播引起全身粟粒性结核病、粟粒性肺结核病;③经支气管传播。

2. 继发性肺结核病

(1) 局灶型肺结核:病变多位于肺尖下 2~4 cm 处,右肺多见。病灶 0.5~1 cm 大小,属于非活动性肺结核。镜下病变以增生为主,中央为干酪样坏死。

(2) 浸润性肺结核:是临床上最常见的一种类型,属于活动性肺结核。病变中央常有干酪样坏死灶,周围是多量炎细胞包绕。

(3) 慢性纤维空洞性肺结核:多为浸润型肺结核形成急性空洞的基础上发展而来,称为开放性肺结核,成为结核病的传染源。镜下空洞壁分三层:内层为干酪样坏死物质,中层为结核性肉芽肿,外层为增生的纤维组织。

(4) 干酪样肺炎:此型肺结核发生于机体抵抗力极低的情况下,可由浸润型肺结核恶化进展而来。根据病灶范围可以分为小叶性及大叶性干酪样肺炎。

(5) 结核球:又称结核瘤,直径 2~5 cm、有纤维包裹的孤立的境界分明的球形干酪样坏死灶。常位于肺上叶。

(6) 结核性胸膜炎:分为干性(增生性)和湿性(渗出性)两种。

3. 肺结核病血源性播散所致病变

(1) 急性全身性粟粒性结核:结核菌侵入肺静脉分支经左心至体循环,播散到全身各器官,如肺、肝、脾、和脑膜等处。

(2) 慢性全身粟粒性结核:急性期不能控制而病程迁延 3 周以上。

(3) 急性肺粟粒性结核病:细菌沿肺动脉播散于两肺。肺表面和切面可见灰白色粟粒大小的结节。

(4) 慢性肺粟粒性结核病:多见于成人,由肺外器官的结核病灶内的结核杆菌间歇入血而致病。

(5) 肺外结核病。

(三) 肺外结核病

1. 肠结核病 肠结核可以发生于任何肠段,而回盲部为其好发部位。

（1）溃疡型：溃疡多呈带状，其长径多与肠长轴垂直。溃疡愈合后常因瘢痕形成和收缩而引起肠腔狭窄。

（2）增生型较少见。

2. 结核性腹膜炎　分为湿型和干型。

3. 结核性脑膜炎　小儿多见，主要经血道播散所致。

4. 泌尿生殖系统结核病　肾结核病、男性附睾结核多见，女性输卵管结核多见。

5. 骨与关节结核病　脊椎结核最常见。

6. 淋巴结结核病。

伤寒

（一）概念

伤寒是由伤寒杆菌引起的急性传染病。病变特征是全身单核-吞噬细胞系统细胞增生。以回肠末端的淋巴组织的病变最为突出，故又称肠伤寒。临床表现主要为持续性高热、相对缓脉、脾肿大、皮肤玫瑰疹及中性粒细胞和嗜酸粒细胞减少等，肥达反应呈阳性。有时可出现肠出血、肠穿孔等严重并发症。

（二）病因

伤寒杆菌属沙门菌属中的 D 族，革兰阴性。其菌体"O"抗原，鞭毛"H"抗原及表面"Vi"抗原能使人体产生相应抗体。可做肥达反应诊断伤寒。菌体产生的内毒素致病。

（三）病理变化

以巨噬细胞增生为特征的急性增生性炎。增生活跃的巨噬细胞，吞噬伤寒杆菌、红细胞和细胞碎片，这种巨噬细胞称为伤寒细胞。伤寒细胞聚集成团，形成小结节称为伤寒肉芽肿或伤寒小结，是伤寒的特征性病变。具有病理诊断价值。

1. 肠道病变　以回肠下段集合和孤立淋巴小结的病变最常见和明显。病变分四期，各期均约历时一周。

（1）髓样肿胀期：起病第一周，回肠下段淋巴组织略肿胀，隆起，表面似脑的沟回，灰红，质软。

（2）坏死期：相当于发病的第二周，髓样肿胀处组织坏死。

（3）溃疡期：发病第三周，坏死组织脱落形成溃疡，溃疡可呈圆或椭圆形，椭圆形者其长径与肠的长轴平行。溃疡多深及黏膜下层，少数达肌层甚至浆膜层，此期易发生肠出血和肠穿孔。

（4）愈合期：发病第四周，通过肉芽组织增生和上皮再生修复溃疡。

2. 肠外器官的病变

（1）肠系膜淋巴结、肝、脾、骨髓因巨噬细胞增生活跃而肿大。

（2）心肌可有变性或坏死。

（3）皮肤可见浅红色斑丘疹，为玫瑰疹，这是由于细菌栓塞皮肤表层毛细血管引起小灶性炎症和毛细血管扩张充血。

细菌性痢疾

(一) 概念

细菌性痢疾是由痢疾杆菌引起的一种假膜性肠炎,简称菌痢。可散发或流行,感染的痢疾杆菌以福氏菌为主。

(二) 病理变化

主要累及大肠,尤以乙状结肠和直肠为重。

1. 急性菌痢 病理表现为大量纤维素渗出,坏死肠黏膜组织及炎细胞、红细胞、细菌形成假膜,假膜脱落使肠壁形成大小不等、形状不规则的地图状浅表溃疡。

2. 慢性菌痢 多由急性菌痢转化而来,病程可持续数月或数年,新旧病灶共存,可致肠狭窄。

3. 中毒性菌痢 多见于2~7岁儿童,肠黏膜病变轻,全身中毒症状重,可造成中毒性休克或呼吸衰竭而死亡。

(三) 临床表现

毒血症、腹痛、腹泻、里急后重、黏液脓血便等。

流行性出血热

(一) 概念

流行性出血热是汉坦病毒引起的一种自然疫源性急性传染病,鼠类是其主要传染源。临床以发热、休克、充血、出血和急性肾功能衰竭为主要表现。患者常死于急性肾功能衰竭。

(二) 病理变化

1. 基本病变 毛细血管内皮肿胀、脱落和纤维素样坏死。

2. 特征性病变 右心房、右心耳内膜下、肾、肾上腺、下丘脑和垂体大片出血、血栓形成和坏死。

性传播疾病

性传播疾病是指通过性接触而传播的一类疾病。

1. 淋病 淋病是由淋球菌引起的急性化脓性炎症,是最常见的性传播性疾病,几乎全通过性交传播。病变主要累及泌尿生殖系统。

2. 尖锐湿疣

(1) 概念:尖锐湿疣是由人类乳头状瘤病毒(HPV)引起的性传播性疾病,好发于潮湿温暖的黏膜和皮肤交界的部位。

(2) 病理变化

肉眼:乳头状突起,红、质软、呈疣状颗粒,有时呈菜花状。

镜下:表现为表层角化不良,棘层肥厚,有乳头状瘤样增生,表皮突增粗延长。表皮浅层凹空细胞的出现有助于诊断。

3. 梅毒

(1) 概念:梅毒是梅毒螺旋体引起的慢性传染病,95%以上通过性器官传播。

(2) 病理变化

1) 基本病变:

a. 闭塞性动脉内膜炎和小血管周围炎。

b. 树胶样肿:又称梅毒瘤,为灰白、大小不等、质韧有弹性、似树胶的肉芽肿,可发生于任何器官。

2) 后天性梅毒:分三期:

一期梅毒:性器官黏膜的水疱,破溃形成溃疡,因质硬故称为硬下疳。

二期梅毒:由于血行播散引起全身广泛皮肤黏膜红斑、斑丘疹,称之为梅毒疹,可自行消退。

三期梅毒:特征性的树胶肿形成,内脏受累,尤其是心血管和中枢神经系统,可致器官变形和功能障碍。

4. 艾滋病(爱滋病)

(1) 概念:艾滋病是获得性免疫缺陷综合征的简称,是由人类免疫缺陷病毒(艾滋病毒感染)所引起的以全身性严重免疫缺陷为主要特征的致命性传染病。本病传播迅速,发病缓慢,病死率极高。

(2) 病因和发病机制:艾滋病病毒通过各种途径进入血液,选择性地破坏 $CD4^+T$ 细胞,使该类细胞总和下降,释放的细胞因子减少,因而对 Ts 细胞、B 细胞、NK 细胞、巨噬细胞的功能协调作用减弱,导致其功能紊乱,造成免疫缺陷,从而引起机体感染和恶性肿瘤的发生。

(3) 主要传播途径

1) 性传播。

2) 经血传播:通过输血或血制品、注射针头或医用器械传播。

3) 围产期传播:即母婴垂直传播。

(4) 分期:临床上艾滋病分三期:艾滋病毒感染期、艾滋病相关综合征期和艾滋病期。

(5) 病理变化

1) 免疫学损害的形态学表现:淋巴组织学改变尤其 $CD4^+T$ 细胞减少。

2) 感染:常是混合性机会性感染。机会性感染是指在机体免疫功能正常的情况下,不致病或致病力较弱的病原体,在机体免疫功能低下时,可以引起严重的感染。这些病原体有巨细胞病毒、单纯疱疹病毒、分枝杆菌、真菌、卡氏肺孢子虫等,其中以卡氏肺孢子虫肺炎多见。

3) 恶性肿瘤:以非霍奇金淋巴瘤和卡波西(Kaposi)肉瘤多见,约 1/3 的艾滋病病人有 Kaposi 肉瘤。

4) 中枢神经系统改变:AIDS 机会感染和机会性肿瘤。

三、强化训练与参考答案

（一）汉英名词对照

传染病　　infectious disease
结核病　　tuberculosis
结核结节　　tubercle
朗汉斯巨细胞　　langhans giant cell
原发性肺结核病　　primary pulmonary tuberculosis
原发综合征　　primary complex
继发性肺结核病　　secondary pulmonary tuberculosis
局灶型肺结核　　apical tuberculosis
浸润型肺结核　　infiltrative tuberculosis
慢性纤维空洞型肺结核　　chronic fibrocavity tuberculosis
结核性肉芽组织　　tuberculous granulation tissue
结核性厚壁空洞　　tuberculous thick walled cavity
干酪性肺炎　　caseous pneunmonia
结核球（结核瘤）　　tuberculoma
急性全身性粟粒性结核病　　acute systemic miliary tuberculosis
结核性胸膜炎　　tuberculous pleurisy
肺粟粒性结核病　　pulmonary miliary tuberculosis
肠原发综合征　　intestinal primary complex
增生性肠结核　　proliferative intestinal tuberculosis
结核性脑膜炎　　tuberculous meningitis
伤寒　　typhoid fever
伤寒细胞　　typhoid cell
伤寒小结　　typhoid nodule
细菌性痢疾　　bacillary dysentery
中毒性菌痢　　toxic bacillary dysentery
流行性出血热　　epidemic hemorrhagic fever, EHF
尖锐湿疣　　condyloma acuminatum
获得性免疫缺陷综合征　　acquired immunodeficiency syndrome, AIDS

（二）名词解释

1. 传染病　传染病是由病原微生物通过一定的传播途径进入易感人群的个体所引起的一组疾病,并能在人群中引起流行。

2. 结核病　结核病(tuberculosis)是由结核杆菌(tubercle bacillus)引起的一种慢性肉芽肿病。以肺结核最常见,但可见于全身各器官。典型病变为结核结节形成伴有不同程度干酪样坏死。

3. 结核结节　结核结节(tubercle)是在细胞免疫的基础上形成的,由上皮样细胞(epithe-lioidcell),朗汉斯(Langhans)巨细胞加上外周局部集聚的淋巴细胞和少量反应性增生的成纤维细胞构成。典型者结节中央有干酪坏死。

4. 朗汉斯巨细胞　多数上皮样细胞互相融合或一个细胞核分裂胞质不分裂乃形成朗汉斯巨细胞。朗汉斯巨细胞为一种多核巨细胞,直径可达 $300\mu m$,胞质丰富。其胞质突起常和上皮细胞的胞质突起相连接,核与上皮样细胞核相似。核的数目由十几个到几十个不等,有超过百个者。核排列在胞质周围呈花环状、马蹄形或密集在胞体一端。

5. 原发性肺结核病　原发性肺结核病是指第一次感染结核杆菌所引起的肺结核病。多发生于儿童,但也偶见于未感染过结核杆菌的青少年或成人。免疫功能严重受抑制的成年人由于丧失对结核杆菌的免疫力,因此可多次发生原发性肺结核病。

6. 原发综合征　肺的原病灶、淋巴管炎和肺门淋巴结结核称为原发综合征,是原发性肺结核病的病变特点。

7. 继发性肺结核病　指再次感染结核杆菌所引起的肺结核病,多见于成人。可在原发肺结核病后很短时间内发生,但大多在初次感染后十年或几十年后由于机体抵抗力下降使暂停活动的原发病灶再活化而形成。

8. 局灶型肺结核　局灶型肺结核属非活动性结核病。病灶常定位于肺尖下 $2\sim4cm$ 处,$0.5\sim1cm$ 直径大小。病灶境界清楚,有纤维包裹。镜下病变以增生为主,中央为干酪样坏死。病人常无自觉症状。

9. 浸润型肺结核　临床上最常见的肺结核类型,属于活动性肺结核,病变中央常有干酪样坏死,周围有广阔的病灶周围炎包绕,主要为渗出的浆液、单核细胞、淋巴细胞和少量的中性粒细胞。病人常出现低热、盗汗、食欲不振、全身无力等中毒症状和咳嗽、咯血等,一般可通过吸收、纤维化、包裹和钙化而痊愈。

10. 慢性纤维空洞型肺结核　成人慢性肺结核的常见类型,多在浸润型肺结核形成的急性空洞的基础上发展而来,肺内有一个或多个厚壁空洞形成为其主要病变特征,也有许多新旧不一、大小不等、病变类型不同的病灶,病情迁延,病变广泛,可导致肺组织广泛纤维化。

11. 结核性肉芽组织　增生的肉芽组织(由增生的毛细血管及成纤维细胞组成)内同时伴有结核性病变如干酪样坏死、结核结节等,具有这种病变特点的组织称结核性肉芽组织。

12. 结核性厚壁空洞　多见于慢性纤维空洞型肺结核,一般位于肺上叶,大小不等,呈不规则形,洞壁厚,有时可达 $1cm$ 以上,镜下洞壁可分为三层:内层为干酪样坏死,其中有大量的结核杆菌,中层为结核性肉芽组织,外层为纤维结缔组织。

13. 干酪性肺炎　在机体免疫力极低,对结核杆菌的变态反应过高时所发生一种肺结核病,表现为大量的浆液纤维素、巨噬细胞渗出及广泛的干酪样坏死,肉眼观呈黄色干酪样,故名。可累及多数肺小叶或一个至多个肺叶,分别称小叶性或大叶性干酪样肺炎。

14. 结核球　结核球是直径 $2\sim5cm$,有纤维包裹的孤立的境界分明的干酪样坏死灶。多为单个,也可多个,常位于肺上叶。

15. 结核性胸膜炎　结核性胸膜炎根据病变性质可分干性和湿性两种。湿性结核性胸膜炎病变主要为浆液纤维素性炎及血性胸腔积液。干性结核性胸膜炎发生于肺尖,病变以增生性改变为主。

16. 冷脓肿　结核病时,坏死物液化形成的脓肿,此脓肿无红、热、痛表现,故名。

17. 急性全身性粟粒性结核病　结核杆菌大量侵入肺静脉分支,经左心至大循环,播散到全身各器官如肺、肝、脾和脑膜等处,在各器官内形成密集分布大小一致、灰白色、圆形、境界清楚的小结节。镜检,主要为增生性病变,偶尔出现渗出,坏死为主的病变。临床上病情凶险,有高热、衰竭、烦躁不安等中毒症状。

18. 肺粟粒性结核病　可分为急性和慢性两种情况,急性粟粒性肺结核病常是全身粟粒性结核病的一部分,偶尔也可由于结核杆菌侵入无名静脉、颈内静脉或上腔静脉所致,病变仅局限于双侧肺内。慢性粟粒性肺结核是由肺外(骨关节、泌尿生殖道及肾上腺等处)结核病灶较长期、间歇性地进入血流,播散于肺内,形成新旧不一的病变。

19. 肠原发综合征　系原发性肠结核的病变特点,包括肠的原发性结核性溃疡、结核性淋巴管炎和肠系膜淋巴结核。很少见,常发生于小儿,一般是因饮用带有结核杆菌的牛奶所致。

20. 增生性肠结核　肠结核的一种,较少见,好发于回盲部。主要特点为肠壁内有大量结核性肉芽组织和显著增生的纤维组织形成肿块,肠壁变硬、肠腔狭窄。临床表现为不完全性低位肠梗阻。

21. 结核性脑膜炎　小儿多见,主要是由结核杆菌经血道播散所致,病变以脑底部明显,蛛网膜下腔内有多量的灰黄色浑浊胶胨样渗出物聚积,其成分为浆液纤维素、巨噬细胞和淋巴细胞,常有干酪样坏死,偶见典型的结核结节。

22. 麻风　由麻风杆菌引起的一种慢性传染病,主要病变在皮肤和周围神经,临床上表现为麻木性皮肤损害、神经粗大,严重者甚至肢端残废,一般将麻风病变分为两型、两类:①结核样型和瘤型麻风;②界线类和未定类麻风。

23. 结核样型麻风　最常见的麻风类型,其病变与结核性肉芽肿相似,故名,本型的特点是患者有较强的细胞免疫力,病变局限化,病灶内含菌极少,病变发展缓慢,传染性低,主要侵犯皮肤及神经,绝少侵及内脏。

24. 瘤型麻风　因病变像肿瘤样常隆起于皮肤表面而得名,本型的特点是患者对麻风杆菌的细胞免疫缺陷,病灶内有大量的麻风杆菌,病变发展快,传染性强,除侵犯皮肤和神经外,还常侵及鼻黏膜和内脏器官,病灶为泡沫细胞组成的肉芽肿,夹杂少量淋巴细胞。

25. 伤寒　由伤寒杆菌引起的急性传染病。病变特征是全身单核-吞噬细胞系统细胞的增生。以回肠末端淋巴组织的病变最为突出。临床主要表现为持续高热、相对缓脉、脾肿大、皮肤玫瑰疹、中性粒细胞和嗜酸粒细胞减少等。

26. 伤寒细胞　伤寒病时,增生活跃的巨噬细胞胞质内吞噬有伤寒杆菌、红细胞和细胞碎片,而吞噬细胞的作用尤为明显,这种巨噬细胞称为伤寒细胞。

27. 伤寒小结　伤寒细胞常聚集成团,形成小结节称伤寒肉芽肿(typhoid granuloma)或伤寒小结(typhoid nodule)。

28. 细菌性痢疾　由痢疾杆菌引起的一种假膜性肠炎。病变多局限于结肠,以大量纤维素渗出形成假膜为特征,假膜脱落伴有不规则浅表溃疡形成。临床主要表现为腹痛、腹泻、里急后重、黏液脓血便和全身中毒症状,根据肠道病变特征、全身变化和临床经过的不同,可分为三种类型:急性、慢性和中毒型。

29. 中毒性菌痢　该型的特征为起病急骤、严重的全身中毒症状,但肠道病变和症状轻微。多见于 2~7 岁儿童,发病后数小时即可出现中毒性休克或呼吸衰竭而死亡。病原菌常为毒力较低的福氏或宋内痢疾杆菌。

30. 流行性出血热　是汉坦(Hantaan)病毒引起的一种由鼠类传播给人的自然疫源性急性传染病。EHF 的基本病变是毛细血管内皮肿胀、脱落和纤维素样坏死。临床以发热、出血、休克和急性肾功能衰竭为主要表现。治疗不及时或重症病例多在短期内死于急性肾功能衰竭。

31. 尖锐湿疣　主要是由人乳头状瘤病毒(HPV)6 型及 11 型感染引起的良性疣状物,多数通过性接触传播,也可以通过非性接触的间接感染而致病(如通过产道传给婴儿),病变常有多部位发生,常累及大小阴唇、前庭、阴道、宫颈、会阴及肛周的皮肤和黏膜,可有局部瘙痒,组织学特点为上皮呈乳头状增生,表面有不全角化或角化过度,棘层增生增厚,可见空泡状细胞(凹空细胞),伴上皮钉突增厚延长。

32. 获得性免疫缺陷综合征(acquired immunodeficiency syndrome,AIDS)　简称艾滋病,是由人类免疫缺陷病毒(human immunodieficiency virus,HIV)感染所引起的以全身性严重免疫缺陷为主要特征的致命性传染病。总死亡率几乎为 100%。

(三) 问答题

1. 说出结核病的病因及发病机制。

答:结核病的病原菌是结核分枝杆菌。对人有致病作用的菌型主要是人型和牛型。结核病主要通过呼吸道传染,少数为消化道,偶可经破损的皮肤传染。

结核病的发生、发展取决于感染细菌的数量、毒力及机体的免疫状态。本病的免疫反应以细胞免疫为主,通过致敏淋巴细胞的作用,将细菌限制在局部,同时通过巨噬细胞吞噬杀灭结核分枝杆菌。但变态反应可引起组织坏死,使病灶扩大。

2. 说出结核病的特征性病变并描述结核结节的形态特点。

答:特征性病变是形成结核结节和干酪样坏死。结核结节由上皮样细胞、朗汉斯巨细胞、淋巴细胞及少量成纤维细胞构成。

3. 详述结核病的基本病变和转化规律。

答:结核病的基本病变是渗出、坏死和增生。

渗出为主的病变,常发生在疾病早期或病变恶化时,表现为浆液或浆液纤维蛋白性炎。

增生为主的病变,常发生在感染菌量少、毒力低或机体免疫力较强时,表现为结核结节形成。

坏死为主的病变,常发生在感染菌量多、毒力强、机体免疫力低或变态反应强烈时,表现为干酪样坏死。

上述三种病变往往同时存在,但在疾病的不同阶段常以某种病变为主,并随机体免疫力与细菌致病力的变化而转化。如渗出为主的病变可因机体免疫力增强或恰当治疗而转化为增生为主的病变;反之,在机体免疫力下降或变态反应强烈时,增生为主的病变可转化为渗出或坏死为主的病变。

4. 述说结核病变的转归。

答:结核病变的转归取决于机体免疫力与细菌致病力双方力量的对比。当机体免疫力增强或经恰当治疗,细菌消灭,病变转向愈合。反之,转向恶化。

转向愈合:①吸收消散,是渗出性病变的主要愈合方式。②纤维化、纤维包裹及钙化,是增生性病变及坏死病变的愈合方式。

转向恶化:①病灶扩大,即在原病灶周围发生新的渗出性病变和干酪样坏死。②溶解播散,干酪样坏死溶解液化,经自然管道排出而形成空洞,并可播散到其他部位,引起新的病灶。

5. 说出原发性肺结核病的概念及病变特点。

答:原发性肺结核病是指机体初次感染结核分枝杆菌所致的肺结核病。病变特点是原发综合征,它由肺原发灶、结核性淋巴管炎和肺门淋巴结结核组成。

6. 概述原发性肺结核病的病变转归。

答:绝大多数原发性肺结核病患者随着机体免疫力逐渐增强而痊愈,少数患者免疫力低下或感染的菌量多、毒力强,病灶不断扩大,并且细菌还可通过淋巴道、血道和支气管等途径播散。①淋巴道播散,引起淋巴结结核;②血道播散,引起全身粟粒性结核病、肺粟粒性结核病及肺外器官结核;③支气管播散,引起干酪样肺炎。

7. 说出继发性肺结核病的概念及病变特点。

答:继发性肺结核病是指机体再次感染结核分枝杆菌所致的肺结核病。

病变特点:病变多从肺尖开始。病变一般局限在肺内,很少发生淋巴道或血道播散。

病程较长,病变复杂,有时以增生为主,有时以渗出、坏死为主,且新旧病变交杂存在。

8. 列出继发性肺结核病的类型,并简述各型的病变特点。

答:(1)局灶型肺结核,系早期病变,右肺尖多见,病变多以增生为主。

(2)浸润型肺结核,是临床最常见的类型,多发生在锁骨下区。

(3)慢性纤维空洞型肺结核,特点是形成厚壁空洞。

(4)干酪样肺炎,特点是肺组织形成大片的渗出性病变和干酪样坏死。

(5)结核球,系孤立的纤维包裹的干酪样坏死灶,直径大于2cm,常位于肺上叶,是相对静止的病变。

(6)结核性胸膜炎,按病变性质分为渗出性和增生性两种,前者主要是浆液性纤维蛋白性炎,后者病变以增生为主。

9. 详述浸润型肺结核的病变特点及转归。

答:浸润型肺结核是继发性肺结核最常见的类型,病变多在锁骨下区,以渗出为主,中央可有干酪样坏死,甚至形成急性空洞。如及时治疗,渗出物可逐渐吸收,病灶缩小(吸收好转期),最后坏死组织纤维化、包裹和钙化(硬结钙化期)。若患者免疫力差或治疗不及时,渗出性病灶和干酪样坏死灶不断扩大(浸润进展期)。坏死组织液化后可经支气管排出形成急性空洞,并可沿支气管在肺内播散引起干酪样肺炎(溶解播散期)。

急性空洞经恰当治疗易于愈合。若经久不愈,则可演变为慢性纤维空洞型肺结核。

10. 列表比较原发性肺结核病与继发性肺结核病的特点。

答:二者比较见表14-1

表 14-1 原发性肺结核与继发性肺结核的比较

	原发性肺结核	继发性肺结核
感染	初次	再次
好发年龄	儿童	成人
特异性免疫力	低	一般较强
病变特点	原发综合征	病变多从肺尖开始,多局限在肺内,病变较复杂,常新旧病变交替存在
病程	短	长
播散方式	淋巴道、血道为主	支气管播散为主
常见类型	支气管淋巴结结核、粟粒性结核病	局灶性肺结核、浸润型肺结核、慢性纤维空洞型肺结核、结核球、结核性胸膜炎

11. 说出肺外器官结核病的感染来源,列出常见的肺外器官结核病。

答:肺外器官结核病多数继发于肺结核病,多为原发性肺结核时细菌经血道、淋巴道播散到肺外器官如骨、关节、肾、淋巴结等处潜伏下来,经若干年后再度繁殖引起病变。此外,咽下含菌的食物或痰可引起消化道结核,偶可经破损的皮肤引起皮肤结核。常见的肺外器官结核病有:肠结核、泌尿生殖系统结核病、骨及关节结核病、结核性脑膜炎。

12. 简述肠结核病的病变特点及临床特点。

答:肠结核好发于回盲部,分为二型。

溃疡型:溃疡常呈带状,与肠轴垂直。愈合后,由于瘢痕收缩可引起肠腔狭窄。临床上除有结核中毒症状外,常有腹痛、腹泻等症状。

增生型:肠壁内大量结核性肉芽组织及明显纤维组织增生,使肠壁增厚、肠腔狭窄,临床上可引起不完全性肠梗阻,右下腹可触及肿块。

13. 简述泌尿生殖系统结核病的病变特点及病理临床联系。

答:泌尿生殖系统结核病多由肾结核开始,病变始于肾皮质髓质交界处或肾乳头,干酪样坏死破溃后引起空洞,细菌随尿排出,可引起输尿管和膀胱结核。临床上可出现尿频、尿痛、血尿等症状。病变也可累及前列腺、精囊、输精管、附睾、输卵管等,引起生殖系统结核病。

14. 简述骨及关节结核病的病变特点及病理临床联系。

答:骨结核,多侵犯脊椎骨、指骨及长骨骨骺等处,以干酪样坏死为主,坏死物液化后可在骨旁形成结核性冷脓肿,此脓肿无红、热、痛表现。椎体破坏可造成驼背,甚至可压迫脊髓引起截瘫。

关节结核,常见于髋、膝、踝和肘关节,病变以渗出为主,关节腔有大量浆液、纤维蛋白渗出物,病变愈合时,关节因纤维化而粘连,致使关节强直。

15. 简述结核性脑膜炎的病变特点及病理临床联系。

答:多见于幼儿,以软脑膜渗出性病变为主,尤以脑底部最明显。临床上除结核中毒症状外,尚有脑膜刺激征和颅内高压的表现,如头痛、呕吐、颈强直等。

16. 说出伤寒的病因、发病机制及病理特点。

答:伤寒的病原是伤寒沙门菌。患者和带菌者是传染源,通过消化道传染。未被胃酸杀死的细菌进入小肠并侵入肠壁淋巴组织及肠系膜淋巴结内繁殖。若机体抵抗力强可将细菌杀灭而不发病。反之,细菌侵入血液形成菌血症和毒血症,引起各器官的病理变化。其病理特点是形成伤寒肉芽肿。

17. 述说肠伤寒的病变分期及各期特点。

答:肠伤寒的病变分为四期:

髓样肿胀期:肠壁淋巴组织肿胀,并凸出于黏膜表面,色灰红,质软如脑回。

坏死期:肿胀的淋巴组织及其表面黏膜发生坏死。

溃疡期:坏死组织脱落形成溃疡,长轴与肠轴平行。

愈合期:肉芽组织增生,溃疡修复而愈合。

18. 概述伤寒肠道以外的病变。

答:伤寒肠道以外的病变包括:肠系膜淋巴结、肝、脾和骨髓均有巨噬细胞增生,故肝、脾、淋巴结肿大。骨髓内巨噬细胞增生挤压和毒素作用,引起白细胞减少。心肌纤维变性,可出现中毒性心肌炎。伤寒沙门菌易在胆囊内繁殖,并不断随胆汁经肠道排出,成为重要传染源。

19. 说出伤寒常见的并发症。

答:伤寒常见的并发症是肠出血和肠穿孔,多发生于溃疡期。小儿患者可并发支气管肺炎。

20. 分析伤寒肠道病变的发展与临床表现的对应关系。

答:在髓样肿胀期,由于菌血症、毒血症逐渐加重,患者体温呈阶梯状上升,病情逐渐加重,此时血培养阳性率较高。坏死期和溃疡期,中毒症状更加明显,患者持续高热,神志恍惚,表情淡漠等。溃疡期易发生肠出血、肠穿孔等并发症,大便细菌培养阳性。愈合期,体温逐渐下降,症状随之缓解。

21. 说出细菌性痢疾的病因和发病机制。

答:细菌性痢疾的病原菌是志贺菌属,包括痢疾志贺菌、福氏志贺菌、鲍氏志贺菌及宋内志贺菌。患者和带菌者是传染源,通过消化道传染。当机体抵抗力降低时,未被胃酸杀灭的细菌进入肠道后生长繁殖,侵入肠黏膜和释放毒素,引起肠壁炎症反应及毒血症。

22. 简述急性细菌性痢疾的病理变化及病理临床联系。

答:急性细菌性痢疾初期为卡他性炎,进一步发展成为假膜性炎。因而患者早期为黏液稀便,以后转为黏液脓血便。由于直肠和肛门括约肌的神经末梢受到炎症刺激,不断引起排便反射,出现里急后重。严重病例可致水、电解质和酸碱平衡紊乱。

23. 概述中毒性细菌性痢疾的特点。

答:中毒性细菌性痢疾多见于小儿,起病急骤,有两个特点:

全身中毒症状重,发病后数小时即可出现中毒性休克。

肠道病变和症状轻,仅有轻度卡他性炎或滤泡性结肠炎,很少形成假膜和溃疡,故无明显消化道症状。

24. 说出流行性出血热的病因及发病机制。

答：本病病原体为病毒，主要通过鼠类排泄物传播，也可经虫媒传播。发病机制尚未肯定，认为与Ⅰ型与Ⅲ型变态反应有关，IgE使皮肤、黏膜充血、水肿，而病毒抗体免疫复合物沉积在全身小血管壁，特别是肾小球基膜，引起低血症、休克、肾损害等病理免疫应答。

25. 简述流行性出血热的病理变化及各器官的病变特点。

答：本病基本病理变化是全身广泛性小血管损害，表现为充血、出血和水肿，常伴有多个器官发生灶性坏死。①心血管：全身小血管充血和出血。右心房内膜下弥漫性出血，心肌纤维变性，偶有坏死。②肾：突出病变在髓质，表现为高度充血、出血和水肿，肾小管上皮细胞有变性。③垂体：病变以腺垂体为甚，有充血、出血、坏死和炎细胞浸润。

26. 说出流行性出血热的临床分期及主要临床表现。

答：本病按临床经过分为发热期、低血压休克期、少尿期、多尿期和恢复期。主要表现有发热、出血、休克和急性肾功能衰竭。

27. 说出淋病的病因及传染途径。

答：淋病的病原体是淋病奈瑟菌，患者及带菌者是传染源，主要通过性接触传染，少数可通过被污染的用品间接传染。

28. 简述淋病的病变特点、解释临床表现。

答：淋病的病变特点是泌尿生殖道黏膜的化脓性炎，因而患者常有尿道口溢脓，并出现尿痛、尿频、尿急等症状，女性病人可有脓性白带。慢性淋病可引起不育、不孕等。

29. 简述梅毒的基本病变。

答：闭塞性动脉内膜炎、血管周围炎及树胶样肿。

30. 列出梅毒的类型、分期及各期的特点。

答：按传染途径分为后天性梅毒和先天性梅毒。后天性梅毒按病程发展分为三期：

一期梅毒，病变特点是硬下疳形成。

二期梅毒，病变特点是出现梅毒疹。

三期梅毒，病变特点是形成树胶样肿。

31. 简述艾滋病的病理变化。

答：艾滋病的病理变化主要表现为三方面：

免疫系统损害：以淋巴结受损最严重，表现为反应性增生、淋巴细胞部分消减及淋巴细胞严重消减。

条件性感染：常见有卡氏肺囊虫性肺炎、弓形虫病、慢性隐孢子虫病等。

恶性肿瘤：最常见的是卡波西肉瘤，其次是恶性淋巴瘤。

（四）填空题

1. 结核病是由结核杆菌引起的一种_____病。

2. 对人有致病作用的结核分枝杆菌，主要是_____型和_____型。

3. 结核病主要经_____传染，也可经_____感染，少数经_____感染。

4. 结核病典型的病变为_____、_____形成。

5. 结核病转向愈合时,表现为_____和_____,转向恶化时则表现为_____和_____。

6. 肺结核病可分为_____和_____两大类。

7. 原发性肺结核病是指初次感染结核杆菌所引起的肺结核病,多见于_____。

8. 原发性肺结核病的病理特征是_____形成。

9. 结核分枝杆菌经血道播散可引起_____和_____。

10. 继发性肺结核病是指_____感染结核杆菌所引起的肺结核病,多见于_____。

11. 继发性肺结核病根据病变特点和临床经过可分为_____、_____、_____、_____和_____。

12. 慢性纤维空洞性肺结核的病变特点是形成_____空洞,空洞内层为_____;中层为_____;外层为_____。

13. 结核性胸膜炎根据病变性质可分_____和_____两种。

14. 肠结核大多数继发于_____,病变常发生于_____,分为_____型和_____型。

15. 结核性脑膜炎病变以_____最明显。

16. 伤寒是由_____引起的急性传染病,病理特点是形成_____。

17. 肠伤寒病变分四期,分别是_____、_____、_____和_____,每期大约持续一周。

18. 肠伤寒的主要并发症是_____和_____,多发生于_____期。

19. 细菌性痢疾是由_____引起的肠道传染病,病理特点为_____。

20. 细菌性痢疾主要临床表现为_____、_____、_____和_____等。

21. 细菌性痢疾病变主要发生于_____,尤以_____和_____为重。

22. 菌痢根据肠道病变特征、全身变化及临床经过的不同分为_____、_____和_____三种。

23. 中毒型细菌性痢疾的特点是_____和_____。

24. 急性细菌性痢疾病变初期为_____,病变进一步发展到表现为特征性的_____。

25. 流行性出血热是由_____引起的一种由_____传播给_____的自然疫源性急性传染病。

26. 流行性出血热主要临床表现为_____、_____、_____和_____。

27. 淋病是由_____感染引起的_____传播疾病,主要部位在_____,病变性质为_____。

28. 尖锐湿疣是由_____引起的_____传播疾病,好发于_____和_____交界的部位。

29. 梅毒是由_____引起的传染病,按其传染途径可分为_____和_____两种。

30. 梅毒的基本病变包括_____和_____。

31. 艾滋病是由_____感染所引起的传染病。

32. 艾滋病主要通过_____传染,其次可通过_____、_____、_____等途径传染。

33. 艾滋病病毒进入机体后,主要破坏_____淋巴细胞,导致_____免疫功能严重缺陷,继而导致_____和_____。

34. 艾滋病最常发生的肿瘤是_____和_____。

(五) 判断题

1. 肺结核病的基本病变是变质、渗出及干酪样坏死。(　　)
2. 肺原发综合征是继发性肺结核的特征性改变。(　　)
3. 慢性纤维空洞型肺结核是开放性肺结核,具有很强的传染性。(　　)
4. 肠结核的溃疡形态呈环状或带状。(　　)
5. 伤寒病的髓样肿胀期容易发生肠穿孔和肠出血。(　　)
6. 肠伤寒的溃疡形态呈椭圆形,与肠轴平行。(　　)
7. 细菌性痢疾的病变性质是化脓性炎症。(　　)
8. 中毒性菌痢的病变特点是肠道病变轻而全身症状重。(　　)
9. 阿米巴痢疾的病变性质是纤维素性炎。(　　)
10. 阿米巴痢疾肠道溃疡特点是口小底大呈烧瓶状。(　　)

(六) 选择题

【A 型题】

1. 结核病具有诊断意义的病理改变是(　　)
   A. 上皮样细胞性肉芽肿　　　B. 细胞增生　　　　　　C. 坏死性肉芽肿
   D. 纤维组织增生　　　　　　E. 钙化
2. 典型结核结节的中心部分往往有(　　)
   A. 朗汉斯巨细胞　　　　　　B. 上皮样细胞　　　　　C. 干酪样坏死
   D. 朗格汉斯细胞　　　　　　E. 变性、坏死的中性粒细胞
3. 肺结核原发性病灶的好发部位是(　　)
   A. 肺尖部　　　　　　　　　B. 肺门部　　　　　　　C. 肺上叶下部或肺下叶上部
   D. 肺膈面　　　　　　　　　E. 肺内弥漫性病变
4. 结核结节最主要的细胞成分是(　　)
   A. Langhans 巨细胞　　　　　B. 淋巴细胞　　　　　　C. 成纤维细胞
   D. 上皮样细胞　　　　　　　E. 浆细胞
5. 喉结核的发生最常见是(　　)
   A. 由鼻咽部结核下行性蔓延所致
   B. 经支气管蔓延所致
   C. 淋巴道播散的结果
   D. 血道播散的结果
   E. 喉部手术后的并发症
6. 关于干酪样坏死的叙述,下列哪项是正确的(　　)
   A. 坏死灶内含极少量抑制酶活性物质
   B. 坏死物常发生自溶,易排出和吸收

C. 有时能软化和液化,形成半流体物质

D. 随着干酪样坏死液化,结核杆菌随之死亡

E. 液化后不利于结核菌在体内蔓延扩散

7. 全身粟粒性结核病是由于结核病变侵蚀破坏了下列哪种血管(　　)

  A. 颈内静脉　　　　　　B. 上腔静脉　　　　　　C. 门静脉

  D. 肺静脉　　　　　　　E. 支气管静脉

8. 成人肺结核临床最常见的类型是(　　)

  A. 局灶型肺结核　　　　B. 浸润型肺结核　　　　C. 干酪样肺炎

  D. 肺结核球　　　　　　E. 慢性纤维空洞型肺结核

9. 开放性肺结核病主要是指(　　)

  A. 慢性纤维空洞型肺结核　B. 急性粟粒性肺结核　C. 慢性粟粒性肺结核

  D. 局灶型肺结核晚期　　E. 浸润型肺结核早期

10. 肠结核病的好发部位是(　　)

  A. 空肠　　　　　　　　B. 回盲部　　　　　　　C. 阑尾

  D. 左半结肠　　　　　　E. 右半结肠

11. 继发性肺结核病发生大片状坏死的是(　　)

  A. 局灶型肺结核　　　　B. 浸润型肺结核　　　　C. 干酪性肺炎

  D. 结核性胸膜炎　　　　E. 结核球

12. 结核性脑膜炎的病变特点是(　　)

  A. 脑底部有脓性渗出物

  B. 脑底部有黄色混浊胶冻样渗出物

  C. 脑底部常满布粟粒状结核结节

  D. 蛛网膜下腔弥漫性出血性浆液性渗出物

  E. 蛛网膜下腔弥漫性结核性肉芽组织形成

13. 生殖系统结核病女性最常见的是(　　)

  A. 子宫颈结核　　　　　B. 子宫内膜结核　　　　C. 阴道结核

  D. 卵巢结核　　　　　　E. 输卵管结核

14. 男性生殖系统结核中,有明显临床症状的主要是(　　)

  A. 附睾结核　　　　　　B. 睾丸结核　　　　　　C. 精囊结核

  D. 前列腺结核　　　　　E. 输精管结核

15. 下列哪种疾病最易引起肠道狭窄(　　)

  A. 肠阿米巴病　　　　　B. 肠伤寒　　　　　　　C. 肠结核病

  D. 细菌性痢疾　　　　　E. 肠血吸虫病

16. 结核病基本病变的转归中,最好的方式是(　　)

  A. 吸收消散　　　　　　B. 纤维化　　　　　　　C. 纤维包裹和钙化

  D. 病灶扩大　　　　　　E. 溶解播散

17. 关于原发性肺结核病的叙述,下列哪项是正确的(　　)

  A. 原发灶通常为多个

B. 肺的原发灶、淋巴管炎和肺门淋巴结结核合称为原发综合征

C. 患者常呈现明显的结核中毒症状

D. 结核菌素试验绝大多数阴性

E. 常有明显咳嗽、咯血等呼吸道症状

18. 关于全身粟粒性结核病的叙述,下列哪项是正确的( )

    A. 因干酪坏死破溃入支气管引起

    D. 肉眼见各器官密布粟粒大小的结节病灶

    C. 镜下均为典型结核结节

    D. 临床常无明显结核中毒症状

    E. 一旦发生,死亡率达 100%

19. 继发性肺结核病的特点是( )

    A. 病变常位于肺上叶下部或下叶上部通气良好的部位

    B. 肺门淋巴结常有明显干酪样坏死

    C. 病变在肺内主要经受累的支气管播散

    D. 空洞的形成比原发性肺结核病少见

    E. 随着机体免疫力增强,常迅速痊愈

20. 关于慢性纤维空洞型肺结核的叙述,下列哪项是正确的( )

    A. 一种少见的继发性肺结核

    B. 多由浸润型肺结核急性空洞经久不愈发展而来

    C. 空洞多位于肺下叶

    D. 病变单一,肺组织破坏不明显

    E. 不影响肺的功能

21. 慢性纤维空洞型肺结核的病变特点是( )

    A. 肺内有一个或数个壁薄的急性空洞形成

    B. 空洞大小一致、形状规则

    C. 空洞内常见的梁柱状组织为残存的支气管分支

    D. 洞壁内层为干酪样坏死物,含大量结核杆菌

    E. 空洞同侧和对侧肺组织结核病变主要由血道播散所致

22. 慢性纤维空洞型肺结核的临床特点是( )

    A. 病程半年左右,病变即可吸收或纤维化而痊愈

    B. 临床症状与病变的好转或恶化无关

    C. 可引起大咯血而导致病人窒息死亡

    D. 空洞与支气管不相通,故不会成为结核病的传染源

    E. 很少引起并发症

23. 渗出性结核性胸膜炎的病变特点是( )

    A. 浆液纤维素性炎　　　B. 纤维素性化脓性炎　　　C. 浆液出血性炎

    D. 纤维素性出血性炎　　　E. 假膜性炎

24. 关于溃疡型肠结核的病变,下列哪项是正确的( )

    A. 结肠肝曲为好发部位

    B. 溃疡呈圆或椭圆形,边缘整齐

    C. 溃疡其长径与肠轴垂直

    D. 溃疡底部仅有少许浆液渗出

    E. 溃疡愈合时极少形成肠腔狭窄

25. 骨结核最常发生的部位是(　　)

    A. 指骨　　　　　　　　B. 股骨　　　　　　　C. 胫骨

    D. 脊柱　　　　　　　　E. 肱骨

26. 关于冷脓肿的叙述,下列哪项是正确的(　　)

    A. 骨结核时,侵犯周围软组织形成的结核性"脓肿"

    B. 骨结核时合并化脓性炎症

    C. 化脓性细菌所引起组织深部的化脓性炎症

    D. 非致热性细菌所引起的化脓性炎症

    E. 机体抵抗力低时细菌引起的化脓性炎症

27. 淋巴结结核最常见的部位是(　　)

    A. 颈部淋巴结　　　　　B. 腹股沟淋巴结　　　C. 纵隔淋巴结

    D. 颏下淋巴结　　　　　E. 腋窝淋巴结

28. 肾结核病的病变起始于(　　)

    A. 肾皮质　　　　　　　B. 肾髓质　　　　　　C. 肾盂

    D. 肾皮、髓质交界处　　E. 肾盏

29. 伤寒病变主要累及(　　)

    A. 呼吸系统　　　　　　B. 泌尿系统　　　　　C. 神经系统

    D. 消化系统　　　　　　E. 单核-吞噬细胞系统

30. 伤寒小结主要由哪些细胞组成(　　)

    A. 类上皮细胞、巨噬细胞　　B. 多核巨细胞、淋巴细胞　　C. 淋巴细胞、浆细胞

    D. 浆细胞、类上皮细胞　　　E. 巨噬细胞、伤寒细胞

31. 肠伤寒病变的主要部位在(　　)

    A. 回肠末端　　　　　　B. 盲肠　　　　　　　C. 升结肠

    D. 乙状结肠　　　　　　E. 直肠

32. 肠伤寒病灶多见于回肠末端的主要原因是(　　)

    A. 伤寒杆菌在回肠最易繁殖

    B. 回肠壁有丰富的淋巴组织

    C. 回肠碱性环境有利于细胞侵入肠壁

    D. 回肠血液供应差,不易将侵入的伤寒杆菌杀灭

    E. 以上都不是

33. 肠伤寒常见的并发症是(　　)

    A. 肠出血、中毒性心肌炎、脑炎

    B. 肠穿孔、支气管肺炎、中毒性心肌炎

  C. 肠出血、肠穿孔、支气管肺炎

  D. 中毒性心肌炎、脑炎、支气管肺炎

  E. 以上都不是

34. 伤寒肠道以外全身器官的病变主要由下列何种情况引起(　　　)

  A. 菌血症　　　　　　　B. 毒血症　　　　　　　C. 败血症

  D. 脓毒血症　　　　　　E. 以上都不是

35. 菌痢病变主要发生于(　　　)

  A. 乙状结肠和直肠　　　B. 回盲部　　　　　　　C. 降结肠和乙状结肠

  D. 整个结肠　　　　　　E. 回盲部和升结肠

36. 急性菌痢初期结肠病变呈(　　　)

  A. 出血性炎　　　　　　B. 浆液性炎　　　　　　C. 化脓性炎

  D. 卡他性炎　　　　　　E. 假膜性炎

37. 急性菌痢典型肠道病变是(　　　)

  A. 卡他性炎　　　　　　B. 假膜性炎　　　　　　C. 化脓性炎

  D. 浆液性炎　　　　　　E. 出血坏死性炎

38. 中毒型菌痢最多见于(　　　)

  A. 2~7 岁儿童　　　　 B. 7~10 岁儿童　　　　 C. 20~30 岁青年

  D. 30 岁以上壮年人　　 E. 老年人

39. 流行性出血热的病变性质是(　　　)

  A. 化脓性炎　　　　　　B. 变质性炎　　　　　　C. 出血性炎

  D. 浆液性炎　　　　　　E. 纤维素性炎

40. 淋病是何种类型的炎症(　　　)

  A. 急性化脓性炎症　　　B. 慢性化脓性炎症　　　C. 急性变质性炎症

  D. 出血性炎　　　　　　E. 浆液性炎

41. 梅毒是由哪种病原体引起(　　　)

  A. 真菌　　　　　　　　B. 病毒　　　　　　　　C. 衣原体

  D. 螺旋体　　　　　　　E. 支原体

42. 梅毒主要通过哪种方式传播(　　　)

  A. 输血　　　　　　　　B. 肌内注射　　　　　　C. 接吻

  D. 性交　　　　　　　　E. 手接触

43. 梅毒引起器官破坏的特异性病变是(　　　)

  A. 闭塞性动脉内膜炎　　B. 血管周围炎　　　　　C. 树胶样肿

  D. 干酪样坏死　　　　　E. 血管中毒性损害

44. 第一期梅毒的主要表现是(　　　)

  A. 全身淋巴结肿大　　　B. 硬下疳　　　　　　　C. 软下疳

  D. 梅毒疹　　　　　　　E. 外生殖器充血肿胀

45. 第二期梅毒的主要表现是(　　　)

  A. 软性下疳　　　　　　B. 颈部淋巴结肿大　　　C. 梅毒疹

D. 主动脉炎　　　　　　　E. 剥脱性皮炎

46. 心血管梅毒病变主要见于(　　)

    A. 细动脉　　　　　　　B. 小动脉　　　　　　　C. 主动脉

    D. 大静脉　　　　　　　E. 中等动脉

【A₂ 型题】

47. 关于肺结核病的叙述,下列哪项是错误的(　　)

    A. 肺结核病分为原发性和继发性两类

    B. 以呼吸道传播为主

    C. 原发综合征包括原发灶、结核性淋巴管炎和肺门淋巴结结核

    D. 继发性肺结核病的病变多以增生性病变为主

    E. 肺上叶空洞主要发生于原发性肺结核病的基础上

48. 结核结节的成分不包括(　　)

    A. 上皮样细胞　　　　　B. 血管内皮细胞　　　　C. 朗汉斯巨细胞

    D. 淋巴细胞　　　　　　E. 成纤维细胞

49. 关于原发性肺结核原发灶的叙述,下列哪项是错误的(　　)

    A. 通常只有一个,偶尔有两个或两个以上

    B. 病变开始以渗出为主

    C. 右肺多见

    D. 容易发展为慢性空洞

    E. 常有干酪样坏死

50. 关于慢性粟粒性肺结核病下列叙述哪项不妥(　　)

    A. 多见于成年人

    B. 肺原发综合征已钙化痊愈

    C. 结核菌由肺外病灶入血播散于肺内

    D. 结核菌经慢性肺结核空洞的支气管播散所致

    E. 患者多因结核性脑膜炎死亡

51. 关于继发性肺结核病,下列叙述哪项不正确(　　)

    A. 病变多从肺尖开始

    B. 肺门淋巴结一般无明显病变

    C. 病变在肺内蔓延主要经血道播散

    D. 形成空洞较原发性肺结核病多见

    E. 病程较长,新旧病变交杂存在

52. 对结核病以增生为主病变的叙述,下列哪项不正确(　　)

    A. 常发生在菌量少、毒力弱或机体免疫反应较强时

    B. 病变为结核样肉芽肿

    C. 常需三四个结节融合成较大结节时肉眼才能见到

    D. 结核结节境界清楚,约粟米大小

    E. 有干酪样坏死时略呈黄色

53. 关于结核结节,下列叙述哪项不正确(　　)

    A. 上皮样细胞由浆细胞转变而来

    B. 典型结核结节中央常有干酪样坏死

    C. 上皮样细胞胞质丰富

    D. 多个上皮样细胞可融合形成朗汉斯巨细胞

    E. 朗汉斯巨细胞胞核可超过 100 个

54. 关于干酪样坏死,下列叙述哪项不正确(　　)

    A. 常继发于渗出性和增生性病变

    B. 结核菌在坏死物中完全死亡

    C. 镜下为红染无结构的颗粒状物

    D. 肉眼特点对病理诊断有一定意义

    E. 常发生在菌量多、毒力强、机体抵抗力低下或变态反应强烈时

55. 原发性肺结核病的病变特点应除外(　　)

    A. 肺第一次感染结核杆菌最先引起的病变称为原发灶

    B. 原发灶常位于右肺通气良好的上叶下部或下叶上部靠近胸膜处

    C. 病变一开始即为大片的干酪样坏死

    D. 坏死灶周围有结核性肉芽组织形成

    E. 原发灶常为直径 1cm 左右、圆形、灰黄色病灶

56. 关于局灶型肺结核的叙述,下列哪项是错误的(　　)

    A. 病变多位于右肺尖部　　B. 多数以增生性变为主　　C. 病人常有明显临床症状

    D. 属于非活动性肺结核　　E. 免疫力降低可发展为浸润型肺结核

57. 浸润型肺结核的病变特点应除外(　　)

    A. 中央常有少量的干酪样坏死

    B. 周围有广泛的病灶

    C. 镜下见肺泡腔内充满浆液、单核细胞和淋巴细胞

    D. 肺泡腔内充满大量中性粒细胞

    E. 痰中常可查出结核杆菌

58. 下列哪项不是浸润型肺结核空洞的特点(　　)

    A. 可形成急性空洞,内壁含有大量结核杆菌

    B. 可经支气管播散,形成干酪样肺炎

    C. 可造成自发性气胸

    D. 可发生结核性脓气胸

    E. 急性空洞难以愈合,常发展为慢性空洞

59. 下列哪项不是慢性纤维空洞型肺结核的病变特点(　　)

    A. 肺内有一个或多个厚壁空洞形成

    B. 空洞多位于肺上叶,大小不等,形态不规则

    C. 洞内常见有血栓形成并已机化闭塞的血管

    D. 空洞壁内层为干酪样坏死,不易找到结核杆菌

    E. 空洞壁中、外层分别为结核性肉芽组织和纤维组织

60. 关于慢性纤维空洞型肺结核的转归,下列叙述哪项不正确(　　)

    A. 可引起大咯血,但很少引起病人死亡

    B. 穿破胸膜致气胸和结核性脓气胸

    C. 经常排出含菌痰液可引起肠结核

    D. 咽下含菌痰液可引起肠结核

    E. 肺广泛纤维化可致肺动脉高压、肺源性心肺病

61. 关于干酪样肺炎的叙述,下列哪项是错误的(　　)

    A. 发生在免疫力极低,对结核菌变态反应过高的病人

    B. 可由浸润型肺结核恶化进展而来

    C. 可由急、慢性空洞内细菌经支气管播散所致

    D. 可分为大叶性和小叶性干酪样肺炎

    E. 病变特点仅见广泛的干酪样坏死

62. 肺结核球的特点应除外(　　)

    A. 为孤立、界清、有纤维包裹的干酪样坏死灶

    B. 由于抗结核药物的广泛应用,目前已很少见到

    C. 为相对静止的病变,在临床上多无症状

    D. 可发生病灶扩大,形成空洞和经支气管播散

    E. 抗结核药物不易发挥作用,临床上多采取手术切除

63. 关于渗出性结核性胸膜炎,下列叙述哪项不正确(　　)

    A. 比增生性结核性胸膜炎常见

    B. 多发生在原发性肺结核病的过程中

    C. 由原发综合征中结核菌播散至胸膜所致

    D. 可由机体对结核菌体蛋白引起的过敏反应引起

    E. 患者多为中年以上成人

64. 下列哪项不是溃疡型肠结核的病变特点(　　)

    A. 好发于回盲部

    B. 溃疡长径与肠轴平行

    C. 溃疡呈带状,边缘参差不齐

    D. 溃疡底部有干酪样坏死和结核性肉芽组织

    E. 肠的浆膜面可见结核性淋巴管炎

65. 关于结核性脑膜炎,下列叙述哪项不正确(　　)

    A. 小儿比成年人多见

    B. 主要由结核杆菌经血道播散引起

    C. 常为全身粟粒性结核病的一部分

    D. 病变以脑底部最明显

    E. 脑底见大量纤维素性脓性渗出物

66. 关于脊柱结核,下列叙述哪项不正确(　　)

    A. 脊椎结核在骨结核中最为常见

    B. 多侵犯第 10 胸椎至第 2 腰椎

    C. 病变起于椎间盘,继而破坏椎体

    D. 可造成脊柱后凸畸形

    E. 病变侵犯软组织可形成结核性脓肿

67. 肠伤寒的临床表现不包括(　　)

    A. 相对缓脉　　　　　　B. 皮肤玫瑰疹　　　　　　C. 脾肿大

    D. 血白细胞增高　　　　E. 高热

68. 关于伤寒的叙述,下列哪项不合适(　　)

    A. 伤寒病后可获得较强免疫力,再次感染发病者少见

    B. 伤寒复发率比以往有所减少

    C. 胆囊感染是复发源和传染源

    D. 伤寒败血症是常见的死亡原因

    E. 病程第 3 周易发生肠出血和肠穿孔

69. 下列哪项不是伤寒的特点(　　)

    A. 病变主要累及回肠末段集合和孤立淋巴小结

    B. 淋巴小结增生肿胀,以及伴溃疡形成

    C. 病灶内中性粒细胞增多

    D. 巨噬细胞内有吞噬红细胞现象

    E. 脾充血肿大

70. 关于急性菌痢形成的假膜,下列哪项是错误的(　　)

    A. 假膜形成是急性菌痢的特征性病变

    B. 首先出现在黏膜皱襞的顶部,随病变扩展融合成片

    C. 假膜脱落后一般易形成深达肌层或浆膜层的溃疡

    D. 肉眼观呈灰白色或暗红色或灰绿色

    E. 大便中偶见片状假膜

71. 中毒型菌痢的临床表现应除外(　　)

    A. 肠道症状不明显

    B. 有严重的脱水和水电解质紊乱

    C. 发病 10 小时左右即可出现中毒性休克

    D. 有严重的全身中毒症状

    E. 可有急性呼吸衰竭

72. 关于梅毒疹的叙述,下列哪项是错误的(　　)

    A. 可发生于全身皮肤黏膜

    B. 肉眼观为红斑、斑疹、丘疹、扁平湿疣

    C. 可以不治自愈

    D. 光镜下为树胶样肿和血管炎

    E. 仅见于第二期梅毒
73. 胎儿及新生儿先天性梅毒的病变不包括( )
    A. 皮肤和黏膜的广泛大疱和剥脱性皮炎
    B. 内脏淋巴细胞浸润,动脉内膜炎
    C. 肺、肝弥漫性纤维化
    D. 骨软骨炎
    E. 面部皮肤广泛树胶样肿致面部畸形
74. 流行性出血热的病变下列哪项是错误的( )
    A. 毛细血管内皮损伤   B. 腺垂体出血   C. 肾脏皮质出血显著
    D. 右心房内膜下大片出血 E. 肾上腺髓质出血
75. 下列哪种传染病不能形成肉芽肿( )
    A. 伤寒   B. 结核   C. 麻风
    D. 细菌性痢疾   E. 梅毒

【B 型题】

    A. 原发性肺结核病   B. 支气管淋巴结结核   C. 肺粟粒性结核病
    D. 干酪样肺炎   E. 结核性胸膜炎
76. 由血行播散引起( )
77. 由淋巴道播散引起( )
78. 由支气管播散引起( )

    A. 淋巴道播散   B. 血道播散   C. 支气管播散
    D. 直接蔓延   E. 以上都不是
79. 增生性结核性胸膜炎来自( )
80. 原发性肺结核病恶化时多发生( )
81. 成人型肺结核病恶化时多发生( )

    A. 原发性肺结核病   B. 局灶型肺结核   C. 结核球
    D. 干酪样肺炎   E. 浸润型肺结核
82. 位于肺尖呈现结节状,并以增生为主的病变是( )
83. 病变以渗出为主,X 线见锁骨下区有边缘不清的云雾状阴影是( )
84. 有纤维包裹、界清、直径 2~5cm 的圆形干酪样坏死灶的是( )

    A. 泡沫细胞、组织细胞、淋巴细胞
    B. 泡沫细胞、上皮样细胞、淋巴细胞
    C. 泡沫细胞、朗汉斯巨细胞、淋巴细胞
    D. 上皮样细胞、淋巴细胞,偶见朗汉斯巨细胞
    E. 上皮样细胞、朗汉斯细胞、干酪样坏死

85. 结核结节的主要成分是(　　　)

86. 结核样型麻风肉芽肿的主要(　　　)

    A. 局灶型肺结核　　　　B. 浸润型肺结核　　　　C. 慢性纤维空洞型肺结核

    D. 干酪样肺炎　　　　　E. 结核球

87. 临床上病人常无自觉症状,属无活动性肺结核的是(　　　)

88. 病变特点是在肺内有一个或数个厚壁空洞形成的是(　　　)

    A. 溃疡浅表,形状不规则　　B. 溃疡长轴与肠轴平行　　C. 溃疡呈烧瓶状,口小底大

    D. 溃疡长轴与肠轴垂直　　E. 溃疡边缘呈堤状隆起

89. 肠伤寒(　　　)

90. 细菌性痢疾(　　　)

91. 肠结核(　　　)

    A. 髓样肿胀期　　　　　B. 溃疡期　　　　　C. 坏死期

    D. 潜伏期　　　　　　　E. 愈合期

92. 肠伤寒容易发生穿孔的是(　　　)

93. 肠伤寒处于菌血症高峰的是(　　　)

    A. 全身淋巴结肿大　　　B. 腹痛、腹泻及脓血便　　C. 肝、脾肿大

    D. 白细胞减少　　　　　E. 相对缓脉

94. 伤寒杆菌毒素导致迷走神经兴奋性增高,可出现(　　　)

95. 急性菌痢的主要表现为(　　　)

    A. 硬下疳　　　　　　　B. 剥脱性皮炎　　　　　C. 梅毒疹

    D. 升主动脉瘤　　　　　E. 主动脉瓣狭窄

96. 第一期梅毒(　　　)

97. 第二期梅毒(　　　)

98. 第三期梅毒(　　　)

(七) 参考答案

填空题

1. 慢性肉芽肿

2. 人　牛

3. 呼吸道　消化道　皮肤伤口

4. 结核结节　干酪样坏死

5. 吸收、消散　纤维化、钙化　浸润进展　溶解播散

6. 原发性肺结核病 继发性肺结核病

7. 儿童

8. 原发综合征

9. 粟粒性肺结核病 全身粟粒性结核病

10. 再次 成人

11. 局灶型肺结核、浸润型肺结核、慢性纤维空洞型肺结核、干酪性肺炎、结核球（结核瘤）、结核性胸膜炎

12. 厚壁 干酪样坏死物 结核性肉芽组织 纤维结缔组织

13. 干性、湿性

14. 活动性空洞型肺结核病 回盲部 溃疡、增生

15. 脑底

16. 伤寒沙门菌 伤寒肉芽肿（伤寒小结）

17. 髓样肿胀期 坏死期 溃疡期 愈合期

18. 肠出血 肠穿孔 溃疡

19. 痢疾杆菌 假膜性炎

20. 腹痛 腹泻 里急后重 黏液脓血便

21. 大肠 乙状结肠 直肠

22. 急性细菌性痢疾 慢性细菌性痢疾 中毒型细菌性痢疾

23. 起病急全身中毒症状严重 肠道病变和症状轻微

24. 急性卡他性炎 假膜性炎和溃疡形成

25. 汉坦病毒 鼠类 人

26. 发热 出血 休克 急性肾功能衰竭

27. 淋球菌 性 泌尿生殖系统 急性化脓性炎

28. HPV 性 黏膜 皮肤

29. 梅毒螺旋体 先天性梅毒 后天性梅毒

30. 闭塞性动脉内膜炎和小血管周围炎 树胶样肿

31. HIV

32. 性传播 输血或血制品传播 医用器械注射针头传播 围产期传播

33. T 细胞 感染 肿瘤

34. 非霍奇金恶性淋巴瘤（NHL） Kaposi 肉瘤

判断题

1. F 2. F 3. T 4. T 5. F 6. T 7. F 8. T 9. F 10. T

选择题

1. A 2. C 3. C 4. D 5. A 6. C 7. D 8. B 9. A 10. B
11. C 12. B 13. E 14. A 15. C 16. A 17. B 18. D 19. C 20. B
21. D 22. C 23. A 24. C 25. D 26. A 27. A 28. D 29. E 30. E

31. A 32. B 33. C 34. A 35. A   36. D 37. B 38. A 39. C 40. A
41. D 42. D 43. C 44. B 45. C   46. C 47. E 48. B 49. D 50. D
51. B 52. A 53. A 54. B 55. C   56. C 57. D 58. A 59. D 60. A
61. A 62. B 63. A 64. B 65. E   66. C 67. D 68. D 69. C 70. C
71. B 72. E 73. C 74. E 75. D   76. C 77. B 78. D 79. D 80. B
81. C 82. B 83. E 84. C 85. E   86. B 87. A 88. C 89. B 90. A
91. D 92. B 93. E 94. E 95. B   96. A 97. C 98. D

（王文娜）